护 理 管 理 学

丁海玲　李　峰　刘婵娟　张振美　主编

山东大学出版社

SHANDONG UNIVERSITY PRESS

·济南·

图书在版编目(CIP)数据

护理管理学 / 丁海玲等主编. --济南：山东大学
出版社，2024.8. --ISBN 978-7-5607-8420-5

Ⅰ. R47

中国国家版本馆 CIP 数据核字第 2024GD9241 号

策划编辑　唐　棣
责任编辑　唐　棣
封面设计　王秋忆

护理管理学

HULI GUANLIXUE

出版发行　山东大学出版社
社　　址　山东省济南市山大南路 20 号
邮政编码　250100
发行热线　(0531)88363008
经　　销　新华书店
印　　刷　济南巨丰印刷有限公司
规　　格　787 毫米×1092 毫米　1/16
　　　　　17.25 印张　391 千字
版　　次　2024 年 8 月第 1 版
印　　次　2024 年 8 月第 1 次印刷
定　　价　58.00 元

《护理管理学》
编委会

主　编：丁海玲　李　峰　刘婵娟　张振美
副主编：刘生敏　李敏敏　阚宝甜　宋红霞　孙　珊
编　委：(以姓氏笔画为序)

丁海玲　齐鲁理工学院

刘生敏　山东省立第三医院

刘婵娟　齐鲁理工学院

孙　珊　济南市槐荫人民医院

李　凡　齐鲁理工学院

李　峰　齐鲁理工学院

李晓青　齐鲁理工学院

李敏敏　山东第一医科大学附属省立医院

李逸非　齐鲁理工学院

吴洪莉　齐鲁理工学院

宋红霞　山东省千佛山医院

张振美　山东第一医科大学附属省立医院

侯晓东　齐鲁理工学院

姜晓娟　齐鲁理工学院

阚宝甜　齐鲁医院

前　言

护理管理学作为管理学在医疗护理领域的具体应用,在医疗服务体系中具有举足轻重的地位。它不仅能够优化护理资源配置,提高护理工作效率,还能提升医疗服务质量和患者满意度。

在本教材编写过程中,全面落实立德树人根本任务,牢记"培根铸魂、启智增慧"嘱托,不忘初心使命,坚持服务广大师生,牢牢把社会效益放在首位。把提高教材质量作为核心任务,编写内容以"实用、适用、易用"为原则,在传授理论知识的同时,注重培养学生的实际应用能力和解决问题的能力。

全书共11章,围绕"加快推进教育数字化"精心设计整体框架,细致安排具体内容。书中引入大量实际案例,设置思考题和自测题,使读者在学习过程中,理论与实践相结合,培养其创新意识,提高其综合素质。

在本教材的编写过程中,编者参阅了国内外诸多学者与专家的著作和文献,吸收借鉴了不少有益的成果,在此谨表示诚挚的感谢!同时,本教材的编写也得到了各编委所在单位的大力支持,在此一并表示衷心感谢!

由于时间仓促、编者水平有限,书中难免有错误和疏漏之处,恳请各位读者不吝赐教,予以指正。

编　者
2024 年 6 月

目　录

第一章　绪　论

　　管理是一切有组织的活动中必不可少的组成部分,通过群体的合作以达到某些共同的目标和任务,是人类追求生存、进步和发展的一种途径和手段。管理作为一种社会活动,普遍存在于各个领域的各项工作中。近年来,随着人们对管理的规律性认识加深,已逐渐形成了较为完整的管理学及其各分支学科。护理管理学则是将管理学的基本理论、方法和技术应用于护理实践,结合护理管理的特点加以研究和探索,使护理管理更趋科学化、专业化、效益化。

学习目标

识记：

1.能正确叙述管理、护理管理的相关概念。

2.能准确说出护理管理的任务。

理解：

1.能理解管理的内涵及基本特征。

2.能理解护理管理的研究内容。

3.能理解不同理论模式下的护理管理者角色。

运用：

1.能根据管理职能,结合临床实际,对护理管理者的工作进行分析和评价。

2.能结合临床实际工作,分析影响护理管理发展的因素。

第一节　管理与管理学

一、管理的概述

(一)管理的概念

　　现代社会是一个高度组织化的群体活动的社会,每一个社会成员都存在于一定的组织中,并在其中工作和活动,社会的活动也都是通过一定的组织来实现。有了组织,就有了群体活动,就有了"管理"的必要。因此,管理是保证组织实现其目标的手段,是组织生产和发展的需要。人们对"管理"一词并不陌生,但要对它下一个确切的定义却不是一件很容易的事情,因为管理活动的复杂性,众多学者对管理概念的表述未能统一,以下几种观点引领大家领悟管理的概念与内涵:

1.职能论的观点　1916年,亨利·法约尔(Henri Fayol)提出:"管理是由计划、组织、指挥、协调及控制等职能为要素组成的活动过程。"[①]法约尔是现代管理理论的创始人之一,也是第一位提出五项管理职能的学者,他把管理职能作为管理活动过程的构成要素,强调管理职能在管理中的重要作用。法约尔的这一观点经过一百多年的实践证明与发展,其计划、组织和控制职能在适用性上得到了最广泛的认可。至今许多管理书籍和教材的思路仍以管理职能为基本框架。

2.决策论的观点　诺贝尔经济学奖获得者赫伯特·西蒙(Herbert Simon)认为:"决策与管理是同义词,决策是管理的心脏,管理是由一系列决策组成的,管理就是决策。"[②]西蒙的这一观点是在他对决策过程进行深入研究的基础上提出的,任何层次的组织在管理活动中都伴随着决策活动。这一观点得到许多管理者和学者的认同。人们将决策视为管理的本质和核心内容。许多管理实践也说明,决策正确与否将决定组织的兴衰成败。

3.协调论的观点　美国学者小詹姆斯·唐纳利(James H. Donnelly)等认为:"管理是社会组织中,为了实现预期目标,以人为中心的协调活动。"[③]这种观点强调,为了达到目标,管理涉及保证和维持相互协作,协调就成为管理过程之必需。在服务领域的管理实践中,协调论的观点显得尤为重要,如在医院、宾馆、超市等环境中,以人为核心的协调活动显得非常重要,管理者必须注重与患者、顾客、商家、员工的协调,以保证和维持多边关系,确保达到预期的管理目标。

4.效益论的观点　美国著名管理学家弗雷德里克·泰勒(Frederick Taylor)认为"管理就是企业明确干什么和用最好的、最经济的方式去干"的问题,"科学管理的中心是提高生产率,管理的主要目的应该使雇主以及每个雇员实现最大程度的富裕"。[④]

5.目的论的观点　美国管理学家托尼·布洛克特(Tony Brocht)认为:"管理发挥某些职能,以便有效地获取、分配和利用人的努力和物质资源,来实现某个目标。"[⑤]我国的管理学家杨文士认为,管理是一个过程,是让别人与自己一道去实现既定的目标,是一切有组织的集体活动不可缺少的要素。简言之,管理是为了实现预定的目标而组织活动的过程。

6.资源配置论与资源整合论的观点　美国学者托马斯·贝特曼(Thomas S.

---

① 亨利·法约尔.工业管理与一般管理[M].成都:四川人民出版社,2017:157.
② 决策管理大师——赫伯特·西蒙[J].现代班组,2009,04:25.
③ 左芊.管理学基础[M].南京:南京大学出版社,2017:217.
④ 弗雷德里克·温斯洛·泰勒.科学管理原理[M].成都:四川人民出版社,2017:123.
⑤ 周三多,陈传明,龙静.管理学原理[M].南京:南京大学出版社,2020:338.

Bateman)等提出资源配置观点:"管理就是通过对人和资源的配置实现组织目标的过程。"[①]我国学者芮明杰认为:"管理的核心在于对现有资源的有效组合。"[②]他提出了资源整合论的观点,"管理是对组织的资源进行有效整合以达成组织既定目标与责任的动态的创造性活动"。该观点认为目标、决策、计划、领导、监督、控制是管理的一个全过程,是一个完整的管理流程,是在一定的组织框架下进行的;计划、组织、指挥、协调和控制等是帮助有效整合资源的部分手段或方式。

7.双向满意论的观点　美国各商学院的学术研究人员在 20 世纪 40 年代中期集体为管理下了一个定义。他们认为:"管理是引导人力和物质资源进入动态的组织以达到这些组织的目标,亦使服务对象获得满意,并且使服务的提供者亦获得一种高度的士气和成就感。"[③]这个定义较深刻地揭示了管理的本质,也比较全面地概括了管理概念的内涵和外延。强调过程中人力资源的重要性,强调管理的动态和不断发展的本质,明确达到目标是管理的意义及组织存在的价值;不仅重视服务者获得满意,而且重视以往被忽视的部分——"提供服务"的人或群体也要获得一种高度的士气和成就感,从而达到服务对象与提供服务者的"双向"满意,进而实现管理的意义和组织价值的终极目标。这种理念对于现代管理领域产生了较深远的影响。

以上各种观点,因从不同角度着眼,故侧重点各异,见解差异较大,形成"百家争鸣"的状况。由此可见:①管理是一种复杂的活动,从一个角度很难揭示其本质特征;②管理活动界限的不确定性,使人很难确定其范围;③由于管理活动和管理理论的发展及研究的深入,一时难以形成统一的认识。虽然这些观点是"仁者见仁,智者见智",但给人们提供了兼收并蓄、博采众长、全面把握管理概念内涵的机会。

由此可以这样解释"管理":管理是指组织中的如下活动或过程,即通过计划、组织、领导、控制等职能的发挥来分配、协调包括人力资源在内的一切可以调用的资源,以实现单独的个人无法实现的目标。

(二)管理的特征

1.管理的二重性　管理具有自然属性与社会属性,就是管理既有同生产力水平相联系的自然属性,又有同生产关系、社会制度相联系的社会属性。

管理的自然属性体现了不同社会制度下管理的共性。任何社会,只要有共同劳动,必然会产生分工协作,从而保证劳动过程的顺利进行,在各个分工环节合理配置人、财、物等资源,协调各个环节之间的关系,这种共同劳动、分工协作就体现了管理的自然属性。

管理的社会属性体现了不同社会制度下的个性。管理是在一定的生产关系条件下进行的,不同的生产关系、社会文化和经济制度都会使管理思想及管理方式呈现出一定

①　[美]托马斯·S.贝特曼,[美]斯科特·A.斯奈尔.管理学:全球竞争中的领导与合作[M].于森,等译注.北京:电子工业出版社,2014.

②　余光胜.管理学与经济学的融合——芮明杰教授的学术观[J].广西经济管理干部学院学报,2015,27(02):105-108.

③　左芊.管理学基础[M].南京:南京大学出版社,2017:217.

的差别,从而使管理具有特殊性,这就是管理的社会属性。

2.管理的科学性和艺术性　管理的科学性是指管理工作以反映客观规律的管理理论和方法作为指导,有解决分析问题的方法论。管理者如果掌握了系统的管理知识与方法,就可能对管理中存在的问题提出正确的、切实可行的解决方案;反之则可能只是碰运气,凭直觉或者按照老经验办事,就不能很好地进行决策,甚至给组织带来损失。

管理的艺术性是由两方面的因素决定的:第一,管理环境是动态变化的,不可能有一成不变的管理模式,不可能有适应一切环境的、医治百病的管理良方,这也决定了管理的随机性和灵活性;第二,管理的主要对象是人,人的需要是多种多样的,要调动人的积极性和创造性,就要具体问题具体分析,针对不同环境采用不同的管理方式和方法,仅凭书本上的管理理论和公式进行管理活动是不能成功的。在实践中,管理者应用管理知识与方法时必须与具体的管理环境和管理对象相结合,发挥创造性,灵活运用,才能进行有效管理。

管理的艺术性必须建立在科学性基础之上,不按科学办事的管理就不可能有真正的艺术性。管理的艺术性是对管理科学知识体系的合理运用,而管理艺术性的结果在普遍适用之后就会上升成科学管理理论。显然,管理的科学性和艺术性是相互作用、相互影响的,只有既懂得管理理论和方法,又有高超管理艺术的人,才能成为有效的管理者。

管理名言

论德而定次,量能而授官。

——《荀子集解·君道》

(三)管理的职能

20世纪初,法国工业学家亨利·法约尔首先提出了管理者在管理中应履行五种职能:计划(plan)、组织(organize)、指挥(command)、协调(coordinate)和控制(control)。随着管理理论和实践的发展,管理者对管理职能的认识也有所改变,目前学术界大多认同管理包括四种基本职能,分别是计划、组织、领导和控制。本书也采用此种划分方式。

1.计划　计划是管理活动的首要职能,是管理工作的起点,是管理者通过一系列活动确定组织目标和为实现目标而进行筹划的活动。确定目标和实施途径是计划职能所要完成的两大任务。目标反映了组织活动的未来终点,指出人们将要努力的方向。途径则是联系当前与未来的桥梁,指出如何达到目的的方法。

2.组织　为了实现所制订的行动方案以及目标,管理者必须分析需要进行哪些必要的活动,这些活动应如何分类组合,在组织的不同层次应有哪些决策权限,应该如何为不同的职位配备适当的人员等,这些活动便构成了管理的组织职能的内容。具体体现为组织结构设计、岗位设计、职权分配、职责制定、选拔和配置人员、组织变革和组织文化等。

3.领导 有了明确的组织目标和方案以及规定的任务和分工,尚不足以使目标得到有效的实现。因为每个组织都是由人和其他各种资源有机组合而成的,为了最大限度地发挥人的主观能动性,管理者需要运用权威、下达命令、激励下属、有效沟通等方式使组织成员能够全力投入去实现组织目标,这便是管理的领导职能所要完成的任务。管理的领导职能是一门艺术,贯穿在整个管理活动中。

4.控制 为了确保组织目标的顺利实现,管理者必须始终对组织各项活动的进展情况进行检查,发现或预见偏差后及时采取措施予以纠正,以保证组织活动按计划进行,这就是管理的控制职能。控制职能一般包括制订标准、衡量绩效、纠正偏差等。

上述四种管理职能是相互关联、不可分割的一个整体。计划工作会直接影响组织的结构和特点;而组织的结构和特点在很大程度上又决定了计划的成败,一个合理的组织是计划得以实现的重要保证;领导必须适应组织和计划的要求,与组织目标保持一致;控制则是对计划、组织和领导工作的全面检查、纠正,以预防偏差,保证组织目标的实现。管理活动一般都是从计划开始,经过组织、领导,到控制结束,各项职能相互交叉渗透。控制的结果可能会产生新的计划,开始新的管理循环,如此循环不息,把管理工作不断推向前进。

(四)管理的方法

管理方法是在管理活动中为实现管理目标、保证管理活动顺利进行所采取的工作方式,它是管理理论、原理的自然延伸和具体化、实际化。按照方法体系,将管理方法分为管理的行政方法、经济方法、法律方法、教育方法和技术方法。

1.管理的行政方法 管理的行政方法是依靠行政组织的权威,运用命令、规定和指示等行政手段,按照行政系统和层次,以权威和服从为前提,直接指挥下属的管理方法。该方法具有权威性、强制性和不平等性。它有利于迅速贯彻上级的方针和政策,尤其有利于处理一些特殊问题。在运用管理的行政方法时,除了依靠行政组织的权威外,还要意识到行政方法的本质是服务,要加强与下属的沟通并与其他管理方法有机结合起来。

2.管理的经济方法 管理的经济方法是根据客观经济规律,运用经济手段,调节不同经济主体之间的关系,以获得较高的经济效益与社会效益的管理方法。其具体手段包括价格、税收、工资、奖金、经济合同等。该方法具有利益性、灵活性和平等性等特点。利益性是指经济方法通过利益机制引导被管理者去追求某种利益,间接影响被管理者的行为。灵活性是指经济方法针对不同的管理对象可以采取不同的手段,也指对于统一的管理对象,在不同情况下,可以采用不同方式进行管理,以适应形势的发展。平等性是指被管理的组织或个人在获取自己的经济利益上是平等的。管理的经济方法在运用时,一定要考虑各种手段的综合运用,要分析其协同效应,同时要与其他方法相结合,特别是与教育方法相结合。

3.管理的法律方法 管理的法律方法是指国家以保障广大群众的根本利益为原则,通过各种法律、法令、条例等手段,调整社会经济的总体活动和各单位在微观活动中所发生的各种关系,以保证和促进社会经济发展的管理方法。该管理方法具有规范性和强制性的特点,在管理中它可以保证必要的管理秩序,调节管理因素之间的关系,并使管理活动进入法制化、规范化和制度化的轨道。管理的法律方法在运用时,首先要求管理者必须懂法,要注重各种法规的相互配合和综合运用,尤其需要注意的是,组织在发挥主动性和创造性的同时不能违背相关法律;当法律法规的制定和颁布不符合客观规律的要求时,组织可通过适当的渠道与方式予以反映与申诉。

4.管理的教育方法　管理的教育方法是按照一定的目标和要求对受教者从德、智、体等方面施加影响的一种有计划的管理方法。该管理方法表现出来的特点是,教育是一个缓慢的过程,在此过程中,教育者和受教育者都在提高,是一个相互影响、相互学习的活动。其具体包括人生观及道德教育、组织文化教育、专业技能教育等。管理教育方法在运用时应根据具体情况而定,对于思想道德方面的问题,要以讨论、说理的教育方式为主,切忌简单粗暴的方式;对于专业知识与技能方面的教育,应以业务演练、案例分析、角色扮演、拓展训练等方法为佳。

5.管理的技术方法　管理的技术方法是指组织各个层次的管理者根据管理活动的需要,自觉运用各类技术,以提升管理的效率和效果的管理方法。该管理方法的特点是客观性、规律性、动态性,在运用管理技术方法的同时,要求管理者对技术方法有一定的了解与认识,而且要考虑其实用性,将其与其他管理方法相结合。

二、管理学的概述

(一)管理学的概念

管理学是由社会科学、自然科学和其他学科相互渗透、融合、交叉而产生的一门综合性应用科学,主要研究管理活动的基本规律与方法,具有实践性、综合性、社会性的特点。在各种社会组织和日益丰富的管理活动中,都存在着一定的规律性,管理学就是运用科学的方法总结出关于管理的一般原理、理论、方法和技术的知识,从而反映管理的规律性。

(二)管理学与其他学科的关系

管理活动是很复杂的过程,影响因素是多种多样的,除了生产力、生产关系的基本因素外,还有一些自然因素以及政治、法律、社会、心理等社会性因素。因此,管理学科的发展中必须考虑组织内、外部的错综复杂的因素,利用哲学、社会学、经济学和心理学等的研究成果对管理过程进行定性描述和定量分析,从中探索有效的管理理论。所以管理学与许多学科都有密切关系,它既是一门交叉学科,又是一门综合性学科。

1.管理学与哲学　哲学中的辩证唯物论与历史唯物论是人们认识世界和改造世界的指导思想。马克思关于世界是物质的、物质是运动和变化的、运动和变化是有规律的观点,关于世界上的事物是普遍联系的以及关于人民群众是生产的主体、是世界的创造者的观点等,是认识、学习和掌握管理理论与方法总的指导思想。基于哲学观点,市场竞争应遵循独立的经济活动规则,符合市场经济规律。这些观点通过解释权威存在的合法性、在绩效薪酬之间建立联系以及证明组织存在的价值,构成了当代组织运转的哲学基础。

2.管理学与社会学　社会学是研究人类社会各种生活现象的学科。社会学家主要致力于研究复杂组织中组织行为对管理的影响。随着与管理学相关的一些社会问题越来越突出,如全球化带来的文化差异对组织氛围的影响,学校的教育经历对人们未来能力的影响,未来信息化社会对管理效率的影响等,探索这些问题的答案势必要求管理者从社会学的视角去思考和解决。

3.管理学与经济学　在预测和决策方面,经济学家为管理学的发展作出了重要贡献,经济学为管理者提供了资源优化分配的有效方法,也提供了许多有用的概念和工具,例如资本分析、盈亏平衡分析、投资回报率等,使得管理的方法更趋科学化。

4.管理学与心理学　管理从某种程度上讲主要是对人的管理。心理学研究的个体行为和个体在群体中的行为等理论已被广泛应用于管理领域中。当管理者面对着不同背景的员工和各类不同的客户时,心理学在种族及文化差异上的深入研究为管理者了解不断变化的客户和员工提供了更好的观察方法;它也与管理者更好地掌握激励、领导、人员选聘和培训、绩效评估等管理环节密切相关。

知识拓展

学习管理学的方法

1.案例分析法　通过对现实中发生的典型管理事例进行整理并展开系统分析,更直观地体会在不同情境下,采用不同的手段和方法处理不同的管理问题,以掌握管理理论,提高管理技能。

2.比较法　通过比较不同的管理理论或管理方法的异同点,总结其优劣,从而借鉴或归纳出具有普遍指导意义的管理规律。例如,对不同文化背景、不同文化水平条件下的管理加以比较研究等。

3.历史研究法　对前人的管理实践、管理思想和管理理论予以总结概括,从中找出带有规律性的东西,实现古为今用。

4.系统分析法　要进行有效的管理活动,必须对影响管理过程的各种因素及其相互之间的关系进行总体的、系统的分析,应综合考虑组织中各部分的相互关系,以及组织与周围环境之间的互动关系。

第二节　管理者

管理者对组织管理的影响是重大的。管理者是指在组织中行使管理职能,承担管理责任,指挥协调他人活动,与他人或者通过他人实现组织目标的人,其工作绩效如何直接关系到组织的兴衰成败。管理者合格与否在很大程度上取决于管理职能的履行情况,为了有效履行各种职能,管理者必须明确自己要扮演的管理角色有哪些,以及在扮演这些角色的过程中,管理者必须具备的技能和方法。

一、管理者的综合素养

(一)管理者应具备的基本素质

管理者要成功扮演好角色,正确地行使权力,有效地履行职责,必须具备相应的能力素质。管理素质是管理者在管理实践中所表现出来的对管理知识和管理技能的合理运用,以及具备的管理理念和持有的管理态度。管理者的素质是由多种要素共同构成的有机统一体,各要素之间相互联系、相互制约。

护理管理者在护理工作的动态运行中起着十分重要的作用,其素质的高低直接影响到医院管理质量的优劣。护理管理者的素质主要表现为思想品德素质、身心素质、业务素质和创新素质。

1.思想品德素质 管理者的政治思想修养水平和文化基础,包括政治坚定性与敏感性、事业心、责任感、思想境界与品德情操。一名护理管理者应能正确贯彻执行国家的各项卫生方针政策、法律法规及医院的各项规章制度;严守医德规范,工作中要严于律己、以身作则、勇挑重担;要胸怀宽广,不计较个人得失,要有无私奉献的精神。只有这样才能赢得下属的拥护和支持,才能增强自身的凝聚力和影响力。

2.身心素质 身心素质是指管理者本人的身体状况与心理条件,包括健康的身体和良好的心理品质。管理者应具有良好的情感和情绪,顽强的意志、过人的胆识,要能自知和自信,要宽容和忍耐。护理管理者在工作中既要心思缜密又要随机应变,同时又要有健康的体魄和良好的心理素质。

3.业务素质 业务素质是管理者在所从事的工作领域内的知识与能力。护理管理者的业务素质既包括护理学专业的业务知识水平,又包括管理知识和能力水平。随着护理学科的快速发展,新理念、新理论、新技术层出不穷,护理管理者应紧跟学科发展的新动向和新进展,在专业领域有所思考;另外,还要不断学习管理学的相关知识和技能来提高自身的管理水平。

4.创新素质 创新素质包括创新意识、创新精神、管理思维和创新能力等,不具备创新素质的管理者不能被称为优秀的管理者。在互联网、大数据时代,管理的最大创新体现在互联网思维对管理理念、价值观与思考方式的冲击与颠覆。未来互联网移动医疗模式不仅能够做到全时空地进行病情监测、调整诊疗方案、调整药物等工作,还能使患者就诊地点不限于医院,可以在家庭甚至出现移动医疗护理服务。护理管理者应该意识到移动医疗给护理专业化发展、管理流程、质量控制等方面带来的巨大挑战,要不断提升自身智能化健康信息服务水平。

(二)管理者应具备的基本技能

1.管理的基本技能 管理者的技能是指管理者为了实现组织管理的目标,根据组织所处环境、组织本身的实际情况而使用的各种管理方法、工具及技巧。管理者的管理绩效决定着组织的成败,而决定其绩效的关键因素之一是管理者是否具备与其所在管理岗位相适应的管理技能。根据罗伯特·卡茨(Robert L. Katz)的研究,管理者在行使管理职能时,应具备三类技能,分别是技术技能、人际技能和概念技能。

(1)技术技能:技术技能是指管理者掌握和运用所管理的专业领域中的知识、技术和方法的能力,这是管理者对相应专业领域进行有效管理的必备条件。例如,医院院长对医院管理过程实施监督,就需要掌握医学专业领域的知识与技能。要想成为成功的护理管理者,就必须掌握护理专业临床技能,熟悉医院护理工作程序、护理质量管理标准与方法以及洞察安全隐患的风险管理能力。一般而言,从技术岗位被选拔到管理岗位从事管理工作,管理者会更有成效地指导员工,更好地完成组织目标。

(2)人际技能:人际技能是指管理者处理人事关系及人际关系的技能,与别人打交道的能力,包括对下属领导能力和处理不同部门或群体之间关系的能力。护理管理者面对的人际关系纵向上包括上级和下级关系,横向上包括护理组织系统内及与其他职能部门和领域的关系。人际技能的根本是在纷繁的观点中找到共识,在复杂的利益关系中找到共同利益的基础,在此基础上激励他人协调一致。在同等情况下,良好的人际技能可以有效地帮助护理管理者在工作中获得成功。

(3)概念技能:概念技能是指管理者在观察、理解和处理各种关系时进行抽象思考的技能,是产生新想法并加以处理以及将其抽象化的思维能力。护理管理者需要从组织内外环境变化中敏锐地辨清各种因素间的相互关系,抓住问题的实质,并根据形势和问题果断地作出决策。

上述三种技能是所有管理者都必须具备的,但各种技能的相对重要性随管理者在组织中层次的不同而存在差异。

2.管理技能的完善　社会对管理者工作的需求不断增加,加上工作内外环境的改变,要求管理者不断地掌握新的技能,这些技能可以通过学习并在实践过程中运用来提高完善。护理副院长、护理部主任和护士长因其角色定位不同,要求其侧重的管理技能也不同。为了应对社会多元化的护理服务需求,护理管理者需要树立现代化管理理念和经营策略,在实践过程中不断完善管理技能。

(1)学习管理学的理论与方法:学习管理学的理论与方法是管理者完善技能的基础,当一个人初涉管理领域时,可能会听到很多管理学术语和方法,比如"团队协作""组织文化""授权"等。在管理实践中,即便能说出很多管理术语和方法,也并不意味着管理者就掌握了具体的实施方法和操作程序。管理者需要在管理实践过程中不断领会理论知识的精髓,才有可能灵活应用管理技能。

(2)建立良好的行为习惯:建立良好的行为习惯是技能完善的必要条件。习惯对于一个管理者的成功至关重要,良好的行为习惯可以提高工作效率,有助于提高管理技能水平。美国心理学之父威廉·詹姆斯(William James)系统地提出了养成良好习惯的要点,包括学会立即行动、学会时间管理、学会事先计划、善于总结分析。上述的工作要不断地反复,从获得的成果中培养成就感,经过一段时间的坚持和努力就可以培养出一个良好的习惯。

(3)善于自我调整:一个成功的管理者,不仅能经常将所学的知识付诸实施,并对反馈作出调整,而且还善于从他人身上获得技能,以此来矫正自己的行为。自我调整实际上就是通过不断地回顾、反思和自我评价来分析利弊和避免错误。在管理实践中一直坚持这种品质,不仅能迅速掌握管理技能,还能取得好的管理绩效。

二、管理者的职责

在任何组织里,管理者身上都集中体现了社会关系的三大要素——责、权、利,这里的"责"就是管理者承担一定的责任。一般来说,管理者的责任主要包括岗位责任、道德责任和社会责任三个方面。护理管理者不仅要明确自身的岗位责任和道德责任,还要承担起社会责任。

1.岗位责任 作为组织的重要角色,管理者是指挥被管理者实现组织目标的个体或群体。岗位责任是管理者最基本的责任,对组织的正常运行和组织目标的实现都具有至关重要的意义。护理管理者在医院组织系统中,扮演着承上启下和沟通左右的角色,既要保证护理质量,又要协调好医护、护护、护患及科室之间的关系。护理管理者应该全面落实护理管理职责,建立健全规章制度,制订岗位说明,明确各类角色的职责与任务;加强科学管理,促进护理质量持续性改进,保证护理安全;注重护理人才培养,合理使用人力资源,做好人才梯队建设工作;重视开展护理科研,推动护理学科发展;拓展对外交流,促进专业提升。

2.道德责任 道德是社会意识之一,它是依靠社会舆论、人们的内心情感和传统习惯,以善恶评价的方式来调节人与人、个人与社会和自然、人与自身之间伦理关系的行为准则、规范的总和。道德责任是指规定行为是非的惯例或原则,要求管理者在管理活动中考虑谁会在结果和手段方面受到影响。道德责任是由组织的道德准则所确定的,道德准则是表明一个组织的基本价值观和它希望雇员遵守的道德规则的正式文件。护理管理者承担的道德责任可以分为三类,首先是遵守组织惯例、规则和制度,做护理系统中合格的一员;其次是具有与护理组织一致的价值观,不做任何损害组织的不合法或不恰当的事情;最后是为下属护士着想,充分考虑护理管理过程对护士以及相关人员的影响。

3.社会责任 在 20 世纪 80 年代,关于组织的社会责任问题开始引起社会各界关注,管理者经常遇到需要考虑社会责任的决策,如慈善事业、女性就业、产品质量等极为明显的社会责任问题。社会责任是一个组织追求的有利于社会长远目标的义务,而不是法律和经济所要求的义务。随着我国工业化、城镇化、人口老龄化进程日益加速,疾病负担日趋增大,为满足人民群众的健康服务需求,护理服务不断向社区和家庭延伸,服务内容也从疾病临床治疗向慢性病管理和老年护理等方面拓展。护理管理者应意识到护理专业发展所面临的机遇和挑战,以健康为中心,发挥护理在预防疾病、协助诊疗、促进康复、减轻痛苦等方面的专业作用,为人民群众提供公平可及、系统连续的健康服务。

第三节 护理管理面临的挑战和发展趋势

一、护理管理面临的挑战

(一)医疗卫生体制改革的挑战

新医疗卫生体制改革政策将使得政府和公立医院之间的关系发生重大转变,公立医院要回归公益性质,政府在增加对公立医院投入的同时也加强了对公立医院的监督,这意味着医院从管理模式到运行机制和服务行为等方面都要进行全面调整。与此同时,政府还鼓励社会力量依法兴办非营利性医疗机构,积极引导社会力量以多种方式参与医院改制重组。这意味着医院还要面临来自民营医疗机构和中外合资合作医院的挑战。

护理专业作为医疗卫生服务的重要组成部分,护士在卫生保健服务体制改革中承担日益重要的责任。在护理管理队伍方面,为适应医疗制度改革后医院内外环境以及医患关系的变化,需要一支政策水平高、管理能力强、综合素质优的护理管理专业化队伍。各级医疗服务机构应进一步理顺管理机制,按照"统一、精简、高效"的原则,建立完善的护理管理体制和运行机制。与此同时,在医疗机构中,护士承担了卫生保健服务利用率、服务质量管理的职责,负责评估住院患者和院外患者的各种治疗选择的必要性和适当性的责任,通过加强对医疗成本的控制,便捷卫生保健服务的输送形式,提高卫生保健服务的利用度,最终达到良好的医疗护理服务质量。新医改政策也促使社区卫生保健服务设施日趋完善,服务技术水平和服务质量不断提高,吸引更多的患者流向社区卫生保健机构。护士的职业领域有了很大扩展,整个趋势是从住院患者护理转向院外患者护理及家庭护理。护士在社区、家庭护理机构中的功能和需求将会迅速发展。

(二)提高科学化管理水平的挑战

随着医疗卫生体制改革的不断深入,医院管理的水平不断提高,护理管理在管理体制、运行机制、人力资源管理、绩效考核和薪酬分配等方面面临着巨大挑战,应以岗位管理为切入点,进行科学合理的管理规划,提高科学管理的水平。与此同时,随着全球医疗卫生保健的进步和护理专业化快速发展,护理实践已经从传统的经验式实践转变为科学化决策和专业化实践,护理管理者应鼓励并积极开展循证实践,通过在全球护理信息平台上检索、评估、引入、利用护理证据资源,开拓我国护理工作者的专业视野,并通过对比临床情境,选择最佳证据,促进证据转化的措施,把证据系统化、流程化、工具化地植入护理管理系统的动态循环过程,切实提升护理管理的决策水平,促进护理质量的持续性改进,最终为患者提供优质的护理服务。

(三)信息化技术的挑战

大数据将加速新技术从互联网向更广泛的领域渗透,全面辐射到各行各业,护理专业领域也不例外。目前,全国大型综合医院建立了电子病历、移动查房系统、床旁护理移动系统等护理信息化平台,加速了护理信息的共享,为护理信息在护理管理中的应用提供了广阔的空间,同时也给医院发展和护理管理工作带来了新的挑战。如何充分利用护理信息系统的功能,合理设定管理指标,就护理人力资源管理、护理质量管理、绩效评价、薪酬体系等方面更好地发挥护理管理职能,为科学预测和正确决策提供客观依据,提高护理管理效能,成为护理管理者面临的新挑战。为患者提供更好的护理服务,需要护理管理者更好地认识和理解大数据,在正确的时间获得正确的信息以支持临床决策,为患者提供及时准确的护理。大数据技术的应用还可以帮助护士和其他医务工作者减少医疗成本、用科学证据作出最佳的临床决策,从而有效地改善患者的诊疗效果。

(四)护理工作领域不断拓展的挑战

我国老龄化进展迅速,老年护理需求急剧增加,这对医疗卫生体系的调整、服务能力的提升、服务方式的转变提出了更高的要求,对护理服务的内涵和外延、护理服务项目的数量和质量产生重要影响。我国护理事业将以医院为平台,逐步拓展到服务于人的生老病死的全过程,在养老、康复、疾病预防和健康促进等与群众健康相关的各个工作领域担负着重要责任。另外,随着疾病谱的变化,肿瘤、心脑血管疾病、糖尿病等慢性疾病已经成为影响居民健康的主要问题。为满足人民群众的健康服务需求,护理服务不断向社区和家庭延伸,服务内容从疾病临床治疗向慢性病管理和老年护理方面拓展。护理管理应加强专科护士实践能力的培养,开展临床护理实践工作时,要引导护士以经验为基础转向寻求现有最佳证据,再结合临床经验和患者需求,为患者提供护理服务。

(五)护理教育改革的挑战

随着经济全球化,教育国际化和卫生保健人才国际竞争市场的形成,聚焦高级护理实践人才培养的临床型学位教育已成为当前及未来护理高等教育的发展主流。我国护理学专业学位研究生教育是培养临床实用型高级护理人才的主要渠道,护理管理要紧跟教育改革的步伐,建立起护理人才培养与行业需求密切衔接的机制,要以岗位胜任力为核心,逐步建立院校教育、毕业后教育、继续教育相互衔接的护理人才培养体系。

二、护理管理的发展趋势

(一)科学化管理趋势

1.护理战略管理　医院战略管理是指医院为适应外部环境的变化,使之能长期、稳定地健康发展,实现既定的战略目标而展开的一系列事关医院全局的战略性谋划与活动。它是以预测和分析未来的竞争环境为基石,以寻求长期竞争优势为目标的一种先进的管理方法。战略管理重视的是医院与其所处的外部环境的互动关系,目的是使医院能够适应、利用甚至影响环境的变化。

《"健康中国2030"规划纲要》进一步明确了医疗卫生服务机构要以人民健康为中心,适应人民群众全方面、全生命周期的健康需求,适应医疗卫生改革与发展的需求。为了实现这一战略规划,要做好科学合理的护理战略规划,其中最重要的是要做好护理人才队伍战略规划和拓宽护理服务领域的规划。

护理人才队伍战略规划要求护理管理者要不断完善护士的分层级管理,建立护士职业发展路径,将护士分级与工作责任、职称职级、薪酬分配有机结合。在工作内容方面,要从简单地完成医嘱为中心的功能制护理,转变为以注重人文关怀为核心的整体护理;在护理人力资源方面,要从控制护士数量转变为按需求科学配置护士岗位;在人员管理方面,要从身份管理转变为按照岗位管理、优绩优酬和同工同酬。另外,要大力发展专科护士队伍,建立专科护士管理制度,要对重症监护(intensive care,IC)、急诊急救、伤口、血液净化、肿瘤、器官移植等专科领域的护士进行专科规范化培训,全面提高专科护理技术水平。

做好拓宽护理服务领域的规划,要求护士除了为患者提供专业照顾、病情观察、健康指导、康复促进、心理支持的服务外,还应拓展护理服务领域,大力推进老年护理、社区及家庭护理,逐步建立以医院为支撑、社区为依托、居家为基础的老年护理服务体系。

2.护理流程管理 流程管理是20世纪末期企业管理领域提出的一种管理方法,是以规范化的,构造端到端的业务流程为中心,以持续地提高组织业务绩效为目的的系统化的方法。目的是降低服务成本,改进服务质量和提高工作效率。20世纪80年代以来,我国医疗卫生体制改革、卫生监督体制改革等逐步展开,对医疗服务补偿机制带来了很大冲击,医疗市场竞争日益激烈,以往的医疗流程遇到了瓶颈。要在最短的时间内用最低的成本提供最满意的医疗服务,提高医疗服务质量和经济效益,进行医疗流程的管理改造已势在必行。医院流程通常可分为行政管理流程、医疗服务流程和后勤保障流程。其中行政管理流程是战略流程,是由医院管理人员执行;医疗服务流程是核心流程,包括门诊、急诊、住院等流程;后勤保障流程是支持流程。

随着医院信息化建设的深入发展,通过信息化手段实现对患者就诊的全流程管理成为可能,作为一种新型的医疗服务形式,移动医疗的应用不仅仅是简单的网络应用模式的变化,还使医院业务流程发生了根本性改变。护理流程管理应结合移动医疗技术和设备的特点,对原有的护理业务流程进行优化,有助于简化业务操作流程,提高工作效率,使护理服务做到便携化、无线化和个性化,从而提高工作效率和护理服务质量。

3.护理风险管理 护理风险管理是对现有的和潜在的护理风险的识别、评估、评价和处理,系统地减少或消除护理风险事件的发生及风险对患者、医院的危害和经济损失,以最低成本实现最大安全保障的科学管理方法。

由于疾病的复杂性、不可预测性及医学技术的局限性,医学风险无处不在,护理风险也始终贯穿在护理操作、处理和抢救等各环节和过程中。近几年,医患和护患关系成为较为敏感的社会问题,护患冲突也使得护理风险越来越高,护理风险管理已成为日常管理工作的重要部分。建立健全风险管理组织,制定风险管理制度,建立患者安全监控系统,加强护理风险教育培训,增强风险防范意识和能力,建立新型护患关系,提高患者满意度等一系列护理安全管理策略,可以明显提高护理风险管理的水平。

尽管如此,国内相关文献也指出,目前国内医院所用的风险管理指标存在差异,尚未建立成熟的护理风险管理指标体系,还不能帮助管理者系统有效地识别护理工作中的所有风险因素,对明确风险的不同影响因素也需要进一步研究完善。另外,随着人口老龄化的发展,失能、半失能老年人的数量持续增长,老年人具有总体健康状况差、认知功能下降、死亡风险相对大的特点,已经成为护理风险事件的高发群体,加强老年人以及老年照料机构的护理风险管理是非常必要的。国外对于老年人群的护理风险问题研究较早且深入,特别是对跌倒、压疮、营养不良、药物不良反应等护理风险作了比较透彻的研究,相比而言,国内还处于起步阶段。目前,有关护理风险评估、风险预警体系、风险防范调控系统是国内外护理风险管理研究的热点内容。

管理前沿

"互联网＋"医疗模式的内涵

2015年3月国务院发布的《全国医疗卫生服务体系规划纲要(2015—2020年)》中指出,要积极应用互联网、物联网、云计算等信息化技术来转变卫生服务模式,惠及老百姓。同年7月,国务院发布的《国务院关于积极推进"互联网＋"行动的指导意见》进一步明确了要用"互联网＋"的思维与技术来促进经济社会各领域深度改革与发展。于是,"互联网＋医疗"模式应运而生。其内涵是利用互联网技术服务于传统的医疗活动。按照诊疗场所和沟通方式划分,分为线上诊疗和线下诊疗,线下内容是传统医疗模式范畴,线上内容则为互联网医疗模式,具体内涵又包括线上健康咨询与问诊、网上预约挂号候诊提醒、医疗检测结果网络传输、电子病历与电子处方、线上药品销售、线上医疗结算系统等。

(二)信息化管理趋势

互联网发展已经进入大数据时代,引发了人们的工作、生活、思维乃至整个社会的巨大变革,其最核心的是互联网思维对现代管理理念,进而对管理职能的深刻影响与改变。在这个时代里,任何组织所处的大环境已经发展成为经济全球化、社会网络化、文化多元化的现代社会生态系统,护理管理者必须适应这一转变,树立现代管理理念,重新审视管理过程,迎接护理管理实践中的机遇和挑战。

1.互联网思维与护理管理理念 互联网信息技术正在改变着医疗服务模式,早期移动医疗主要在医院内部使用个人数字助理(personal digital assistant,PDA)等移动计算终端,辅助医师护士开展移动临床作业,实现床旁医嘱条码扫描执行、床旁信息采集录入、床旁查房信息查询支持。随着移动互联网医疗时代的到来、智能手机的普及以及手机传感技术的提高,手机应用软件(App)终端已经与人类生活密不可分,在医院之外的移动医疗App系统也开始走进人们的生活。目前,已有近千款相关App上线,从健康管理到在线咨询,从上门送药到线上挂号等多种形式。互联网时代带来这些医疗护理服务模式的改变,不仅引起医护工作内容发生变化,还引起医护人员与患者关系发生变化。护理管理者要针对变化重新思考管理理念和管理模式。

(1)基于平台思维,树立共享资源管理理念:互联网的出现与发展,为各类组织与个人的社会交流、资源共享、合作共赢提供了超级开放平台。管理者应该善用这种平台思维,充分实现资源共享。护理管理者可以尝试搭建多个维度的管理平台,如医护协作平台、护患沟通平台、疾病管理平台、健康教育服务平台等,通过管理平台与患者、医师及其他相关人员共享各种信息资源,使患者获得最便捷、最有效的护理服务。

(2)基于大数据思维,树立数据管理理念:在大数据时代,管理者要利用互联网等多种信息媒体与渠道,最大限度地获取相关信息,掌控大数据,并深挖信息价值,将其转换为科学的决策和有价值的行动。通过数据驱动,提高管理绩效,实现管理目标。护理管理者要在医院信息系统建设的基础上进一步发展护理信息系统,建立以护理管理为核心的数据库,实现包括患者识别、医嘱处理、病情观察、护理记录、工作绩效、质量控制等在内的多功能、广覆盖的护理管理的数据网络,为护理管理者科学决策提供客观准确的数据。

(3)基于社交思维,树立社群生态管理理念:互联网的基本功能就是信息传播与沟通的现代化,从而实现传播与沟通的低成本、大规模、快捷化,使人们建立更加紧密的社会交往。社会交往几乎成为所有领域最重要的内容与影响因素,社交活动的发展催生了社交思维的活跃。因此,管理者要会运用社交思维思考,通过人的交往和沟通协调解决管理中的问题,并努力构建和谐友好的社群生态圈。在移动互联网护理的时代,护理管理者应在管理中善用社交思维,利用微信等信息平台的快捷性和及时性,建立工作网络关系,有效分享信息和实时沟通,提高管理的效率。同时,也可以利用互联网营造良好的组织文化氛围,建立良好的护患关系。

2.移动互联网环境对护理管理的影响

(1)优化护理工作流程,提高护理管理效率:目前,医院应用的基于无线信息技术的移动护理设备,使医院信息系统向病房、床旁的扩展和延伸成为可能。传统的护理模式从床旁至护士站往返路程长,在传递信息和执行之间会存在时间差,容易贻误病情,也不能充分体现护理措施的及时性。移动互联网技术与物联网技术的融合,构建了医嘱的闭环管理体系,实现了体征采集、医嘱确认、医嘱执行及电子评估等护理文书的床旁功能。这种追踪定位于护理管理电子化的联合应用,使临床护理工作的效率明显提升,差错事故大大减少,有效缓解了以往医护人员手工作业、反复核对的心理压力。

(2)实现护理工作的数字化管理:护理工作中涉及较多的表单的评估、书写和记录等一系列工作,通过医院信息系统(hospital information system,HIS)、电子病历(electronic medical record,EMR)和护理信息系统(nursing information system,NIS)等的集成,评估表单的信息共享,使护理管理的数字化得到了实现,通过可追溯的数字化文档记录,规避之前无据可查的漏错现象,为医疗护理的质量与安全提供了坚实的保障。

(3)全面提升护理管理工作的内涵:临床护理管理工作内容主要是对医嘱执行和护理记录进行质量监控、测算每个护理单元及个人的工作量,做好护理安全、人力资源管理和绩效考评工作。在移动互联网工作环境下,护理管理者通过信息系统实现护理工作的床边执行和移动管理,对护理临床过程的全程实时跟踪和记录,可以测算出精确的工作量和人力资源配置情况;基于互联网的数据管理,护理质量管理小组可通过移动查房推车和手持式护理记录终端将定期或不定期的检查结果以及患者的意见等信息实时准确地录入,系统会快速处理和反馈,护理管理者可及时得知各个护理单元的护理质量状况,从而快速发现和纠正问题,真正变终末质量管理为环节质量控制,减少了护理差错事故的发生,提高了患者的满意度,全面提升了护理质量管理的水平。

思维导图

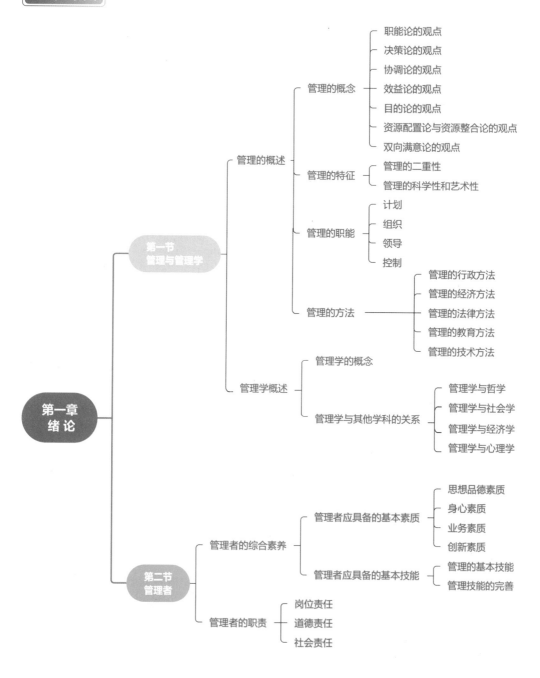

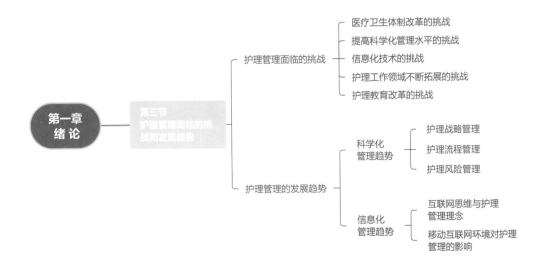

案例与问题

【案例一】

在一次全国护理管理会议上,王主任和李主任作为优秀护理管理者的代表,分别介绍了各自医院有效的管理经验。王主任认为,员工的主人翁意识非常重要,她在医院大力推行民主化、人性化管理模式,鼓励管理者与一线护士积极沟通工作中出现的问题,同时也尽可能满足员工对学习、薪酬等的合理需求。此外,她还专注于新技术、新方法的创新与改革。在王主任的带领下,医院形成了一支凝聚力强、团结向上、勇于创新的护理团队。作为另一所大型三甲医院的护理部主任,李主任则认为,护理作为一项专业性强、风险性高的工作,必须有严格的规章制度和管理体制。因此,护理部制定了严格的规章制度、考核指标、奖惩办法等。她还经常约谈病房护士长,了解各科室的工作强度及难度,对人员、资金、设备等资源进行合理分配和调整。在李主任的严格要求下,全院护士一直保持严谨的工作态度和精益求精的护理技术。

请思考:

1.两位护理部主任的管理方式有何特点?

2.她们各自在工作中承担了何种管理角色?

3.你认为什么是科学的管理?

4.如何才称得上是优秀的护理管理者?

【案例二】

某三级甲等医院的护理部主任刘某,从事护理工作 35 年来,凭借精益求精的专业技术和敏锐超前的管理意识,一直被视为医院护理工作的标杆人物。

在临床护理管理工作中,刘主任深刻认识到,传统的经验型管理模式已不再适用于当今医疗环境,她率先将"全面质量管理理论"(total quality management,TQM)应用于护理质量管理工作,鼓励各科室开展"品管圈"①活动,提供机会展示优秀团队成果并给予奖励,充分调动了护士人人参与质量管理的积极性,使得医院的护理质量管理工作处于国内领先水平。此外,刘主任还多次利用每周的护士长例会,邀请各领域研究者进行理论授课,积极探讨如何将科学的管理理论与临床实际工作进行有机结合,以提升管理效率及效果。

刘主任重视护理人才的培养,大力扶持新人成长,为新护士制订周密的入职培训和轮转计划,给临床护士提供大量的参会和培训机会,而且每年都派优秀的护士去国外进修学习。刘主任积极探索和推行护士岗位准入和分层级使用办法,将岗位职责、技术要求与护士的分层次管理相结合,做到人尽其才,才尽其用,全方位调动了护士工作积极性,提升了护理人力资源管理的科学化水平。此外,她还制定了一系列激励措施鼓励临床护士积极开展科研活动。在刘主任的带领下,该院涌现出了一批护理技术、管理和科研骨干,形成了较为完整的人才梯队。

刘主任深刻地明白,要想当好护理大家庭的"掌门人",自身业务能力及整体素质过硬是最重要的保障。她积极关注国内外护理专业理论和技术发展新动态,开拓临床工作和科研领域,成为护理学科多个科研项目的带头人,在国内外护理学术会议上发言并在护理专业杂志上发表论文若干,学术能力和影响力受到业界广泛认可。

在刘主任的带领下,医院护理团队朝气蓬勃,工作蒸蒸日上,护理部连续多年获得医院优秀集体称号。

请思考:

1.请结合刘主任的事例,阐述优秀护理管理者应具备哪些基本素质?

2.刘主任在工作中扮演了哪些角色?运用了哪些管理职能进行有效管理?

3.请根据案例阐述你对护理管理的认识。

【案例三】

王某,某省人民医院护理部主任。37年来,王某以坚实的步伐实践着南丁格尔精神,为护理事业奉献着自己的生命、热血和无限爱心。她以精益求精的专业技术,忘我工作的敬业精神,刻苦努力的坚强意志和敏锐超前的管理意识,在护理管理、临床护理科研、护理教育等方面均取得突出成绩。

王主任懂得,实践南丁格尔精神,做一名优秀的白衣天使,不仅需要高尚的职业道德,还要有精湛的技术和广博的知识。她坚持利用业余时间学习外语,熟练掌握了英语和德语。在担任了护理部主任之后,她仍带头报名参加省内首次开设的护理大专自学考试,给年轻护士以极大的鼓舞。她很重视护理人才的培养,每年都派优秀的护理人员到香港医院进修学习。

王主任注重研究国内外护理专业理论和技术发展新动态,根据国家及本地区护理学科发展的需要,开拓本专业工作和科研领域,成为护理学科多个科研项目的带头人,

---

① 品管圈(quality control circle,QCC)是由同一现场工作人员或工作性质相近的人员,自下而上发起,利用团队成员主动自发的精神,并运用简单有效的品管方法与理念,对临床工作存在的问题进行质量持续改善的一种方法。

在国内外护理学术会议及护理专业杂志上发表论文若干,树立起较高的学术权威和影响。同时,她这种以护理科研推动护理工作的尝试,不仅提高了全院的护理工作质量,还培养了护士们科研的意识。她有目的地招收各层次护理专业毕业生,并为她们制订了周密的轮转培训计划。她还担任硕士生导师,悉心指导研究生开展科研。在王主任的努力下,该院一批护理管理和技术骨干脱颖而出,形成了比较合理的人才梯队。

1996年,该医院首批加入了全国整体护理协作网,在省内较早地开展了以患者为中心的整体护理。1997年,王主任引进TQM,率先应用于医院的整体护理实践,同时引用ISO9000族标准质量管理原则,与本院的质量管理模式有机地结合起来,以全面优质管理的方式对护理工作进行科学管理,使护理模式处于国内领先水平。她在全院成立了若干个品质改进小组,调动护士人人参与质量管理的积极性,从而探索出一种创新性的、科学的管理模式;应用柏拉图统计表的方法评估整体护理的实施效果,使全院的护理服务质量逐年提高。持续开展质量管理的模式得到了同行的充分肯定。

另外,在王主任的组织下,成立了由医生与护士组成的社区医疗卫生护理服务小组,建立了社区卫生健康促进委员会和老年人社区文化站,开展了有针对性的多渠道、多层次的老年人社区卫生服务。每逢"世界红十字日""国际护士节",王主任都亲自组织、参与医院红十字会组织的纪念义诊咨询活动,免费为群众发放健康教育小册子,带领护士们以实际行动纪念这两个节日,为社会广大群众奉献爱心。

王主任在学习、工作过的地方留下了无数动人的故事,事业的辉煌照耀着她37年护理人生的历程。她像一根蜡烛,燃烧着自己,照亮了他人,把无私的爱奉献给了她执着追求的护理事业,为年轻一代树立了学习的榜样。香港护理管理专家曾给予王主任高度的评价:"贵院的护理发展、专业科研、品质评价、督导管理、临床护理等方面,皆显示出贵院的护理专业水平,我们深深领会到有卓越的领导,才能有优秀的护士和先进的护理。贵院领导的专业精神实在值得我们学习。"

请思考:

1.现代护理管理中成功的管理者的基本素质是什么?

2.上述案例中体现了一名高水平的护理管理者需要扮演哪些角色?需要具备哪些技能?

【案例四】

护士小彭,护理本科毕业,在某三级甲等综合医院胸外科工作8年,经过岗位调整,一年前小彭被医院新任命为胸外科护士长。上任一年来,小彭护士长依靠过硬的业务能力和管理能力,将科室管理过程中的问题逐项解决了。2020年1月,新型冠状病毒感染疫情在全国暴发,医院派出医疗队驰援湖北。全科护士众志成城,全部主动请缨申请驰援疫区,胸外科最终选派了1名护士参加了第一批医疗队伍。疫情严峻,科室需要紧急对临床工作进行重新协调和安排。小彭护士长分析了当时的护士整体情况:全科45张病床,共有护士19名,一人产假在家休息,一人去了医疗队,除去护士长,当时共有16名护士可以进入责任组。为了保障一线护理工作和做好疫情应急,小彭护士长计划将12名护士由原来的三个组分为了两个责任组,每组设置一名责任组长,剩余4名护士作为主班及辅助班,保障科室保持良好的工作状态和疫情应急状态;同时,全科每天有2名护士轮流作为疫情机动护士,随时可以补充到医疗队伍中。小彭将这个分组应急计划在全科护士会上讨论,并要求科室绩效向一线医疗队护士倾斜,得到全科护士的认同。在疫情肆虐的工作环境中,小彭护士长每天身先士卒,在一线工作,关心每一位护士,关注每一位实习同学;在人员减少、防护设施紧缺的情况下,统筹科室耗材物资,带领护士们集思广益,自己克服困难,利用身边的用品制作简单的防护用具。同时,小彭护士长一边应对疫情,一边做好科室护理质量控制,带领科室护士学习新型冠状病毒感染相关的护理知识。控制家属探视,减少流动人员,做好病区患者的护理服务工作。每天关注疫情信息,及时通过微信、工作群、宣传栏等向科室医护人员、病患及家属传递疫情信息。疾病无情人有情,疫情期间,全科护士齐心协力,胸外科共派出医疗队人员3名,科室顺利完成护理任务,科室无一例患者感染,无一例护理差错事故。

请思考:

1.本案例中体现了管理的哪些职能?

2.在案例中,护士长管理过程体现了管理的哪些对象?

教学PPT

自测题

一、选择题

1.对于高层管理者最重要的技能是（   ）。

    A.专业技能　　　　　　B.人际技能　　　　　　C.概念技能　　　　　　D.创造技能

2.梅奥人际关系理论的主要内容有（   ）。

    A.跳板原理　　　　　　　　　　　　　B.企业内部存在非正式组织

    C.人是社会人,受社会、心理因素的影响　D.有效的领导应提高员工的满足感

3.体现科学管理的基本特征是（   ）。

    A.制度化、程序化、数量化、人性化

    B.规范化、程序化、数量化、人性化

    C.制度化、程序化、数量化、规范化

    D.制度化、程序化、规范化、人性化

4.管理者处理同样的问题时根据实际情况采取不同方法,体现了管理的（   ）。

    A.客观性　　　　　　　B.艺术性　　　　　　　C.科学性　　　　　　　D.社会性

5.管理的职能与管理者的职能是统一的,包括（   ）。

    A.计划　　　　　　　　B.组织　　　　　　　　C.领导　　　　　　　　D.控制

6.护理管理者的任务是( )。

    A.促进护理科研、建立评估体系、实施成本核算、探寻管理规律

    B.完善服务内容、建立评估体系、实施成本核算、探寻管理规律

    C.完善服务内容、促进护理科研、实施成本核算、探寻管理规律

    D.完善服务内容、建立评估体系、促进护理科研、探寻管理规律

7.护理管理人员与一般护士的根本区别在于( )。

    A.需要与他人配合完成科室工作   B.需要从事具体的技术操作

    C.需要对自己的工作成果负责   D.需要协调他人的努力以实现科室目标

8.行政管理方法具有的特点是( )。

    A.时效性很强,见效快

    B.只能在行政权力所能够管辖的范围内起作用

    C.上下级之间是平等的

    D.以服从为原则,不能讨价还价

9.护理管理者应具备的基本素质包括( )。

    A.身体素质   B.思想素质   C.知识素质   D.能力素质

10.护理管理者的核心职责是( )。

    A.提供直接的护理服务   B.制定护理政策和流程

    C.培训和指导护士团队   D.管理患者的护理计划

二、简答题

1.管理活动具有哪些基本职能?

2.管理学研究的内容主要有哪些?

3.如何成为一名优秀的护理管理者?

4.影响护理管理发展的因素有哪些?

第二章　管理理论与思想

人类进行管理实践,已有数千年的历史,管理活动自古就有,源远流长。"三个和尚没水吃"的典故讥讽了无序的管理,"三个臭皮匠,顶个诸葛亮"的谚语折射出管理的功效。从自发无序的管理实践到形成一个个相对完整的理论,人类走过了漫长的岁月。在艰难的跋涉旅程中,涌现出一位又一位管理大师,孕育了一个又一个管理理论。这些管理理论对护理管理有着深刻的指导意义。

学习目标

识记:

1.能简述泰勒科学管理理论的主要内容。

2.能正确概括"霍桑实验"的主要内容和主要贡献。

3.能准确说出变革理论的主要思想。

理解:

1.理解古典管理理论、行为科学理论的主要代表人物及主要观点。

2.理解现代管理理论的主要学派及主要内容。

运用:

能结合教材和相关的文献资料,评述人本原理和效益原理的主要观点,分析其在护理管理中的应用。

第一节　注重效率效益的管理理论

一、科学管理理论

（一）科学管理理论的主要内容

美国著名管理学家弗雷德里克·温斯洛·泰勒是西方古典管理理论的主要代表,科学管理理论的创始人。其理论的主要内容是:

1.工时研究与作业条件标准化　泰勒重点展开以科学方法取代经验方法的研究,首先从工时研究入手来治理"磨洋工"。他按科学方法设定了工作定额,制定了科学的工艺流程,使设备、工艺、工具、材料、动作、程序、工作环境尽量标准化。

2.科学挑选工人,重视工人培训　标准化针对物,培训针对人。泰勒认为,要使工人能够发挥出其最大能力,就必须对工人进行恰当的挑选,管理者的一个主要任务就是发现人才,使用人才,留住人才。要用经过科学分析设计出来的新的操作方法训练工人,直到工人形成按科学规律工作的习惯为止。对那些不适合从事工作的工人,应加以培训,使之适合工作需要,或把他们重新安排到其他适宜的工作岗位上去。

3.实行激励性差别工资制度　管理中的一个重要问题是合理的薪酬。如果高效率没有高工资,效率就不可能持久。为此,泰勒设计出一种效率工资——差别计件工资制,以解决科学定额下的合理报酬问题。差别计件工资制改变了过去实行的计时工资制和日工资制,极大地提高了劳动积极性。

4.将计划职能与执行职能分开　泰勒以切削金属工艺为例进行了探讨,并针对管理职能提出了计划与执行分离原理。计划职能不能由生产者承担,必须由管理者承担,工人只负责执行。泰勒认为,用设立计划室的方法,把以脑力劳动为主的计划工作尽可能地从体力劳动中分离出来,毫无疑问会降低生产成本。

5.实行职能工长制　没有恰当的组织结构,再好的管理人员也难以发挥作用,所以,泰勒提出推行职能工长制。在实行科学管理以前,工厂里几乎都采取直线式组织方式。这种组织方式对于军队来说可能是恰当的,但对于大规模的工商企业来说,由于管理问题的复杂性,则并不适宜。

6.在管理上实行例外原则　例外原则是指高层管理人员把一般例行事务授权给下级管理人员处理,自己只保留对例外事项(重要事项)的决策权。实行这一管理原则,可以节省最高管理层的时间和精力,使他们能集中精力研究和解决重大问题,同时使下属部门有权处理日常工作,提高工作效能。

(二)科学管理理论的内涵

1.科学管理理论的贡献　泰勒把19世纪在英、美两国产生、发展起来的管理方法加以综合而形成了一整套科学管理思想,使一系列无条理的首创事物和实验形成了一个科学的体系。

(1)科学管理的理论层面:泰勒把传统管理中的感性认识上升为理性,使管理成为一门可供研究和传授的科学。他将科学引进了管理领域,是管理理论上的创新,科学管理理论因此成为人类管理思想史上的一个里程碑。

(2)科学管理的技术层面:泰勒通过实践研究生产管理,把科学引入生产管理实践,用科学研究和科学方法代替纯粹的个人经验,改变了多年沿袭下来的传统落后的经验管理方法。由于采用了科学的管理方法和操作程序,生产效率大大提高,泰勒创建的管理方法的可行性、有效性和针对性都十分突出。

(3)科学管理的组织层面:从泰勒开始,管理人员作为社会上的一个特殊阶层(即西方所说的经理阶级)逐步形成。泰勒设计的职能工长制,在组织原理上是一大突破。这种职能工长制模式,为后人的组织设计提供了一套基本理论,在组织原理发展史上具有重要意义。职能工长制和例外原则的结合,为以后的"直线-职能式"组织模式提供了雏形。

(4)科学管理的观念层面:泰勒强调,管理人员必须实现观念上的转变,要认识到,管理者与工人之间的关系不是对立关系而是合作关系。当他们用友谊合作、互相帮助来代替敌对情绪时,通过共同努力,就能创造出比过去大得多的盈余。泰勒强调用合作取代对抗,即使到了今天,依然有一定的现实意义。科学管理的精髓,就表现在这种最大限度的合作上。

2.科学管理理论的局限性　科学管理理论是一定历史条件下的产物,有一定历史局限性,其基本假设(人是"经济人")是片面的;所确定的作业标准反映了企业追求利润的意图,为工人确定的工资率也是不公正的;把组织看成封闭的系统,仅仅依靠内部合理化,未考虑外部环境的影响;在管理方法上倾向于独裁式管理,强调服从,忽视人的主观能动性。另外,科学管理理论未能建立起和谐的劳资关系。

时代在进步,社会在变化。科学管理强调高效率、大批量生产,在某种程度上已不能满足目前世界上个性化、快速变化的需求;而且体力劳动者的比例在逐渐下降,知识工作者在慢慢增长,如何提高知识工作者的生产率将成为21世纪管理者的主题。尽管泰勒的科学管理理论存在局限性,但科学管理反映了当时的时代精神,为今后管理学的发展奠定了基础。

(三)科学管理理论对护理管理的指导

泰勒所追求的提高效率,是通过优化管理中各要素、各环节来实现的,这一管理理论对护理管理也产生了深远的影响。例如,根据标准化原理,采用标准的护理技术操作步骤,各项操作均强调减少无效动作,以规范护士的操作流程,提高技能操作效率及质量;科学地挑选、培训护士,建立奖惩制度以提高护士的绩效;划分护士长和各岗位护士的工作职责,使各级各类人员职责明确,各司其职;护理系统控制有力,有序运行,大大节省了人力。

二、一般管理理论

(一)一般管理理论的主要内容

继泰勒之后形成的组织理论,研究的中心问题是组织结构和管理原则的合理化以及管理人员职责分工的合理化问题,其中影响最大的是与泰勒同时代的法国管理学家法约尔的一般管理理论,又称"组织管理理论"。法约尔一直从事企业领导工作,他把企业作为一个整体来研究,一生中出版了很多著作。1916年出版的《工业管理和一般管理》是其最主要的代表作,并标志着一般管理理论的形成。

1.管理职能　法约尔首次提出五大管理职能:计划、组织、指挥、协调、控制。法约尔认为管理就像一部机器,这五个职能是这部机器上的五个部件,只有这五个部件系统地运转,管理才会良好。如果一个部件出了问题,整个管理就会出故障。

2.一般管理原则14条　法约尔根据自己的实践,提出了一般管理的14项原则:劳动分工、权力与责任、纪律、统一指挥、统一指导、个人利益服从整体利益、合理报酬、等级制度、集权、秩序、公平、人员稳定、首创精神、团队精神。这些原则指导管理人员考虑如何解决具体问题。

3.法约尔跳板原理 在传统的企业组织管理中,各级组织应自上而下或自下而上逐级传达命令或回呈报告,但当企业规模庞大,级别过多时,则出现了拖延和滞后的弊端。为解决该问题,法约尔提出了著名的"法约尔跳板原理",即平级的两部门之间可互相协调以解决问题,在协调后仍不能解决问题时,才各自向双方上级报告,由双方上级协调解决,以此类推。

(二)一般管理理论的内涵

1.一般管理理论的贡献 法约尔提出的14项管理原则和5项管理职能,在现代管理思想中已作为普遍遵循的原则、一种公理性质的东西而存在。法约尔的一般管理理论被誉为管理史上的第二座丰碑,他被后人称为"管理过程之父"。

(1)充实、完善和发展了管理的概念:一般管理理论着重于研究分析高层管理效率和一般管理原则,关注的焦点是整个组织。法约尔从企业经营活动中提炼出管理活动,第一次明确区分了"经营"和"管理"的概念;他首次对管理五大职能进行分析,为管理科学提供了一套科学的理论架构。法约尔跳板原理其实是对泰勒"例外原则"的补充,有助于组织成员迅速而有效地处理事务,而使最高管理者有较多时间考虑重大决策性问题。

(2)管理思想具有很强的系统性和理论性:在管理思想史上,法约尔可以说是对具有近代意义的管理原则阐述得较完备的学者。后人根据他建立的构架,建立了管理学并把它引入了课堂。时至今日,法约尔的管理思想和管理原则仍然可以作为各行各业管理实践的指南。

2.一般管理理论的局限性 该理论最大的局限是法约尔所倡导的管理原则划分太细,过于僵化,以至于实际运用时缺乏弹性,无法完全遵守。以"统一指挥原则"为例,法约尔认为,不论什么工作,一个下属只能接受一个上级的命令,并把这个原则当作一条定律。但这个原则在运用时可能发生矛盾。例如某科室的护士,在行政组织上隶属于该科室管理,按照统一指挥原则,护理部就无法指挥该科室的护士。

(三)一般管理理论对护理管理的指导

法约尔首创的管理基本原则,不仅在西方现代管理中产生了深远的影响,而且在加强护理管理方面发挥了理论借鉴作用,主要体现在以下几点:

1.有序性 有序性是保证医院成功运作的关键。利用管理原则的有序性可以使人尽其才,物尽其用,最大限度地提高管理工作效率。根据"集中原则"和"等级链原则"确定每个护理管理者的管理权限,有利于对护理系统进行有序的分级管理;根据"纪律原则"有利于执行各项制度,减少差错事故。

2.统一性 护理工作的有序性是以统一性为保障的。个人利益与整体利益统一的原则是一切组织顺利发展的前提;护理专业要有序发展应做到"统一指挥"和"统一领导",如实行医院护理系统的垂直管理,病区护理管理的护士长负责制,使护士长得到相应的权力。

3.稳定性 人对某项工作的高效率,必须以较长时间从事该项工作的实践作为前提条件。现代护理管理中提倡人才流动,但并非人员变动不定,人才相对稳定不仅符合法约尔提出的管理主要原则之一,也是辩证法的要求,只有护士相对稳定,才能保持护理工作的连续性和有序性。

4.公平性 公平是激励的重要方法手段之一。护理管理者要想让护士全心全意地履行自己的职责,就应在不违背原则和整体利益、保证公平性的前提下,关注护士的感受,最大限度地满足护士的合理愿望。

三、绩效管理理论

(一)绩效管理理论的主要内容

1.对绩效的界定 绩效从字面上可注解为业绩和效率的统称,是指管理活动主体行为的产出和结果,这种结果可能是好的,也可能不理想。《牛津现代高级英汉词典》对绩效"performance"的释义是"执行、履行、表现、成绩";《现代汉语词典》中给出的注解为"成绩、成效"。因此,一般所说的"绩效"是指管理系统中有价值、有意义的业绩。目前,理论界对绩效概念的界定主要有三种观点:

(1)将绩效定义为结果:认为绩效就是完成任务与工作的结果。从医院管理者的角度看,绩效就是被管理者完成工作任务与工作结果的情况,如门诊量、手术例数、总床日数、收益等。

(2)将绩效定义为行为:认为绩效是工作表现与工作行为,如医疗护理文书书写质量、医疗缺陷、药品规范使用情况等。

(3)将绩效视为素质:认为优秀的绩效判断应当是不仅看工作的结果,而且还要看工作者的行为过程及其能力素质,如知识掌握程度、技能熟练程度等。

在知识经济条件下,第三种观点开始流行,不再认为绩效是对过去的反映,而是强调员工潜能与绩效的关系,关注员工素质,关注未来发展。

绩效的三种观点阐述了绩效产生的过程。"素质绩效"(潜在绩效)是绩效产生的动力和源泉,护士只有在投入知识和技能的基础上才能做出与组织目标一致的行为;"行为绩效"是护士知识、技能和态度的表现,是显现的、可观察的;"结果绩效"是护士通过不同的方式、使用不同的方法,将个人知识和技能转换为工作结果,从而实现提高组织和个人绩效的目的。

2.对绩效管理的理解 绩效管理是管理者与护士之间在目标与如何实现目标上所达成共识的过程,是促进护士改善自己的行为方式,帮助护士成功达到目标、取得优异业绩的管理方法。绩效管理的过程,既是对护士、管理者的检验过程,也是对医院战略、管理体制的检验过程。绩效管理贯穿于整个管理系统,特别强调持续不断地改进,不仅强调工作结果,更重视达成目标的过程。

绩效管理与绩效考核之间存在很大差异,两者不可等同。现在许多单位实行的绩效考核,其实只是绩效管理中的一个环节。完整的绩效管理应当是一个循环流程,包括绩效指标制定、绩效辅导、绩效考核和绩效激励等内容。两者最大的不同在于,绩效考核是对过去绩效情况的回顾,而绩效管理则是向前看,侧重过程。

从控制论的角度分析,绩效管理是一个控制系统。这一控制系统首先表现为员工、部门、组织绩效因果链中前一环节对后一环节的控制。就护士绩效管理而言也是一个因果链控制系统。绩效管理首先有预期的结果——绩效管理的目的,要达到绩效管理的目的,就必须有绩效评估,进行绩效评估的前提是必须对绩效进行沟通,绩效沟通的基础是绩效评估指标体系。

3.绩效管理的工具　绩效管理的工具有很多,因院情不同,每家医院采用的绩效管理工具各有千秋。随着护理管理水平的不断提高,以前常用的考核护士“德、能、勤、绩”的做法已逐渐退出了历史舞台。目前,使用较多的绩效管理工具主要有关键绩效指标、平衡计分卡等。

(1)关键绩效指标法(key performance indicator,KPI):在医院绩效评估中,对所有的绩效指标进行量化并不现实,也没必要。管理学的“二八定律”表明,对事物起决定性作用的往往是少数关键因素;“木桶理论”告诉我们,少量的“瓶颈”因素对事物的结果起着关键作用。这就是 KPI 的理论基础。KPI 把影响 80% 工作的 20% 关键行为进行量化设计,将其变成可操作性的指标,从而提高绩效考核的效率。KPI 是通过对组织内部某一流程的输入端、输出端的关键参数进行设置、取样、计算、分析,衡量流程绩效的一种目标式量化指标管理,是医院绩效管理系统的基础。“关键”两个字的含义即指在某一阶段一个组织战略上要解决的主要问题。

确定关键绩效指标要根据 SMART 原则,即明确的(specific,S)、可测量的(measurable,M)、可实现的(attainable,A)、相关的(relevant,R)、有期限的(time-bound,T)的原则。也就是绩效指标的制定必须是具体的(S),绩效考核要切中特定的工作指标,勿笼统;绩效指标必须是可衡量的(M),验证这些指标的数据或信息是可获得的;绩效指标必须是可实现的(A),避免设立过高或过低的目标;绩效指标必须是相关的(R),实实在在的,可以证明和观察的;绩效指标必须有明确的截止时限(T),注重完成绩效指标的特定期限。

在设计绩效指标时必须注意几个重点:①绩效指标设定不宜过多;②绩效指标分解,必须从医院战略目标层层分解到部门及岗位;③绩效指标权重,必须依照医院对于各部门的工作重点不同而有所差异;④绩效指标定义,必须详细说明定义及目的;⑤绩效指标设定,必须依照工作层级、性质不同而有所差异;⑥绩效指标考核标准,必须详细说明分数计算方法及规则。

(2)平衡计分卡法(balanced score card,BSC):平衡记分卡法既注意了绩效管理与企业战略之间的关系,又提出了一套具体的指标框架体系。其框架体系包括四个指标类别:①学习与成长(learning and growth);②内部管理流程(internal business processes);③客户价值(customer);④财务(finance)。BSC 揭示了这四个方面深层的内在关系,阐明了该体系的哲学含义,即学习与成长解决医院长期发展生命力的问题,是提高医院内部素质与能力的基础;医院通过内部管理能力的提高为服务对象提供更大的价值;服务对象的满意为医院带来良好的财务效益。BSC保留了传统的衡量绩效的财务指标,同时兼顾了促成财务目标达成的其他因素;在支持组织追求业绩之余,也监督组织的行为应兼顾学习与成长的需要;并且透过一连串的互动因果关系,组织得以把产出(outcome)和绩效驱动因素(performance driver)串联起来,以衡量指标及其量度作为语言,把组织的使命和策略转变为一套前后连贯的系统绩效评核量度,把复杂而笼统的概念转化为精确的目标。

平衡计分卡法中的"平衡"是指在以下四个方面间保持平衡:①长期与短期目标之间的平衡;②医院外部(服务对象)与医院内部(员工与内部流程)之间的平衡;③财务指标与非财务指标(如学习和成长)之间的平衡;④客观性测量和主观性测量之间的平衡。在有效实施管理的过程中很有必要平衡这些矛盾。

平衡计分卡的主要缺点是在学习、创新和成长方面,业绩指标有时前后矛盾,缺乏明确的分界线。由于该方法所具有强有力的理论基础和便于操作的特点,20世纪90年代提出后,便迅速在美国继而在其他发达国家中得到广泛应用。

(二)绩效管理理论的内涵

1.绩效管理理论的贡献　绩效管理在现代医院管理中发挥着重要作用。现代医院已从过去单纯的医疗质量与规范的管理,发展为适应社会进步和科学发展的医院学科管理。医院管理者开始注重效率、效益、创新、改革问题,尤其注重探索能够充分调动部门与医护人员积极性、科学地评判工作差异及能力水平、合理分配劳动报酬的新机制和新方法。因此,现代医院的绩效管理伴随着医院的成长而逐渐发展起来。

绩效管理的科学性、原则性适合于任何组织和个人。近年来,其已受到全球管理界的高度关注,其根本目的是不断促进员工发展和组织绩效改善,最终实现组织战略目标。世界银行经济学家曾指出:公立医院出现的效率低下、患者不满、资源浪费、人才流失等问题往往由公立医院的特性所引发,其特点是不能根据医院的绩效进行赏罚,缺乏改变医院行为的有效措施,结果造成了医院缺乏提升员工绩效的制度环境。2013年国家卫生与计划生育委员会公布的《三级综合医院评审标准实施细则》及2015年制定的《控制公立医院医疗费用不合理增长的若干意见》都明确提出了医院绩效评价的具体内容和要求,反映出卫生管理部门对这一问题的重视。

2.绩效管理理论的局限性　近年来,在绩效管理体系设计方面的理论体系发展迅速,也出现了许多新的工具,如KPI、BSC等。如果组织管理基础非常薄弱,没有能力做好基础信息的统计,那么对于类似BSC这种对于组织内部基础信息要求较高的工具来说,就只是一种形式而已。

另外,在绩效指标的设计上,目前很大程度上体现的是绩效的"量",而忽视了其"质"的一面;在设置指标的过程中,也存在着不能反映真实绩效的可能性。

(三)绩效管理理论对护理管理的指导

绩效管理通过将劳动耗费与劳动成果进行比较,能最大限度地评估劳动收益。护理管理者运用绩效管理可以大大提高管理效能：①使护理管理者不必介入到所有正在进行的事务中，而是通过教授给护士必要的知识来帮助他们进行合理的自我决策，从而节省管理者的时间；②帮助护士找到缺陷和低效率的原因，从而减少事故和差错；③减少护士之间因职责不明而产生的误解；④避免管理者需要信息而没有信息的局面。

概括起来，绩效管理是一种让护士有效率地完成工作的提前投资。通过绩效管理，护士知道管理者希望他们做什么，自己可以作出什么样的决策，必须把工作干到什么样的程度，何时管理者必须介入等。由此，护理管理者可科学地安排时间去完成自己应该做的工作。

第二节　注重人性行为的管理理论

随着经济发展和科学进步，有着较高文化水平和技术水平的员工逐渐占据了主导地位，体力劳动也逐渐让位于脑力劳动，人的积极性对提高劳动生产率的影响和作用逐渐在生产实践中显示出来，这使得对人的管理思想、管理理论和管理方法的探索成为必要和必然。

乔治·埃尔顿·梅奥(George Elton Mayo)的霍桑实验引发了大量学者去研究人的本性和需要、人的行为动机以及生产过程中人际关系等问题。1949 年在美国芝加哥大学举办的学术会议上，管理学家、心理学家对这项研究人的行为的一般性理论采用什么名称进行了讨论，决定采用"行为科学理论"(behavioral science theory)这一名词，行为科学管理学派由此诞生。这一学派包括以下几个主要理论：

一、人际关系理论

(一)人际关系理论的主要内容

对管理中的人进行专门的、系统的研究，进而形成一种较为完整的管理理论——人际关系理论，始于 20 世纪 20 年代美国哈佛大学心理学家梅奥等人所进行的著名的霍桑实验。

1.梅奥与霍桑实验　美国行为科学家梅奥是人际关系理论的创始人。20 世纪20 年代，他的研究团队在美国芝加哥西方电器公司霍桑工厂开展了长达 8 年的实验研究，即管理发展史上著名的霍桑实验。霍桑实验结束后，梅奥等人对结果进行了总结，并出版了《工业文明中的人类问题》《工业文明中的社会问题》等著作，其理论构成了人际关系学说。

2.人际关系理论的主要观点　霍桑实验的研究结果否定了传统管理理论对于人的假设，提出了工人是"社会人"而不是"经济人"；企业中存在着非正式组织；工人不是被动的、孤立的个体，他们的行为不仅受工资的刺激，影响生产效率最重要的因素不是待遇和工作条件，而是工作中的人际关系。管理者不应只重视工作，还应把注意力放在关心人、满足人的社会需要上，为员工创造良好的人际关系和健康的舆论环境，培养与形成员工的归属感和整体感。从本质上来说，重视人的需要是尊重人、理解人、关心人、爱护人的体现。有效的领导能力在于提高工人的满意度。

（二）人际关系理论的内涵

1.人际关系理论的贡献　人际关系理论第一次把管理研究的重点从"物"的因素转到"人"的因素上来,认为行为与情绪密切相关,彻底否定了"私利是推动人工作的全部动力"这一假设,重视最大限度地提高员工满意度。梅奥将社会学和心理学引入现代管理的研究领域,不仅在理论上对古典管理理论作了修正和补充,还开辟了管理研究的新理论,为现代行为科学的发展奠定了基础,对管理实践产生了深远的影响。

2.人际关系理论的局限性　该学说过于偏重社会-心理关系,忽略了组织结构和技术因素;过度强调非正式组织的作用;强调感情的作用,认为职工的行动主要受感情和关系支配;过分否定经济报酬、工作条件、外部监督、作业标准对人类行为的影响。

（三）人际关系理论对护理管理的指导

1.护理管理首要的是对人的管理　梅奥提出的重视人的观点,已发展为当下的"人本管理"。管理不仅是对物质生产力的管理,更重要的是对有思想感情的人的管理。人的价值是无法估量的,是理论系统中最宝贵的资源,护理管理者对满足护士心理需要、提振护士士气等要有正确的认识。

2.护理管理要重视团队合作　管理者在制订计划时要倾听护士的意见,做到民主参与决策,以求改善护理系统中上下级关系;护理管理者应该有意识地向护士灌输合作意识,以提高护士人际交往能力和团队合作能力。

3.护理管理要重视人的需要　在护理管理实践中要重视不断提升护士的能力,注重对护士的培训,关注护士的职业发展;管理手段中要以激励为主;同时,护理管理还应与具体的规章制度结合起来,才能实现护理管理的最优化。

二、需要层次理论

（一）需要层次理论的主要内容

需要层次理论是研究人的需要结构的一种理论,是美国心理学家马斯洛（Abraham H.Maslow）首创的一种理论。他在《人的动机理论》（*A Theory of Human Motivation Psychological Review*）一书中提出了需要层次论。

1.需要层次理论构成的基本假设　①人要生存,他的需要能够影响他的行为。只有未满足的需要才能够影响行为,满足了的需要不能成为激励动机;②人的需要按重要性和层次性排成一定的次序,从基本的（如食物和住房）到复杂的（如自我实现）;③当人的某一级需要得到最低限度满足后,才会追求高一级的需要,如此逐级上升,成为推动继续努力的内在动力。

2.马斯洛提出需要的五个层次　①生理需要;②安全需要;③归属需要;④尊重需要;⑤自我实现需要。除了广为人知的以上五种需要外,马斯洛还详细说明了认知和理解的欲望、审美需要在人身上的客观存在,但是他也说明,这些需要不能放在基本需要层次之中。

(二)需要层次理论的内涵

1.需要层次理论的贡献　该理论系统地探讨了需要的结构、实质以及发生发展的规律。这对管理和教育等实践产生了重要影响,许多管理者就是依据这个理论,制定满足员工需要的措施,以调动员工的工作积极性。到目前为止,马斯洛的观点仍然是广泛传播的理论。

2.需要层次理论的局限性　对马斯洛的观点存在着许多争论。许多人从不同的角度批评马斯洛的观点或者提出自己的需要层次学说。例如,有学者认为马斯洛强调个体优先满足低级需要,忽视了高级需要对低级需要的调节作用。克雷顿·奥尔德弗(Clayton Alderfer)于 1969 年在《人类需要新理论的经验测试》一文中修正了马斯洛的论点,认为人的需要不是分为五种而是分为三种:①生存的需要(existence),包括心理与安全的需要;②相互关系和谐的需要(relatedness),包括有意义的社会人际关系;③成长的需要(growth),包括人类潜能的发展、自尊和自我实现。因此,此论点被称作 ERG理论。ERG 理论认为,生存、关系、成长这三个层次需要中任何一个的缺少,不仅会促使人们去追求该层次的需求,也会促使人们转而追求高一层次的需要,还会使人进而更多地追求低一层次的需要。任何时候,人们追求需要的层次顺序并不那么严格,优势需要也不一定那么突出,因而激励措施可以多样化。

(三)需要层次理论对护理管理的指导

马斯洛的需要层次理论在护理管理中的应用主要表现在:护理管理者要尽力满足护士的基本需求,并给护士以足够的尊重,同时注意为护士提供参加专业培训、进修以及开展科研课题的机会和条件,用未满足的需要去激励护士,帮助护士自我实现。

除此之外,该理论学派还包括双因素理论、X-Y 理论、Z 理论等。

第三节　注重整体决策的管理理论

在管理工作中,做正确的事比仅仅把事情做对重要得多,只有在决策正确的情况下,提高效率才有意义;反之,效率越高可能失败越惨重。而要做正确的事,重要的是做好决策,从全局出发,制订正确的计划。

一、系统管理理论

(一)系统管理理论的主要内容

系统管理理论(system management theory),即把一般系统理论应用到组织管理之中,运用系统研究的方法,兼收并蓄各学派的优点,融为一体,建立通用的模式,以寻求普遍适用的模式和原则,是运用一般系统论和控制论的理论和方法,考察组织结构和管理职能,以系统解决管理问题的理论体系。

1.系统管理理论的要点　该理论主要应用系统理论的原理,全面研究和分析组织的管理活动和管理过程,重视对组织结构和模式的分析,并建立起系统模型以便于分析。

该理论特别强调开放性、整体性和系统性观念。

(1)组织是一个开放系统:任何组织(包括医院)都是社会这个大系统中的一个子系统,它受到周围环境(顾客、竞争者、供货者、政府等)的影响,也同时影响环境。它只有在与环境的相互影响中才能达到动态平衡。

(2)组织是由各种子系统组成的整体:医院和其他组织一样,是一个由许多子系统组成的、开放的社会技术系统。在医院内部又包含着若干子系统,这些子系统之间既相互独立,又相互作用,不可分割,从而构成一个整体。这些子系统还可以继续分为更小的子系统。

(3)管理必须坚持系统的观点:组织是由人、财、物及其他资源在一定的目标下组成的一体化系统,它的成长和发展同时受到这些组成要素的影响。因此要用系统观点来考察组织及其管理活动。这些观点主要有:①整个系统是主要的,而其各个部分是次要的;②整个系统中的某一部分变化势必会影响到其他部分;③一切都应以整体作为前提条件,进而符合局部服从整体的基本原则要求。

2.系统管理的特点　系统管理有四个特点:一是以目标为中心,始终强调系统的客观成就和客观效果;二是以整个系统为中心,决策时强调整个系统的最优化而不是子系统的最优化;三是以责任为中心,分配给每个管理人员一定的任务,而且要能衡量其投入和产出;四是以人为中心,每个员工都被安排做具有挑战性的工作,并根据其业绩收取报酬。

(二)系统管理理论的内涵

1.系统管理理论的贡献　运用系统观点来考察管理的基本职能,可以提高组织的整体效率,使管理人员避免只重视某些与自己有关的特殊职能而忽视了组织整体目标以及自己在组织中的地位与作用。系统管理理论向社会提出了整体优化、合理组合、规划库存等管理新概念和新方法;系统管理理论中的许多内容,很好地促进了自动化、控制论、管理信息系统、权变理论等的发展。

2.系统管理理论的局限性　与其他管理理论相比较,系统理论在解决具体的管理问题上显得不足。西方学者认为,系统管理学派难以满足各方面对它的期望:系统管理理论作为一种宏观理论,未能提出具体的管理行为和明晰的管理职能,只是笼统地提出一些原理和观点,对那些希望获得具体行动指南的管理者来说,它太抽象,不够成熟,难以付诸实施;对那些希望从事分析和研究的学者而言,它又太宏观、太复杂,可变因素太多,不便进行研究。尽管如此,仍然有相当多的人在研究系统理论的应用。

(三)系统管理理论对护理管理的指导

护理管理工作是整个医疗系统管理的一个组成部分,是一项复杂的系统工程。系统管理理论在护理管理中的作用主要在于以下几点:

1.确立系统整体观　要对护理实行科学、有序、有效的管理,就必须讲究整体效益。主要体现是充分利用各种人才、学科、设备、环境、信息等资源的投入,求得各种资源的最佳组合,以产生最大的综合效应。

2.明确系统目的性　实行目标管理,护理管理要有一个长期、中期和近期的功能目标,即总目标以及为总目标的实现而必须达到的按系统结构排序的目标体系。

3.运用系统层次性　实现层次管理系统,管理是有层次的,管理中出现的任何层次上的混乱,必将损害整个系统的管理效能。因此,护理管理不可越级管理、越级指挥;除考虑本系统内部各层次结构的关联外,还需注意系统本身和外部环境的关联性。

4.讲究系统效益　提高管理效能,护理管理活动的根本目的在于最大限度地扩大护理系统对社会的贡献。因此,要努力提高用人效率,充分发挥财力、物力效用。

5.把握系统动态性　实行动态管理,护理管理应该是开放的,时刻都应与外界环境进行能量、信息的交换,及时完善护理系统的运转状态,充分发挥信息的功能和作用,让信息在发展现代护理管理的过程中转化为效率和财富。

6.应用系统反馈　实行有效管理要使护理系统具有自我调节的能力,关键在于建立准确、有效、快速的反馈系统。要善于捕捉、及时反馈,实行决策、执行、反馈、再决策、再执行、再反馈,如此循环反复,使护理管理工作不断进步和完善。

二、决策理论

(一)决策理论的主要内容

决策理论是在社会系统学派的基础上发展起来的,管理学家把第二次世界大战以后发展起来的系统理论、运筹学、计算机科学等综合运用于管理决策问题,形成了这门有关决策过程、准则、类型及方法的较完整的理论体系。该学派的主要代表人物是美国管理学家和社会科学家赫伯特·西蒙。

西蒙借助于心理学的研究成果,对决策过程进行了科学的分析,概括出决策过程理论。其理论要点如下:

1.管理就是决策　决策贯穿于管理的全过程。这一观点切中了管理的要害。因为决策是任何组织做任何事情的第一步,首先要决定做什么,然后才是怎么做的问题。决策也是组织最费神、最具风险性的核心管理工作。

2.决策过程　决策过程包括四个阶段:①搜集情况阶段,即搜集组织所处环境中有关经济、技术、社会各方面的信息以及组织内部的有关情况;②拟订计划阶段,即在确定目标的基础上,依据所搜集到的信息,编制可能采取的行动方案;③选定计划阶段,即从可供选用的方案中选定一个行动方案;④评价计划阶段,即在决策执行过程中,对过去所作的抉择进行评价。这四个阶段中的每一个阶段本身就是一个复杂的决策过程。

3.决策标准　在决策标准上,用"令人满意"的准则代替"最优化"准则。以往的管理学家往往把人看成以"绝对的理性"为指导,按最优化准则行动的理性人。西蒙认为事实上这是做不到的,应该用"管理人"假设代替"理性人"假设。这种"管理人"采用"令人满意"的决策准则,从而可以作出令人满意的决策。

4.决策分类　一个组织的决策,根据其活动是否反复出现可分为程序化决策和非程序化决策。此外,根据决策条件,决策还可以分为确定型决策、风险型决策和非确定型决策等,每一种决策所采用的方法和技术都是不同的。

5.决策与权力 一个组织中集权和分权的问题是和决策过程联系在一起的,有关整个组织的决策必须是集权的,而由于组织内决策过程本身的性质及个人认识能力的有限,分权也是必需的。

（二）决策理论的内涵

1.决策理论的贡献 在西蒙以前,古典经济学理论的基本命题是完全理性与最优化原则。西蒙的决策理论,纠正了此前理性选择设计的完美性偏差,从而拉近了理性选择预设条件与现实生活理性局限之间的距离,使理论更加适用。决策理论的结构为管理者提供了一种分析、解决问题的系统方法,使决策目标从追求最优转到追求满意;使管理科学的研究由静态转向动态;使管理科学的研究由单学科转向多学科;使决策由最高领导层决策向层次决策转化。

2.决策理论的局限性 西蒙只是作为一位管理学者看待决策的有限理性,没有深入考虑政治因素在决策尤其是公共决策中的重要程度;未能全面反映管理活动的规律性;缺乏对一般管理关系和环节的分析;未同企业的经营活动紧密结合起来。从系统化的观点来看,决策只是管理系统中的一个子系统,而不是管理本身。

（三）决策理论对护理管理的指导

决策理论是护理管理理论的重要组成部分,从医院的实际情况看,无论是经费物资的分配与使用、护理质量标准的制定与贯彻,还是护士的选拔与编配、护理科研项目的计划与实施,都要求护理管理人员适时作出科学正确的决策。护理管理中出现的许多问题,都不是因为技术问题,而是因为决策问题。因此,根据西蒙的"管理就是决策"的理论,护理管理者应该:①建立决策的指导原则;②建立专门的决策机构;③建立决策的民主化机制;④严格遵循决策程序。

三、权变理论

（一）权变理论的主要内容

权变理论是以具体情况及具体对策的应变思想为基础而形成的一种管理理论,该理论认为成功管理的关键在于对组织内外状况的充分了解和制订有效的应变策略。这一理论的核心是力图研究组织的各子系统内部和各子系统之间的相互联系,以及组织和它所处的环境之间的联系,并确定各种变数的关系类型和结构类型。它强调在管理中要根据组织所处的内外部条件随机应变,针对不同的具体条件寻求最合适的管理模式、方案或方法。权变理论的要点有以下几点:

1.把环境对管理的作用具体化 权变理论认为,在管理中要根据组织所处的内外条件随机应变,没有什么是一成不变、普遍适用、最好的管理理论和方法。过去的管理理论由于没有把管理和环境妥善联系起来,其管理观念和技术在理论与实践上相脱节,所以不能使管理有效地进行。而权变论就是把环境对管理的作用具体化,并使管理理论与管理实践紧密联系起来。

2.环境是自变量,而管理的观念和技术是因变量 在决策时要考虑有关环境的变数同相应的管理观念和技术之间的关系,使采用的管理观念和技术能有效地达到目标。如果在经济衰退时期,医院在供过于求的状况下经营,采用集权的组织结构,就更适于达到组织目标;如果在经济繁荣时期,在供不应求的市场中经营,那么采用分权的组织结构可能更好。

3.环境变量与管理变量之间的函数关系就是权变关系　这是权变管理理论的核心内容。环境可分为外部环境和内部环境。外部环境又可以分为两种:一种是由社会、技术、经济和政治、法律等所组成的宏观环境;另一种是由供应者、顾客、竞争者、雇员、股东等组成的微观环境。内部环境基本上是正式的组织系统,它的各个变量与外部环境各变量之间是相互关联的。

(二)权变理论的内涵

1.权变理论的贡献　①权变理论最大的特点是强调根据不同的具体条件,采取相应的组织结构、领导方式、管理机制。这一理论批判地总结和继承了以往管理理论的“遗产”,以新的管理思维方式把它们统一于管理理论之中。②权变理论为人们决策各种管理问题提供了一种十分有用的方法,使管理者把精力转移到对现实情况的研究上来,并根据具体情况具体分析,提出相应的管理对策,从而使其管理活动更加符合实际情况,更加有效。③权变学派首先提出管理的动态性,对“万能主义”提出了挑战,使人们对管理的动态性有了新的认识,意识到管理的职能并不是一成不变的。④增强了管理理论指导管理实践的有效性,在管理理论与管理实践之间架起了桥梁。

2.权变理论的局限性　权变理论没有统一的概念和标准。虽然权变学派的学者采取案例研究的方法,通过对大量案例的分析,从中概括出若干基本类型,试图为各种类型确认一种理想的管理模式,但始终没有提出统一的概念和标准。每个管理学者都根据自己的标准来确定自己的理想模式,未能形成普遍的管理职能。权变理论忽视了人这一决定性因素,未能把人作为领导基础上的能动变数,从而制约了理论的发展与创新。权变理论使实际从事管理的人员感到缺乏解决管理问题的能力,初学者也无所适从。

(三)权变理论对护理管理的指导

护理环境具有复杂性、多样性、多变性等特点,需要护理管理者运用权变理论去应对。任何领导方式的有效性,都应与环境条件相适应。护理工作中环境是一个自变数,环境变数内容包括外部环境和内部环境。护理管理变数是一种因变数,要根据环境的改变及时调整管理方式,以达到最佳管理。护理管理中的权变管理不是凭护理管理者的主观感觉对护理所处的环境进行判断,而是要通过大量细致的调查研究和全面科学的深入分析,来探究最适合的护理管理方法,要在复杂多变的环境中注重管理创新和弹性管理。

第四节　注重内涵建设的管理理论

在经济全球化和知识经济条件下,组织(医院)要生存,就必须突破传统的思维定式,打破常规的管理方法,加强组织的内涵建设。在内涵建设中,提升组织的创新力,以及针对人性的特点展开文化管理与知识管理势在必行。这不仅是一场管理哲学的革命,更是一场新的管理思想指导下的实践运动,把管理的重点转向了"软性"管理。

一、创新理论

(一)创新理论的主要内容

1.创新的含义 组织增强竞争力、避免失败的唯一途径就是:坚持不断创新。1912 年,经济学家约瑟夫·阿洛伊斯·熊彼特(Joseph Alois Schumpeter)用德文出版了他的早期代表作《经济发展理论》,成为系统阐述创新概念的第一人。在该书中他开创性地论述了以技术创新为基础的经济创新理论,提出了"创新思想",并指出创新是经济发展的根本现象。熊彼特所说的"创新"和"新组合"包括以下五种情况:

(1)产品创新——采用一种新的产品,也就是消费者还不熟悉的产品或产品的一种新特性。产品创新就是为更好满足顾客需求而推出具有新功能、新结构、新外观的产品或服务。以医院为例,不仅治疗患者,还开展预防保健、健康教育和疾病防疫,属于功能创新;成立面向社区、家庭的"护理延续服务中心",属于结构创新;将一张张简单的体检单制作成如贺卡般精美的"体检卡",属于外观创新。

(2)技术创新——采用一种新的技术,以保证产品质量(或服务质量)、降低成本或实现工作的安全、省力。它包括操作方法的革新、设备器材的革新和技术路线的革新。以护理操作为例,采用双腔气囊肛管替代普通肛管给人工肛门的患者灌肠,属于设备器材的革新;用"饮水插胃管法"替代传统的插胃管方法,属于操作方法的革新。

(3)市场创新——开辟一个新的市场,这是变潜在市场为现实市场的新方法、新手段。市场创新不同于产品创新和技术创新,它并不改变产品或医疗服务的性能或成本,而是开发潜在需求,使医疗服务或商品的价值得以实现。例如,家庭中对老弱病残的照顾,过去多是家庭成员自己完成的,未形成护理市场;现在一些医疗机构开设"家庭护理中心",将家庭护理纳入护理市场。又如,通过健康保健知识的宣传普及,刺激民众健康体检欲望,拓展体检市场空间。

(4)组织创新——创建一个新的组织,构成一种垄断地位,或打破一种垄断地位。这是设计和应用新的更有效率的体制。组织创新按其影响系统的范围,可分为技术结构创新和社会结构创新。技术结构创新是调整人们的分工、协作方式以获得更高效率,如福特在 20 世纪 20 年代首创流水线生产方式,大大提高了生产率;社会结构创新是调整人们的责、权关系,以提高组织效能,如美国通用汽车公司 20 世纪 20 年代采用事业部制,解决了统一领导与分散经营的矛盾等。

(5)资源配置创新——获得原料的新供给,在全部科技活动中优化不同主体、不同学科领域、不同阶段、不同时空的分配与组合。

熊彼特指出"创新"与"发明""试验"是不同的。发明和试验都是科技行为,是一种知识生产活动。而创新则是经济行为,是为了获得更优的经济和社会效果,是创造并执行一种新方案的过程和行为。

2.创新理论的基本观点　其主要有以下几个观点:①创新是生产过程中内生的;②创新是一种"革命性"变化;③创新同时意味着毁灭,在具有竞争性的经济生活中,新组织意味着对旧组织通过竞争而加以消灭,尽管消灭的方式不同;④创新必须能够创造出新的价值;⑤创新是经济发展的本质规律。

3.阻碍创新的因素　在现实当中阻碍创新的因素有:①信息不充分:在信息不充分的条件下许多事情处于不可知状态;②人的惰性:处理一件新的事情,在客观上比做一件熟悉的事情更加困难;③社会环境的反作用:这种反作用首先表现为法律上或政治上存在障碍,其次表现在受到创新威胁的各个集团中,再次表现在难于找到必要的合作者上,最后表现在难以赢得消费者上。

4.成功创新的决定因素　熊彼特认为创新首先要进行观念更新。这是因为"一切知识和习惯一旦获得以后,就牢固地植根于我们之中……它通常通过遗传、教育、培养和环境压力,几乎是没有摩擦地传递下去"[①]。其次,创新者必须具备一定的能力。这些能力包括:①预测能力:能抓住眼前机会,挖掘市场中存在的潜在利润;②组织能力:善于动员和组织社会资源,实现生产要素新组合;③说服能力:应善于说服人们,并能取得他人信任,实现创新。

(二)创新理论的内涵

1.创新理论的贡献　创新理论是技术与经济相结合的理论。18世纪末以来,西方主要资本主义国家以及世界的经济发展史,在一定程度上说明了熊彼特经济创新理论的深刻性。熊彼特及其追随者开创的创新理论,以"创新"为基础,揭示了现代经济的一般特征及其发展的社会推动力。这一理论的分析体系和研究方法,对当前处于不同体制框架和不同发展阶段中的所有国家,都具有重大的理论、政策启迪意义和深远的历史性影响。

2.创新理论的局限性　创新理论并非十分完善。例如,熊彼特把创新局限在生产过程中的新变化,突出了新技术的商业应用。在分析中,他抽掉了资本主义的生产关系,掩盖了资本家对工人剥削的实质。这种"创新"仅是经济学意义上的"创新",虽然它包含着科学技术是经济发展的主要动力的意思。熊彼特的创新理论中不完善的地方,被后来的技术创新和制度创新理论补充发展。

(三)创新理论对护理管理的指导

1.创新是护理专业发展的必需　如今,创新依然是一个历久弥新的话题,护理组织也应视"创新"为灵魂,为护理事业注入新的活力。新时期医院护理工作的内外环境已发生了巨大的变化,医疗制度的改革、编制体制的调整、医疗市场日趋激烈的竞争对医院的发展提出了严峻的挑战。医院要在竞争中求生存,在生存中求发展,就要求医院护理管理的模式必须与之相适应。

2.护理创新的基本类型　为使护士勇于创新、善于创新,首先要更新理念。护理创新不是"大师们"的专利,护士可开展各类创新,包括以下几点:

---

① 张旭,李星玥.基于熊彼特创新理论的数字人文服务策略研究[J].图书馆理论与实践,2023(06):85-94.

（1）自主创新：这是指护理组织通过自身的努力和探索产生技术或方法上的突破，并在此基础上依靠自身的能力系统推进创新的后续环节，从而实现创新成果的社会效益和经济效益。在自主创新过程中开发出来的技术成果，通常具有独占性和专有性。实现自主创新对所有的护理组织来说，都必须具有知识支持、能力支持和制度支持的内生性。

（2）模仿创新：这是指护士通过学习和模仿领先者的创新思路和创新行为，吸取领先者的成功经验和失败教训，引进、购买、破译、试验领先者的核心技术或方法，并在此基础上加以改进和进一步开发的一种创新活动类型。模仿创新在护理实践中是一种十分普遍的创新行为，也是当前护理创新的主要模式。模仿创新实际是一种基于学习的渐进性创新过程。在模仿创新中，护士也并非照学照抄领先者的技术，而是按照自己的情况并针对领先者的疏漏或缺陷进行技术研发和方法改进。模仿创新者通常将其有限创新资源集中投入创新链的中下游环节，既避免了创新风险，又容易获得满意的创新效率。

（3）合作创新：这是指护理组织之间或护理组织与教学科研院所之间的联合创新行为。合作创新通常以参与合作各方的共同利益为基础，以资源共享和优势互补为前提，具有明确的合作目标、合作期限和合作规则。合作各方在合作创新过程中共同投入、共同参与、共担风险、共享成果。

二、文化管理理论

（一）文化管理理论的主要内容

在现代经济活动中，文化越来越突显出内在的、无形的支配作用。文化与管理共生共荣，管理因文化而异，管理因文化而利。文化管理就是从文化的高度来管理组织，以文化为基础，建立组织文化，强调人的能动作用、团队精神和情感管理，用一整套集体共享的价值观和行为准则来规范组织成员的行为。管理的重点在于人的思想和观念。

1.精神文化建设　任何一个国家、民族、团体以及个体都需要一种精神力量作为前进的动力。精神文化是组织在长期的生产活动和实践中逐步形成的共同价值取向，它渗透在组织的基本信念、共同理想、奋斗目标、价值观念、竞争意识、道德规范和行为准则等方面，反映在全体员工的精神风貌中，在整个文化体系中居于支配的地位，对组织建设起着强大的推动作用，如大庆的"铁人"精神、海尔的"真诚到永远"都反映了其企业精神。在当前形势下，精神文化建设应强化爱岗敬业精神、改革创新精神、艰苦奋斗精神，努力培养组织成员以人为本的观念、发展观念、效益观念等现代意识。

2.制度文化建设　组织的信念、价值观会具体化为组织的管理制度和服务风格。制度既是保证组织目标实现的强有力的措施和手段，又是能凝聚和激发员工积极性和自觉性的行为规范。制度文化的特点是以技术"软件"（技术规范、岗位责任）、精神"软件"（管理制度、行为准则）而存在。在制度文化建设中，要发动员工充分讨论，定出基本内容，然后逐步落实。员工参与民主管理的程度越高，越有利于制度文化的建设。

3.行为文化建设　在规范的制定和制度的履行中，就会形成一定的行为文化。例如，在医院管理行为中，就会产生医院的社会责任，医院对患者的责任、对内部成员的责任等问题。所以，行为文化是员工在工作、学习、娱乐中产生的活动文化，是企业精神、企业价值观的折射，也是组织精神面貌、人际关系的动态表现。承担这些责任就必须有一定的行为规范加以保证，它直接影响着组织活动的成效。

4.形象文化建设　组织形象是组织在社会中所处的地位和声誉。它包括组织的整体形象、领导形象、员工形象等。在文化管理中，要不断完善组织的视觉识别要素，包括医院的标识、院徽、院训、院歌、旗帜、广告语、信笺、各类人员的服装、印刷品等使用统一的模式。这些都是表现企业文化的标志，也是与其他企业(医院)有明显区别的精心设计，是不可以与其他组织雷同的。

（二）文化管理理论的内涵

1.文化管理理论的贡献　文化管理理论更深层次地揭示了人们的价值观念、道德规范和团队精神等在管理过程中的地位与作用。这标志着人本管理理论进入了立意更高、角度更新、内容更丰富的新阶段。

文化管理理论强调以人为本、以价值观塑造为核心，以内涵代替严厉，以人性充实理性，把管理的效率和效益在更大程度上诉诸人的自觉性和自我激励，从而更准确地把握住管理灵魂之所在。文化管理充分发挥了文化覆盖人的心理、生理、人的现状与历史的作用，把"以人为中心"的管理思想全面显示出来。因此，文化管理理论是对传统理性管理理论模式的全面超越和扬弃，是管理思想发展史上一场深刻的革命，是一种更符合人性、更有效率的新的管理理论。

2.文化管理理论的局限性　文化的内涵与外延较宽泛，甚至难以用十分明确的定义来框定"文化"的范围，因此，对文化管理的理解容易出现误区。有人认为文化管理是"无为而治"，是管理的最高境界，因而取代必要的管理；有人把文化管理当成附庸风雅的"摆设"。另外，目前对根植于传统文化中的官本位、迷信权威甚至宗族色彩等方面的研究没有优秀的成果。

（三）文化管理理论对护理管理的指导

文化管理以重视制度化、理性化为基础，又特别强调共同的价值观、和谐的人际关系、卓越的团队精神、高超的管理艺术以及精神的激励方式等。在这种管理理念指导下，尊重人、关心人、培育人、发展人真正成为医院护理管理的主题，使得人文精神在当代医院发展中的地位与作用凸显出来。

1.培养人文素质　人文素质是人类对自身精神世界的探索和追求的结晶，包括人文知识、人文方法和人文精神，是提高责任感、道德感的基础。在管理中应加强护理人文文化的建设。

2.打造科学文化　科学文化包括科学知识、科学思维方法和科学精神等方面。科学知识是护士从事护理实践的产物；科学思维方法是护士在认识探索客观世界的过程中所运用的思维方式和工作方法；科学精神是在探索真理的实践中形成的一种精神，其核心特征是求真务实。在文化系统中，科学是最成熟的结晶。

3.建立制度文化　制度文化是护理管理文化的一种有形载体,它更多地强调外在监督与控制,是行业倡导的文化底线。在医院内,要求护士必须做到的,往往以各种规章、条例、标准、纪律、准则等的形式表现出来。

4.强化安全文化　"护理安全文化"是近年引入医院管理的新概念。与传统意义上的护理安全教育不同的是,它把安全教育融入文化的氛围之中,注入文化的内涵,使护理安全管理上升为一种全体护士认同和共同自觉遵守的价值理念、行为准则、道德观念。在护理系统内建立安全行为文化、安全管理文化和安全物态文化,构建一个充分体现"安全第一"的观念体系,形成互相监督、互相制约、互相指导的安全管理体系。

5.更新服务文化　服务文化是以服务价值观为核心,以顾客满意为目标,以形成共同服务价值认知和行为规范为内容的文化。它是医院在服务管理经营中形成的群体意识、价值观念、思维方式和行为准则的总和。近年来的医疗实践证明,在同一地区,规模相当、功能相同、技术水平相近的医院间竞争已相当激烈,因此服务文化中的服务意识、服务态度、服务质量、服务艺术成为竞争的无形资产。

6.重视速度文化　当今的竞争本质上是变革速度的竞争。彼得·圣吉(Peter M. Senge)认为:"未来唯一持久的竞争优势,是有能力比你的竞争对手学习得更快。"[1]过去是"大鱼吃小鱼",今天是"快鱼吃慢鱼",因此要注意通过各种渠道快速收集信息,对不断变化的就医顾客需求快速做出反应。

7.融合多元文化　经济全球化的趋势使各国、各地区之间的文化交流日益频繁,身处这个时代的护理队伍必须成为跨文化的组织。护士要从本国实际出发,学习借鉴别国文化中的精华,通过学习、交流、合作,实现各文化间的优势互补。护理专业有了包容性的多元文化体系,就能更广泛地为不同文化背景的服务对象提供最佳护理。

借鉴文化管理的理论,可以建立以集体价值观为核心的医院护理文化,通过医院的凝聚力留人,通过护理专业的长远发展育人,形成可持续发展的现代护理专业。

三、知识管理理论

人类对于知识的管理几乎从文字发明以来就开始了。然而,作为一种理论和社会化实践活动的知识管理,却是在当代知识经济的基础上发展起来的。人类对于知识作用的认识已经从原来朴素的"知识就是力量""知识就是金钱",进一步上升为"知识就是资源"。

(一)知识管理理论的主要内容

知识管理不同于信息管理,它是通过知识共享、运用集体智慧来提高应变和创新能力。

知识管理理论是以人为中心,以信息为基础,以知识创新为目标,将知识视为一种可开发利用资源的管理思想,是对人和信息资源进行动态管理的过程。对于医院来说,知识管理的实施在于建立激励医护人员参与知识共享的机制,设立知识总监,培养医院

---

① 陈玲.企业家与企业的速度文化管理[J].企业活力,2003(10):68-69.

创新能力和集体创造力。进行知识管理为实现显性知识和隐性知识共享提供了新途径。

1.狭义的知识管理内容　狭义的知识管理主要是指对知识本身的管理,包括对知识的创造、获取、加工、存储、传播和应用的管理。其表现在三方面:①对显性知识的管理,体现为对客观知识的组织管理活动,即信息管理,目前已有大量的理论与实践研究成果;②对隐性知识的管理,主要体现为对人的管理;③对显性知识和隐性知识之间相互作用的管理,即对知识转换的管理,体现为知识的应用或创新的过程。对隐性知识的管理和对知识转换的管理,目前无论是在理论上还是在实践上都还没有形成完整的模式。

2.广义的知识管理内容　广义的知识管理则不仅包括对知识本身的管理,还包括对与知识有关的各种资源和无形资产的管理,涉及知识组织、知识人员、知识设施、知识资产、知识活动等的全过程管理。这样,知识管理的对象结构中包含了两大功能要素,即知识资产和知识活动。

3.知识管理的基本职能　20世纪80年代,日本大学教授、著名管理学家野中和竹内等人受到迈克尔·波拉尼(Michael Polanyi)关于隐性和显性知识的启发,提出了极富创见的知识转化螺旋理论,成为知识管理理论中一个令人瞩目的亮点。其理论主要包括:①显性知识转化为隐性知识(内化)。这是在知识共享过程中将显性知识通过学习、消化、吸收转化为个人隐性知识的过程,通过这一过程可以提高工作效率,压缩知识创新的成本和时间,例如将护理操作规范融入实践过程并优化操作流程。②显性知识转化为显性知识(组合化)。这是一个建立重复利用知识体系的过程。它重点强调信息的采集、组织、管理、分析和传播,并在这一过程中,通过知识的不断聚合产生新的创新,例如护理信息学、护理伦理学等。③隐性知识转化为隐性知识(社会化)。这是人类知识传播最古老也是最有效的模式,常见的有人与人面对面地交流经验,通过模仿和实践获得某种技能,例如临床护理师徒制带教。大量经验、诀窍、技术是通过社会化的学习过程获得的。④隐性知识转化为显性知识(外化)。人们将经验、体会、感悟等转化为语言可以表达的内容,例如整体护理理论的建立、形成和完善。这实际上是将个人的隐性知识转化为集体的显性知识的过程,是典型的知识创新过程,在知识管理中是难度最大的。

(二)知识管理理论的内涵

1.知识管理理论的贡献　知识管理虽然最早产生于企业界,却迅速为社会各界所接受。它的异军突起引起了社会各个行业的广泛关注,已经成为当前学术研究的前沿领域。

知识管理以无形资产管理为主要内容,包括对显性知识的管理和隐性知识的管理,特别强调显性知识与隐性知识之间的相互转化与共享。知识管理以知识创新为直接目标,以建立知识创新体系为基本策略,而知识创新是知识经济发展的发动机和加速器。知识管理重视社会整体发展目标的实现,摒弃了传统管理的追求医院利益最大化的目标,倡导医院在追求自身经济利润的同时,还应追求整个社会的发展目标,实现医院与社会整体的和谐发展。

2.知识管理理论的局限性　虽然知识管理理论近年来已成为学术界和管理界的一个热门话题,许多学者也已经做了一些积极的探索,但受现有研究方法和认识的限制,有关研究在护理管理领域才刚刚起步,甚至还未涉及。例如,护理专业知识资源有哪些维度,用什么方法进行测量,指标体系该如何建立;护理管理中的知识活动包括哪些内容,怎样组织,彼此之间的关系和相互作用如何体现;护理领域的知识管理受哪些因素的影响,影响的性质和程度如何,各影响因素之间是何关系;知识管理活动在护理组织背景下如何开展,护理技术在其中起着什么样的作用;如何建立一个合适的理论框架来整合现有的各种护理理论等,这些都为护理管理者今后的研究提供了广阔的空间。

（三）知识管理对护理管理的指导

1.知识管理提高护理组织的管理效能　21世纪组织的成功越来越依赖于自身所拥有的知识数量和质量,利用组织所拥有的知识提高护理质量,对护理管理来说始终是一个挑战。随着知识经济的深入发展,作为知识的载体,人和信息资源在护理系统中的重要性凸显出来,知识成为医院提高竞争力的焦点,现代医院越来越成为一个特质知识文化的载体。医院护士是典型的知识员工,如果医院管理者能在不同类型护士之间实现知识共享,并在此基础上探索知识创新,那么知识管理创造的效益是不可估量的。现在医院护理知识管理已初见成效,一些医院已开始建设由各项业务流程、专业理论、专业技能、顾客服务等方面组成的庞大知识库。

2.护理管理中知识管理的运作过程

(1)知识集约过程:这是指对现有知识进行收集、整理、分类和管理的过程。其包含了隐性知识显性化和显性知识综合化的过程,如护理部总结过去护理工作中的成功和失败经验,制定、修改规章制度,形成新的工作思路、模式,就是隐性知识显性化的过程。为了使知识集约更有效地服务于知识运用和知识交流,知识配置可视化是不可缺少的重要步骤。

(2)知识应用过程:这是指利用集约而形成的显性知识去解决问题的过程,即显性知识内化的过程。护士把集约而成的显性知识运用到护理实践中,又不断地获得相应的体会和经验,显性知识便被内化为隐性知识。显性知识内化的结果导致其隐性知识的储备和扩展。

(3)知识交流过程:知识交流过程是指通过交流来扩展单位整体知识储备的过程。存在多种交流方式:①通过人与人的直接交流进行学习,如研讨会、学习班;②通过网络技术进行学习交流;③利用知识库学习,如图书馆。这个过程需要医院良好的信息服务条件、护士的信息素养和信息捕捉能力。

(4)知识创新过程:知识创新过程指单位整体知识储备的扩大,并由此产生出新概念、新思想、新体系的过程。它是前三种过程相互作用的结果。

思 维 导 图

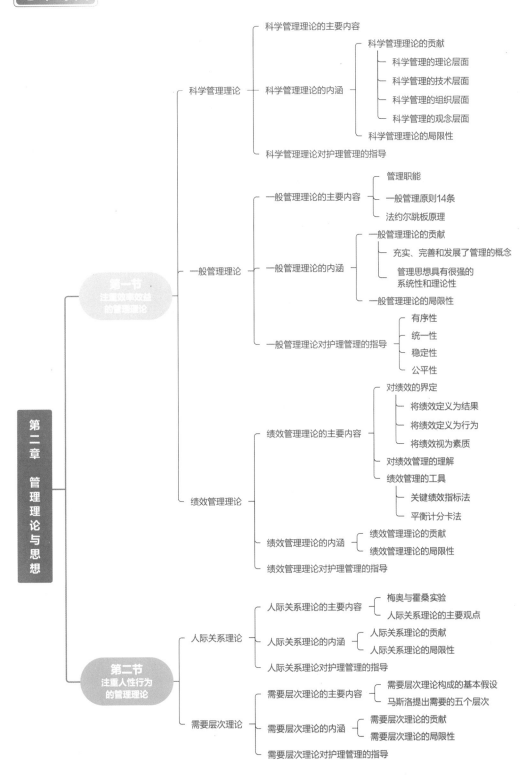

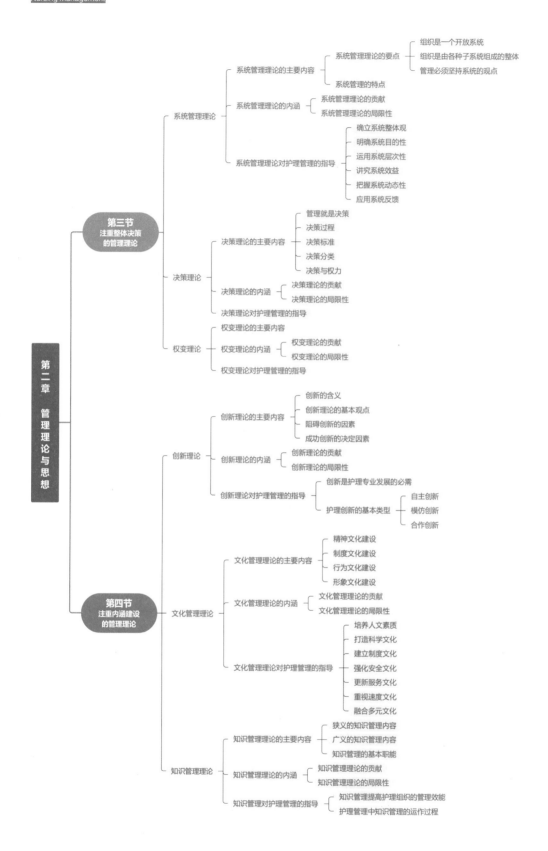

第二章 管理理论与思想

第三节 注重整体决策的管理理论

系统管理理论
- 系统管理理论的主要内容
  - 系统管理理论的要点
    - 组织是一个开放系统
    - 组织是由各种子系统组成的整体
    - 管理必须坚持系统的观点
  - 系统管理的特点
- 系统管理理论的内涵
  - 系统管理理论的贡献
  - 系统管理理论的局限性
- 系统管理理论对护理管理的指导
  - 确立系统整体观
  - 明确系统目的性
  - 运用系统层次性
  - 讲究系统效益
  - 把握系统动态性
  - 应用系统反馈

决策理论
- 决策理论的主要内容
  - 管理就是决策
  - 决策过程
  - 决策标准
  - 决策分类
  - 决策与权力
- 决策理论的内涵
  - 决策理论的贡献
  - 决策理论的局限性
- 决策理论对护理管理的指导

权变理论
- 权变理论的主要内容
- 权变理论的内涵
  - 权变理论的贡献
  - 权变理论的局限性
- 权变理论对护理管理的指导

第四节 注重内涵建设的管理理论

创新理论
- 创新理论的主要内容
  - 创新的含义
  - 创新理论的基本观点
  - 阻碍创新的因素
  - 成功创新的决定因素
- 创新理论的内涵
  - 创新理论的贡献
  - 创新理论的局限性
- 创新理论对护理管理的指导
  - 创新是护理专业发展的必需
  - 护理创新的基本类型
    - 自主创新
    - 模仿创新
    - 合作创新

文化管理理论
- 文化管理理论的主要内容
  - 精神文化建设
  - 制度文化建设
  - 行为文化建设
  - 形象文化建设
- 文化管理理论的内涵
  - 文化管理理论的贡献
  - 文化管理理论的局限性
- 文化管理理论对护理管理的指导
  - 培养人文素质
  - 打造科学文化
  - 建立制度文化
  - 强化安全文化
  - 更新服务文化
  - 重视速度文化
  - 融合多元文化

知识管理理论
- 知识管理理论的主要内容
  - 狭义的知识管理内容
  - 广义的知识管理内容
  - 知识管理的基本职能
- 知识管理理论的内涵
  - 知识管理理论的贡献
  - 知识管理理论的局限性
- 知识管理对护理管理的指导
  - 知识管理提高护理组织的管理效能
  - 护理管理中知识管理的运作过程

案例与问题

【案例一】

在一个护理管理经验交流会上,有两位护士长分别阐述了她们对如何进行有效管理的看法。甲护士长认为,医院最主要的资产是员工,只有员工们都把医院当成自己的家,都把个人的命运与医院命运紧密联系在一起,才能充分发挥他们的智慧和力量为患者服务。因此,她有什么问题,都与护士们商量解决;平时十分注意对护士需求的分析,有针对性地给护士提供学习和文化娱乐的机会;在她的工作日志中记着护士们的生日,届时会给护士发去生日祝福和小礼物;护士怀孕分娩,她都会给予一定照顾……在甲护士长的科室里,护士们都把科室当作自己的家,工作很努力。

乙护士长认为,只有实行科学严格的管理才能保证实现医院护理目标。因此,她把医院的规章制度和岗位责任制进行了研究并细化,建立了严格的护理质量控制方法;她注重对护士的专业培训,鼓励护士进行护理科研并努力创造条件;她设计了量化的奖金分配方案,根据护士的业绩和工作质量进行奖金发放。在乙护士长的科室里,护士们都非常注意遵守规章制度,努力工作以实现目标,科研成果较多,患者对护士满意度高。

请思考:

1.甲、乙护士长的管理理念有何不同?

2.这两位护士长的管理方式各自依据了什么管理理论?

【案例二】

护士小李,研究生毕业后分配在一家三甲医院心内科病房工作,表现很出色,年年被评为优秀护士。几年后,医院护理部进行人员调整,凡学历低、年龄大的护士长被"一刀切",领导决定派她到骨科代理护士长。原来的老护士长在科室工作了10多年,深受大家好评,只因文凭低被调离,心里很不舒服。为此,她没有向新护士长交班,就离开了原科室。小李面临了很大的困难,如管理工作不熟、业务不熟、人员不熟,但是上级任命已经下来,只好硬着头皮接下了这份工作。

刚当上护士长,小李工作很努力,也特别辛苦。每天她不是在协助主班护士处理医嘱,就是帮助责任护士静脉输液,或是去找工人修理堵了的下水道,再或是去指导患者功能锻炼,常常忙得不能按时下班。看着她忙碌的身影,病房的护士们却不"领情",认为这个代理护士长不称职。

请思考:

1.为什么小李这么辛苦,护士们还是认为她不称职?管理者的主要任务是什么?

2.假如你是小李,你会怎么办?你应如何应对这种局面?

【案例三】

1999年11月11日,全国最大的民营三级心脏病专科医院——亚洲心脏病医院(以下简称"亚心")在武汉成立。《健康报》用《武汉医界来了条"鲇鱼"》的醒目标题,报道这一新型医院的诞生。十几年过去,人们惊讶地发现,当年一条小小的"鲇鱼",如今成了一头霸气十足的"鲸"。

"亚心"竞争的第一招是在媒体上广为宣传,让老百姓认识"亚心"。第二招是办了近50期基层医师心血管疾病研讨班,请国内一流专家讲课,免费培训,迎进送出。这样将湖北及邻近省的县级以上医院4000多名心脏病专科医师几乎都轮训了一遍,这些人回去后成了"亚心"的义务宣传员和初诊医师。第三招是经过控制成本和严格核算后的降价,使手术费不断下降。"亚心"就这样声名鹊起,迅速形成了市场网络。

走进"亚心"宽敞明亮的门诊大厅,左手有块形如大象的巨石,院方说,这是"吉象如医"的意思。巨石上刻着"给我一份信任,还您一颗健康愉快的心"。医院真诚的希望和对患者深深的祝福跃然石上。

在"亚心",一切以患者为中心,不是口号,而是渗透于每个细小环节的服务环节。从患者走进大厅开始,有人引导挂号、就诊、检查到入住病房;出院患者回家,有车送到车站码头;外地患者住院带着大包小包,医院会帮着寄存……患者出院了,哪怕远隔千山万水,患者服务中心会进行跟踪随访,定期提醒别忘了吃药复诊,并为每位术后出院患者建立永久术后随访档案。

在"亚心",医师宿舍有互联网,图书室有最新杂志,住院医师每年至少参加一次全国学术会议,科主任每年要到国外培训考察一两次。几年时间,就有16项心脏内外科手术填补湖北省空白,并处于国内先进水平。"亚心"在我国心脏学术界的地位正与日俱增。

请思考:

1."亚心"的成功源于何处?其运用了哪些现代管理理论?

2.结合案例阐述你对现代管理理论的理解。

【案例四】

小张是某二甲医院普外科的一名护士,最近被患者多次投诉:小张"脾气"很大,成天冷着脸,说话态度强硬,对待患者也没好气。原来该医院为追求成本利益,减少了护士编制,而患者的数量、周转率却在增加。特别是对普外科的护士来说,劳动强度大,一天入院的患者就多达10位,而该科室的护士有编制的仅仅2人,护士总共有10人,患者总数维持在40~50人。长期超负荷的工作,"三班倒"的生活让小张产生了身心耗竭综合征,她在躯体、心理上承受着巨大的压力。而该科室最近也在改革,让护士更新知识,每人在操作理论上必须达到良好,科室三天一小考,一周一大考,每月护理部查房,小张是苦不堪言。同时,小张作为一名母亲、妻子、女儿,承担了多种角色。她常感到力不从心,无法辅导孩子,不能顾家,感到身心疲惫。在国内,护理职业社会地位低,护士继续深造的机会及晋升机会少。同时,该医院也在不断要求提高护理质量,却很少考虑护士的利益,护士的待遇得不到相应的提高,付出的多得到的少,引起了护士们的不满,导致她们情绪低落,工作无积极性。因此,很多护士决定换单位,或者改做另一行。

请思考:

请运用激励理论及所学知识,从小张、科室、医院三个角度分析,如何解决上述现象?

【案例五】

2020年初,新型冠状病毒感染疫情席卷全国,其中,以湖北省病例数最多,疫情最为严重。在国家卫生健康委确定了"一省包一市"对口支援湖北地市后,某省迅速响应,第一时间集结精干力量开赴前线,并按照岗位职责选择经验丰富的人员担任队长、组长等。此前,已有数万名医护人员上交了"请战书"、按下了"红手印",积极踊跃报名参加应急医疗队,早已做好随时奔赴前线的准备。在鄂的救援人员全力开展救治工作,尽最大努力挽救重症患者的生命。医疗队某组长说:"奋不顾身与时间赛跑,拼尽全力与死神搏斗,我们只有一个信念——家人有难,我必支援!"疫情不除,驰援不息。不获全胜,决不轻言成功,没成功,决不收兵。为贯彻落实习近平总书记关于保护、关心、爱护新型冠状病毒感染疫情防控一线医务人员的重要指示精神,该省及时出台了有关政策。如将援助湖北医疗队医务人员的临时性工作补助提高1倍,薪酬水平提高2倍,其子女中考时给予10分的加分照顾,职称评聘中优先申报、优先参评、优先聘任,对表现突出的医务人员及时进行表彰奖励,等等。

请思考:

1.请从人本原理的角度分析案例中体现的管理原则。

2.请分析人本原理在护理管理中的应用。

教学PPT

自测题

一、选择题

1.下列属于法约尔管理过程理论的主要内容的是( )。

A.管理需要有稳定的行政组织体系

B.工作应流程化、标准化

C.管理过程要遵循14项管理原则

D.实行刺激性报酬制度

2.梅奥提出了( )。

A.需要层次论 　　　B.系统原理 　　　C.霍桑效应 　　　D.人本原理

3.古典管理阶段的代表理论有( )。

A.科学管理理论 　　　　　　　　B.管理过程理论

C.人类需要层次理论 　　　　　　D.行政组织理论

4.行为科学理论阶段的代表理论有（　　）。

    A.人际关系理论   B.现代管理理论   C.人性管理理论   D.古典管理理论

5.护理部根据护理专业的发展变化及时调整工作模式,遵循的管理原理是（　　）。

    A.系统原理   B.人本原理   C.动态原理   D.效益原理

6.下列哪项描述是管理的动态原理的内容？（　　）

    A.管理过程要适应各种变化

    B.管理过程有统一的整体目标

    C.管理的各要素间相互联系

    D.管理中有系统分析的方法和观点

7.与现代管理的人本原理相对应的原则是（　　）。

    A.整分合原则   B.价值原则   C.动力原则   D.能级原则

8.现代管理理论的基本原理包括（　　）。

    A.系统原理   B.人本原理   C.动态原理   D.效益原理

9.下列哪项不可以加大管理幅度？（　　）

    A.中低层存在较多的专业问题

    B.上下级之间有效的联系

    C.内外部环境的缓慢变化

    D.重复性工作计划明确

10.管理人员的考核和评价,关键指标是（　　）。

    A.工作数量   B.工作绩效   C.工作质量   D.工作结果

二、简答题

1.泰勒的科学管理理论的主要观点及贡献有哪些？

2.绩效考核常用测量方法有哪些？

3.在护理管理中如何应用双因素理论？

4.如何应用管理原理指导护理管理实践？

第三章　护理管理环境

　　组织存在于由各种因素构成的环境中,其运行和发展不可避免地要受到环境因素的影响。像自然界的动物通过保护色、冬眠等方式适应环境一样,管理者要使组织适应环境,必须了解其所处的环境,掌握环境的变化,分析环境对组织的影响,制定相应的对策,才能提高组织管理效率,实现管理效益最大化。护理管理者工作在一定的环境氛围中,其思维方式、价值观念、管理模式都受到环境的影响和制约,从而影响护理管理者管理水平的发挥与提高。当今护理工作环境面临很多新的变化和压力,无论它来自内部还是外部,护理管理者要善于在不同的环境中发现问题、解决问题、有效应对环境发生的变化。护理管理者如何营造出适宜的工作环境,并驾驭环境的变化做好管理工作,这是本章要讨论的基本问题。

学习目标

识记:
1.能正确解释管理环境的概念及内容。
2.能正确进行医疗卫生组织环境分析。

理解:
1.能理解护理管理环境的类型。
2.能理解护理管理环境的特点。

运用:
1.能根据护理管理知识,结合临床实际,对护理管理环境有进一步的认识。
2.能结合护理管理环境的特点,正确进行客观系统性的动态护理。

第一节　管理环境

一、管理环境的概念及内容

(一)管理环境的概念

管理环境(management environment)是指存在于一个组织内部和外部并影响组织

49

绩效的各种力量因素的总和。对于管理环境的定义,可以从以下两方面理解:

1.管理环境是相对于管理组织和管理活动而言的 任何一种组织都是社会系统中的一个子系统,即存在于一定的管理环境中。所有的管理环境都与组织特定的管理活动相关联,如与经济组织的管理活动相关的是经济管理环境,与医疗卫生组织的管理活动相关的即为医疗卫生管理环境。

2.管理环境是处于不断变化之中的 管理环境是复杂的综合体,是管理系统内外部一切相关事务和条件的集合体。其中,内部由管理组织及其活动组成,外部则由与此系统有关的一切事务和条件组成。管理系统内外部之间互相联系和作用,不断交换信息、物质、能量等,处于不断变化之中。

(二)管理环境的内容

现代医疗卫生组织是一个多层次、多要素和多重关系的组织系统,其发展是一个动态的过程,并受到组织内部环境、外部环境的影响和制约。

1.外部环境

(1)政治环境:我国卫生体制处在不断的变革过程中,医院的运营机制与管理机制也随之发生了深刻的变化,成为医院发展与建设的根本动机。政治、法律环境具有导向作用,能为医院的发展指明方向,同时也为医院的经营发展划定了不可逾越的红线,规范了医院的各种行为,是医院经营环境最重要的因素之一。目前,我国已经颁布了医疗法律法规的相关文件。每一部法规性文件的颁布、修订都会给医院的经营带来一定的影响,这种影响不仅体现在对医院行为的规范中,还体现在医院成本与创新等深层次的工作中。管理者应全面了解与医疗卫生组织经营活动有关的法律政策、指导方针,依法并运用法律保护医疗卫生组织的合法权益。如今,健康中国战略已经纳入国家整体发展战略之中,这要求管理者不仅能做出迅速的反应,而且要具备一定的预见力,及时调整管理政策和方法。

研究历史

改革开放后中国医改进程

第一阶段:20 世纪 80 年代,卫生改革开放阶段。

第二阶段:20 世纪 90 年代,规范管理阶段。

第三阶段:2001~2008 年,反思调整阶段。

第四阶段:2009 年,深化改革阶段开始。

第五阶段:2015 年,新一轮医改实施。

(2)经济环境:这是外部环境中最基本的因素。我国医疗卫生组织属于公益性组织,医疗卫生组织的经济环境是指在政府宏观调控和管制下,政府对卫生领域投资,保障人民群众的基本医疗卫生服务需求,提高全民健康水平。

中国经济正在快速增长,国内生产总值和国民可支配收入大幅增加,我国卫生总费用逐年增加,也将不断攀升。2009～2014年,全国财政医疗卫生累计支出4万亿元,有力地支持了医改各项重点工作。同时,医改给公立医院带来了一系列的挑战,医保基金支付制度改革(病种限费)、政府财政补贴资金不足、药品零差价、政府统一招标、医疗技术收费价格提高受制因素太多等诸多因素,对医院管理者提出了新挑战。

(3)科学技术环境:医疗卫生组织科学技术环境的含义很广,主要体现为以下两个方面。第一,高新技术的应用。生物技术、核技术、网络技术、自动控制技术、材料科学和新材料技术、现代管理科学等新技术、新设备在医疗服务中的应用,极大地提升了医疗服务能力,提高了医疗服务效率,给医院带来新的经济增长点。第二,医学信息化的发展。医院信息系统实现了医疗流程的电子化,可以减少医疗差错的发生,提高工作效率,并且可以为高层管理者决策提供参考。医疗信息化的发展以及互联网时代的到来,网上药房、网上医院、远程医学的应用极大地缩短了医疗服务的销售时间和销售渠道,"数字化医院"成为未来的趋势。在激烈的医疗卫生组织市场中,竞争实质上是技术的较量。因此,医疗卫生组织要不断进行技术创新,包括以患者需求为导向的观念、体制和管理方法的创新。

(4)社会文化环境

1)患者及消费者:患者和消费者作为卫生服务对象,其客观存在的需求决定了医疗卫生服务的消费或利用程度。在医疗卫生服务过程中,患者及消费者往往带有求助心理,同时对于疾病相关信息比较缺乏,在卫生服务的提供和选择上,医护人员处于为患者服务的主动地位。

2)医务人员:医疗卫生组织卫生服务活动是依靠医疗卫生组织的医务人员与服务对象的协作实现的。医务人员的态度、技能、知识和行为都直接影响医疗卫生组织的服务质量,也对服务对象的满意度有一定的影响。

3)服务设施与服务设备:医疗卫生组织服务设施和服务设备包括建筑物、设施布局等有形服务环境和其他用于卫生服务的各种诊断、治疗等仪器设备。服务设施是伴随着无形服务的有形展示,无论服务对象是患者还是其家属或探视者,都会体验医疗卫生组织的服务设施。

4)媒体宣传:媒体宣传指医疗卫生组织的相关广告、标识、大众媒体报道、宣传资料等。卫生服务机构应积极营造良好的组织文化氛围,与大众媒体建立良好的互动关系,通过对医疗卫生组织的相关报道,使服务对象不仅感受医疗卫生组织良好的服务环境,也能感知其优良的服务品质。

(5)经营环境:经营是组织的经营者从事经济活动的总体,不仅包括组织的对外活动,而且包括组织内部经济活动。对卫生服务领域来说,医疗卫生服务过程是一种特殊的"加工、保养、维护"的过程,具体表现为:修复疾病状态,避免和减少病痛及身体器官的损害,恢复和还原非健康个体的健康状态或功能正常状态,保持患者身心健康的状态及为社会环境卫生进行宣教、组织、指导和监督。卫生服务产品是指卫生服务机构提供给服务对象用于满足其健康需求的事物,其存在形式有两种:一种是以实物形式存在的物质载体,如治疗仪器,以及作为某些活动或服务结果的使用价值,如医师处方。另一种是以"活动"形式提供的无形产品,是卫生服务机构为广大人民的身体健康提供的各类卫生服务,它们既是不可触摸的,也不能与提供该服务的医护人员分开存在。因此,医疗卫生组织经营管理不同于单纯的经济管理,它是医疗卫生组织经济管理与医疗服务管理的有机结合,是社会效益管理与经济效益管理相统一的医疗卫生组织经营管理。

2.内部环境

(1)文化环境:组织是由相似价值观、共同信念、相似经验等要素构成的动态系统,这些要素的结合便使组织具有了特色组织文化。医疗卫生组织文化有广义和狭义之分。广义的医疗卫生组织文化指医疗卫生组织主体和客体在长期的医学实践中创造的特定物质财富和精神财富的总和。狭义的医疗卫生组织文化是指医疗卫生组织在长期医疗活动中逐步形成的以人为核心的文化理论、价值观念、生活方式和行为准则等。一般所说的组织文化指狭义医疗卫生组织文化。医疗卫生组织文化存在于社会-行业-医院这样的三重生态环境中,每一层因素均会对医疗卫生组织文化产生不同的影响,最后长期发展为组织独特的文化。

(2)心理环境:医疗卫生组织的心理环境包括医疗卫生组织内部的心理环境和外部的心理环境。在知识分子集中的医疗卫生组织中,心理环境的状况直接影响到医务人员积极性的发挥和医务人员自身的成长,从而影响整个医疗质量的提高。医疗卫生组织是一种特殊的服务型机构,它有许多不同于社会上其他机构的特点。这些特点决定医疗卫生组织应有自己独特的内部心理环境。我国社会主义制度决定医疗卫生组织最根本的外部心理环境是全社会都必须遵循四项基本原则。这决定着医疗卫生组织工作人员的心理方向和基本规范。在这一根本点上,医疗卫生组织内部的心理环境与外部心理环境是一致的。但是,医疗卫生组织内、外心理环境也有许多不同特点,这就决定了它们之间互相联系、互相制约的关系。医疗卫生组织外部心理影响如何进入医疗卫生组织内部,它们将产生的作用受到其内部心理环境的制约。医疗卫生组织集体的心理定势是对各种社会信息的筛选器,而患者是沟通医疗卫生组织内、外心理环境的主要桥梁之一。

(3)物理环境:医疗卫生组织的物理环境是医院赖以存在和运行的空间,大致可分为作业环境和作业外环境。作业环境是医院进行医疗活动直接所处的场所,如门诊病房环境、办公间环境、相关室内的布置摆设等。作业外环境是指医院员工作业活动的外部环境,包括医院的自然景观、建筑外形、室内设计美化等。医院的物理环境不仅是医务人员的工作环境,也是服务对象的治疗和康复场所,因此对医务人员和患者均可造成影响。医院作为特殊的服务行业,医院环境不仅要美观、舒适,也要体现对患者的人文关怀。现代医院管理证明,美好的医院环境可以塑造具有吸引力的医院形象。

知识延伸

医药行业的 PEST 分析

分析外部环境最常见的方法是 PEST 分析方法,主要对政治(political)、经济(economic)、社会(social)和技术(technological)这四个方面,应用该方法对医药行业的主要外部环境因素进行分析。

政治法律环境:我国正建立医(院)、药(房)分离制度和非处方药(OTC)的管理制度;新型的社会保障体系已逐步取代传统的公费医疗制度。

经济环境:企业的融资渠道和方式趋向多样化,城乡居民收入持续上升,居民的保健意识不断提高,医疗保健支出比例上升。

社会文化环境:国民教育水平逐步提高,对药品和保健品的选择趋向理性,社会人口呈现老龄化,老年人的医疗保健需求增加。

科学技术环境:生物医学技术的发展促进新产品的研发。

二、医疗卫生组织环境分析

(一)外部环境分析

对于医疗卫生组织外部环境因素的分析,如政治、法律、经济因素,社会、文化、人口因素,技术和创新等,可以使医疗卫生组织受益的机会增加。外部环境中并不是所有的因素都会影响医疗卫生组织的经营。经过分析,确认哪些是关键的、需要做出反应的变化因素,就可以利用外部机遇或制定减轻潜在威胁的战略,医疗卫生组织就能够对这些因素做出进攻性或防御性的反应。

医疗卫生组织的外部环境因素分析,可以帮助管理者了解哪些因素会对医疗卫生组织的未来活动产生影响,以及产生这些影响的因素性质、原因及作用点。积极的因素可以成为医疗卫生组织发展的机会,消极的影响因素则成为医疗卫生组织发展的威胁,不利于医疗卫生组织的发展。

(二)内部环境分析

医疗卫生组织内部环境因素分析可分为三类:一是医疗卫生组织医疗资源状况,包括人员素质、财务状况、医疗设备、医疗服务用房、信息资源、科学技术状况等;二是医疗、科研、教学、后勤保障、医疗卫生组织文化以及人员思想状况;三是管理者素质、各级领导状况、管理水平、医疗卫生组织经营状况等。分析的目的是:①了解哪些因素对医疗卫生组织未来活动产生影响;②认清这些影响因素的性质。支持性因素是医疗卫生组织的优势,妨碍性因素是医疗卫生组织的劣势。

第二节　护理管理环境

护理管理环境作为医疗卫生组织环境中的一部分,本身又具有其特殊性。护理管理者需要了解护理管理环境并应用组织环境管理理论对其进行思考和分析,以充分利用资源实现护理服务的目标。

一、护理管理环境的类型

(一)外部环境

1.政治环境　护理工作作为医疗卫生事业的重要组成部分,与人民群众的健康利益和生命安全密切相关。为更好地适应人民群众日益增长的健康需求、社会经济发展和医学技术进步的形势,促进护理事业全面、协调、可持续发展,我国原卫生部及其他职能部门制定了一系列的法律法规和政策方针,如 2008 年 5 月 12 日国务院颁布实施的《中华人民共和国护士条例》。中华护理学会同时相应制定了我国第一部《护士守则》。我国原卫生部在"十一五""十二五"期间相继出台了《中国护理事业发展规划纲要》,阶段性地为我国护理事业发展做了全面部署。在此期间,我国护理事业得到快速的发展,取得显著成绩。2016 年 11 月,国家卫生健康委颁布了《全国护理事业发展规划(2016—2020 年)》,对"十三五"期间护士队伍的数量、素质、能力,优质护理服务广度和深度,护理管理科学化水平,老年护理服务体系等提出了具体的要求和目标,同时为"十三五"期间我国护理事业规划了发展蓝图。国家卫生健康委于 2022 年发布了《全国护理事业发展规划(2021—2025 年)》、国家卫生健康委和国家中医药局于 2023 年又联合发布了《进一步改善护理服务行动计划(2023—2025 年)》,共同推进了护理事业的发展。

2.经济环境　改革开放以来,我国经济整体处于快速发展阶段,国内生产总值不断提高,国内经济运行呈现稳步发展态势,人民收入逐步提高,医疗服务消费也呈持续增长态势,市场经济的发展在带动人们对医疗服务需求增加的同时,也带来医疗市场的激烈竞争。党的二十大明确,我国已经进入高质量发展新阶段。深化医改面临的社会形势与以往有较大不同,卫生健康工作理念也在加快转变,不断深化供给侧结构性改革,盘活存量、用好增量、创新管理、提质增效。新型冠状病毒感染疫情对深化医改产生深远影响,要求进一步强化预防为主、医防协同、医防融合,提高应对突发公共卫生事件的能力。国家治理体系现代化对深化医改提出了更高要求,以数字健康为代表的健康服务新业态促使医疗服务模式发生转变。深化医改要为全面建成小康社会、推进乡村振兴、应对人口老龄化等"国之大者"提供有力支撑。

3.科学技术环境　护理是以技术为基础的服务行业。随着社会的进步和科学技术的发展,护理新技术、新产品、新材料等日新月异,使医院的护理服务质量得到明显改善,护理服务水平得到显著的提高。同时,护理技术的快速发展也给护理管理者和护士带来了挑战。护理管理者必须密切关注护理新技术和新产品的发展,根据医院情况引进和运用适宜的技术,提高医疗护理服务水平。此外,随着医学技术的新发展,高新医疗仪器、新技术广泛应用于临床,对护理技术协作的要求越来越高,对护士的专业知识和技能要求也越来越高。为了适应这种需求和变化,护士必须不断更新知识、技能和理念,才能保证自身在跨学科的合作中做到准确无误。

4.社会文化环境　护理管理的社会文化环境与医疗组织的社会文化环境大致相同。作为与患者和消费者接触最密切的组织群体,护理服务必然受到所在社会文化环境的影响和制约。影响护理服务的社会文化因素主要包括以下几个方面：

(1)语言文字：对护理服务的影响主要是造成沟通障碍或降低沟通效率。

(2)教育水平：受教育程度的高低，影响患者和消费者对疾病的认知和态度，也会影响其对护理服务的需求水平和需求结构。

(3)宗教信仰：影响甚至支配人们认识事物的方式、行为准则和价值观念，也会影响人们的就医行为、需求和死亡态度。

(4)价值观念：会影响患者和消费者对不同护理服务产品的需求。

(5)消费习俗：主要会影响消费者的生活方式，进而影响消费习惯和需求。针对患者特定的社会文化环境，护理管理者要提出相应的应对措施，以更好地为患者服务。如在临床中针对不同文化背景的患者实施跨文化护理模式，以保护患者的尊严，保障他们享受高质量医疗护理服务的权利。

5.经营环境 对卫生服务领域来说，护理服务是指护士和护理服务组织通过劳动，同服务对象交换有价值的卫生服务产品（包括服务和有形物品），以满足服务对象的健康需求，同时达到护理服务组织目标的一种社会活动和管理过程。它包含分析、计划、执行和控制四个过程。这种管理过程主要包括两方面的工作：一是研究市场，研究护理服务对象的需要和需求，从而作出应该提供什么服务的决策；二是开展整合护理服务活动，通过提供符合服务对象需求的服务，以适当的形式和传递手段，在满足服务对象利益的同时促进卫生服务的发展。护理服务营销是联结卫生服务机构与社会的纽带。护士在制订服务策略时必须权衡卫生服务机构、服务对象需要和社会效益三方面，力求在满足服务对象需要的基础上实现最大的社会效益。

(二)内部环境

1.文化环境 从管理角度来看，护理组织文化是在一定的社会文化基础上形成的具有护理专业自身特征的一种文化。一般认为护理文化包括护理硬文化和软文化两个方面。硬文化又称外显文化，即物质和行为形态；软文化又称内隐文化，指护理相关的制度及精神层面。

(1)外显文化：外显文化是可观测的文化。护理组织外显文化是由护理组织内、外环境及医疗护理服务过程中各种物质设施等构成，是一种以物质形态为主的表层内容，包含物质层和行为层。

1)物质层：护理组织文化的物质层即护理组织的物质文化，通过医院有形实体的物质形式表现出来，如科室病房的文化设施（护士学习和交流的场地或设施、患者健康教育资料夹）、环境（病房布局、走廊制作宣传墙报、许愿墙）和相关护理技术设备等。

2)行为层：文化的行为层即护理组织的行为文化，是指护士在实践过程中产生的活动文化，包括护理组织经营决策（领导者的行为）、模范人物行为（南丁格尔奖获得者、最美护士等）及文化礼仪（各种表彰、奖励等文化活动以及护士仪表行为规范等）等。

(2)内隐文化：内隐文化是护理组织的核心文化，由制度、价值观和信念等组成，包括护理组织的制度层和精神层。

1)制度层：护理组织文化的制度层面是护理组织为实现自身的战略目标对护士行为给予的一定限制，起到规范行为的作用。这些规范性文化使得护理组织在错综复杂、竞争激烈的经济环境中处于良好的状态,保证了组织战略目标的实现。

2)精神层:护理组织文化的精神层又称为精神文化,是整个组织文化中处于更高层次的文化。护理组织精神文化是组织经营实践中,受一定社会文化背景和意识形态影响而形成的一种精神成果和文化观念,是其稳定的内核。护理组织精神文化主要包括:组织价值观、精神、使命及护理组织的道德及风尚,如护士的形象、服务的观念、服务的标准等。

护理组织文化四层结构是相互影响、相互作用、相互渗透的有机整体。精神文化是整个护理组织文化的关键和核心,是其他三个层次的根源,对护理组织文化建设起导向作用。它决定着制度文化、行为文化、物质文化的发展,又有赖于制度文化、行为文化、物质文化来表现其精神。制度文化是护理组织行为文化得以贯彻的保证,是精神文化的基础和载体,对物质文化起到规范和优化的作用,是精神文化、行为文化和物质文化的桥梁。物质文化决定着其他三个层次的形式和性质,其发展也受到其他三个层次的制约。行为文化在精神文化的指导下形成,并能折射出精神文化。

2.心理环境　护理管理的心理环境是护理组织内部的意识形态。良好的意识形态可以充分发挥护士的主观能动性。现代护理管理是由经验型管理转变而来的科学型管理,从以事为中心的管理向以人为中心的管理发展,把人视为管理活动的中心,而人的一切言行又是心理活动的外在表现。因此,掌握管理心理学是现代护理管理的需要。作为护理管理者,一方面应该主动创造有利于护理组织意识结构发展的客观现实;另一方面,意识能够反作用于客观现实。护理管理者要能够准确地把握护士的个性特征,充分调动其主观能动性,有目的、有计划地改造心理环境,以发挥最大的效能。

3.物理环境　护理管理的物理环境与医疗卫生组织的物理环境大致相同,除了共同的作业环境和作业外环境,护士具有自己独有的作业环境,比如护士站、治疗室、处置室等地方。这些地方是护士重要的工作场所,不合适的颜色、光线、温度、湿度、声音、装潢等因素均可对护士的工作质量和效率造成影响,甚至间接影响患者的治疗与康复。

二、护理管理环境的特点

(一)客观性护理

管理环境从根本上来说是客观存在的,不随组织系统中人们的主观意志而转移。管理环境的客观存在会对组织的管理活动产生影响,在一定条件下起着决定性的作用。例如,政治环境中的社会制度、党的方针政策、法律法规等,都是组织管理中必须面对的客观存在。因此,组织无论是利用环境还是改造环境,都必须以正确认识环境、遵循环境的客观存在性为前提。

(二)系统性护理

管理活动所处的社会是一个大系统,组织系统的外部环境和内部环境构成不同层次的子系统。任何子系统都要遵循它所处的更大系统的运动规律,并不断进行协调和运转,任何系统的变化都可能会引起其他系统的连锁反应。例如,完善的政治制度、良好的经济环境,需要健全的法律保障;而政治、法律、经济因素又会受到社会文化背景的影响;社会文化的发展反过来又受到政治、法律、经济等各种因素的制约。所以护理管理者进行环境分析时,必须统筹兼顾,注重管理环境的整体性和系统性。

（三）动态性护理

管理活动需要从外部环境中获取必要的人力、物力、信息等资源,同时向外部环境提供自己的产品或服务,这种活动使得管理环境自身处于不断运动变化之中,这就是护理管理环境的动态性。环境的动态变化可能给组织带来新的机遇,也可能给组织带来新的挑战。作为护理管理者,应善于跟踪和观察护理组织内外环境的变化,及时修订自己的管理方案,以适应环境的动态变化。

思维导图

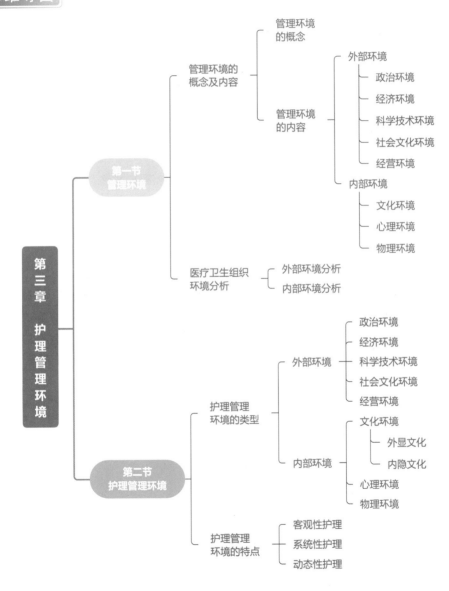

案例与问题

【案例一】

梅奥诊所(Mayo Clinic)是一家全球规模较大的非营利综合医院之一。作为集众多专业领域于一体的医疗服务组织,它在服务理念、诊疗环境和人文关怀的每一个接触点,都让患者充分体验和认识到梅奥医学中心卓越组织管理的品牌价值。

服务理念:梅奥诊所通过"发展合作医学,即团队医疗"这一价值观来实现其"患者需求至上"的目标。协作、协力、协调是支撑梅奥团队合作的"三驾马车"。

诊疗环境:梅奥诊所一直坚持良好的环境有助于患者的诊治和康复。从医院里的公共场所到检查室和实验室,梅奥诊所在设计上明确传达的宗旨是:消除患者的紧张情绪,为患者提供一个庇护所,合理分散患者的注意力,向患者表示关爱和尊重。

人文关怀:在梅奥诊所,无论是医护人员的服务理念,还是诊疗环境的布局,都散发着浓浓的人文情怀,给患者带来希望。梅奥诊所作为一所历经百年、服务精良的医疗组织,堪称世界医学和护理领域的圣地。

请思考:

1.组织环境的相关概念,组织与环境相关的管理理论及其内涵。

2.医疗卫生组织环境与护理管理环境的内涵。

3.健康、安全护理环境管理的内涵。

【案例二】

"二孩政策"的挑战

2016年1月的"全面二孩"政策给护理人力资源管理带来了很大挑战。某民营医院二病区加上护士长共23名护士,但是,2016年8月全科有8人怀孕,因此,造成了人力资源的极度紧张。面对国家放开的二孩政策,面对育龄期的女护士们,如何在有限的人力之下,调整解决人力资源紧张的问题,是摆在护理管理者面前非常紧迫的问题。

请思考:

1.以上案例是护理管理的哪种环境发生了变化?

2.如果你是医院护理部主任,应该如何应对这种环境变化带来的影响?

【案例三】

困惑的护士长

某医院脑血管专科80%的患者来自急诊,且病情重,变化快,护理工作量大,对护士专业技能要求高。运行三年以来,该病房质量排名和月考核中均位列全院末位。针对这一现象,护理部主任对该病房进行重点跟进。主任发现,该病房护士普遍存在负面心态。护士抱怨"工作太忙了",有些人打算调换科室甚至辞职,而患者和家属也反映护士的态度不好。针对病房存在的问题,主任与护士长进行了沟通与协商,希望护士长能改善病房管理质量。于是护士长召开了科务会,通报了护理部对科室的反馈意见,并制定了一系列的惩罚措施。但情况并没有好转,反而越来越糟。护士长对此心力交瘁,护理管理进入恶性循环。

请思考:

1.你认为病房管理最根本的问题是什么?

2.如果你是护士长,应怎样处理这种局面?

教学 PPT

自测题

一、选择题

1.存在于一个组织内部和外部并影响组织业绩的各种力量因素的总和,是对以下哪个概念的描述?(　　)

　A.社会环境　　　　B.管理环境　　　　C.自然环境　　　　D.宏观环境

2.我校师生都以"明德博学,行方智圆"的校训作为指引自己的行为的准则,那么校训属于管理环境的哪一种?(　　)

　A.内部环境中的文化环境　　　　　B.外部环境中的文化环境

　C.内部环境中的微观环境　　　　　D.外部环境中的微观环境

3.王护士长在管理工作中,开展了"患者安全第一"的生产活动。该做法属于组织文化构成的哪个部分?(　　)

　A.物质层　　　　B.行为层　　　　C.制度层　　　　D.精神层

4.以下哪项不是管理环境的特点?(　　)

　A.科学性　　　　B.客观性　　　　C.个体性　　　　D.动态性

5.以下关于管理环境的内涵描述,正确的是(　　)。

　A.管理环境是相对于管理组织和管理活动而言的

　B.管理环境是管理系统内外部一切相关事务和条件的集合体

　C.与医疗卫生组织的管理活动相关的是医疗卫生管理环境

　D.所有的管理环境都与组织特定的管理活动相关联

二、简答题

1.谈谈管理学如何使组织与管理环境相适应?

2.请简述护理管理环境的特点。

3.请简述护理管理者有哪些基本素质要求。

4.请简述护理管理的任务。

第四章 计划与决策

"凡事预则立,不预则废。"从古至今,无论组织还是个人,都处于复杂多变的内外环境中,都在谋求进步与发展。想要到达成功的彼岸,就需要组织或个人根据当前状况,合理权衡客观需要及预测主观可能,提出在未来一定时期内要达到的目标及实现目标的途径。计划是组织的基本职能,是宏观的、全面的规划及实施过程;决策是计划的先导,为组织确定策略和发展规划。计划与决策相互渗透,不可分割。周密的计划、科学的决策是取得成功的必要条件。

学习目标

识记:
1.能正确说出计划的概念、种类及形式,目标管理的概念及特征。
2.能正确说出时间管理的概念过程及策略。

理解:
1.能准确解释计划、时间管理的作用。
2.能概括出目标管理的基本过程,决策的方法特点及影响因素。

运用:
1.能运用计划的步骤,合理规划自身生活、学习、工作;能运用时间管理方法,提升自身生活、学习、工作效率。
2.能根据目标管理的过程,制订可达成的目标管理方案;能运用决策的基本程序及方法,对护理管理问题作出科学决策。
3.具备统筹规划、正确决策、高效落实的护理管理专业精神。

第一节 计划

一、计划的概念、作用及特征

(一)计划的概念

计划(plan)是根据需要解决的问题,经过科学预测,权衡客观的需要和主观的可能,提出未来要达到的目标及实现目标的方法。计划有狭义和广义之分。狭义的计划仅指计划制订的过程。广义的计划指计划制订、计划实施、检查和评价计划的三阶段工作过程。例如,全院护理工作年度计划包括护理部制订全院护理工作年度计划的"计划制订"过程,护理部、科护士长和护士长组织逐级落实的"计划实施"过程,以及通过三级护理质量监控网络进行定期检查的"评价计划"过程。

计划通常用"5W1H"来表示。What:决定做什么? 这是指设立目标和内容,明确计划工作的具体任务和要求。Why:说明为什么要做? 弄清原因和理由,明确计划的宗旨、目标和战略。Who:由何人来做? 落实执行人员,规定计划的每个阶段由哪些部门和人员来负责、协助、监督执行等。Where:在什么地方做? 确定实施计划的地点和场所,掌握和控制环境条件和空间布局。When:什么时间开始做? 明确计划的开始及进度,以便进行有效的控制和对能力及资源的平衡。How:用什么手段方式来完成? 制定实施措施,对人、财、物等资源合理使用和分配。

（二）计划的作用

1.明确工作目标　护理工作繁杂琐碎,但每一具体问题都与组织目标相联系,通过护理计划所设立的总目标,细化分解目标任务,使每一位护士明确自身承担的任务、要求和努力的方向,可为实现护理总目标形成合力。

2.有效规避风险　计划虽无法消除环境变化和未来不确定因素的影响,但管理者在计划制订过程中,必须预期未来的可能变化,预测变化对活动的影响,制订适宜变化的最佳方案,有效规避风险,减少工作中可能的失误,保证组织长期稳定发展。

3.提高管理效率　护理计划提供了明确的工作目标和实现目标的最佳途径,护士能够按照实施方案对人力、物力、财力、时间和信息等资源进行合理分配,最大程度避免重复和浪费,有利于提高护理管理效率,获得最佳效益。

（三）计划的特征

1.目的性　任何组织或个人制订计划都是为了实现目标。计划具有明确的目的性,通过计划可以合理配置资源、规范组织成员行为、提高组织成员工作的目的性,促进组织目标的实现。

2.引导性　计划工作应在组织、领导和控制工作之前进行,它是其他管理职能工作的基础,具有引导性。管理者通过目标确定、计划编制、组织结构设计、人员配备、权力与责任分配等才能使计划更加明晰。作为管理者,为了使其他管理职能更好发挥作用,必须首先制订好计划。

3.科学性　无论制订什么计划都必须遵循事物发展的客观规律,不脱离客观现实条件。从事计划工作,首先要有求实的态度,一切从实际出发;其次要有科学的依据,如准确的信息、真实完整的数据资料等;最后必须用科学的方法制订计划,包括科学预测、系统分析、方案优化等。

4.稳定性　经过科学分析、比较拟订的计划,在一定时期内具有严肃性和权威性,不宜在短时间内频繁修改。计划的稳定性不仅使组织部门及组织成员避免损失,还能增强组织部门及组织成员的信心。计划具有稳定性并不意味计划是一劳永逸不用修改的,而是应随组织内外环境的变化做灵活恰当的调整。

5.普遍性 计划是全体管理人员的基本职能之一,计划工作涉及组织的每一位管理者及成员。为了实现组织目标,使组织工作顺利进行,从高层管理者到基层人员都要制订计划、完成计划工作。此外,管理的其他四项职能,即组织、指挥、协调、控制,都是在计划职能的前提下开展工作的。

二、计划的种类及形式

(一)计划的种类

1.按计划的规模分类 其主要可分为战略计划、战术计划两种类型。

(1)战略计划:这是指决定整个组织的目标和发展方向的计划。战略计划是对如何实现战略目标所进行的谋划,也是制订其他计划的依据。一般由高层管理者制订,时间跨度较大,对组织影响深远,涉及的职能范围较广。例如,中国护理事业发展规划、医院人才队伍建设规划等。

(2)战术计划:这是战略计划的实施计划,较战略计划更加具体。一般由中层管理者负责制订,通常按照组织的职能进行制订,涉及的范围是指定的职能领域,时间跨度较短。例如,病区护理业务学习计划、专科护士培养计划等。

2.按计划的时间分类 其主要可分为长期计划、中期计划和短期计划三种类型。

(1)长期计划:一般指 5 年以上的计划,是建立在对未来发展趋势的一定预测、评估论证的基础上,规定了组织各个部门在较长时期内从事某种活动应达到的目标和要求,制定了组织长期发展方向、方针和蓝图。其由高层管理者制订,对组织具有一定的战略性、纲领性和指导性意义,如《全国护理事业发展规划(2021—2025 年)》。

(2)中期计划:一般介于长期和短期计划之间,根据组织总体目标的完成要求进行制订,衔接短期计划和长期计划,如《新入职护士培训大纲》规定的培训时间为 24 个月。

(3)短期计划:一般指 1 年或 1 年以内的计划,是具体工作部署、活动安排和应达到的要求,为各组织成员在近期内的行动提供了依据,具有战术性特点,如护士年度个人计划。

3.按计划的约束程度分类 其主要可分为指令性计划和指导性计划两种类型。

(1)指令性计划:这是由主管部门制订,以指令的形式下达给执行单位,要求严格按照计划的方法和步骤执行,具有强制性的计划。指令性计划易于执行、考核及控制,但缺少灵活性,如护理部年度绩效考核计划。

(2)指导性计划:由上级主管部门下达给执行单位,按照计划完成任务、目标和指标,对完成计划的具体方法不作强制性规定,如《关于促进护理服务业改革与发展的指导意见》等。

(二)计划的形式

从计划种类中可知,计划包含了组织将来行动的目标和方式,因此,计划的内容涉及广泛,存在形式多种多样。美国管理学家哈罗德·孔茨和海因·韦里克从抽象到具体,把计划划分为目的或使命、目标、战略、政策、程序、规则、方案或规划、预算等。

1.目的或使命　它指明一定的组织机构在社会上应发挥的作用、所处的地位,是社会赋予一个组织机构的基本职能,决定了组织间的区别。目的或使命使一个组织的活动具有意义,如世界卫生组织提出护士的职责任务是"保持健康、预防疾病、减轻痛苦、促进健康"。

2.目标　目标是在抽象和原则化的目的或使命基础上,进一步具体化、可测量的成果。目标不仅是计划工作的终点,也是组织全体成员共同努力所要达到的结果,目标必须具体、可测量和可评价。例如,本年度的护理质量目标是全院护士护理技术考核合格率≥95%、患者健康教育落实率100%。

3.战略　战略是为了实现组织总目标而采取的行动和利用资源的总计划,指出工作的重点和顺序,以及人力、物力、财力、时间、信息等资源的分配原则,是实现目标的指导和行动方针。例如,为了应对老龄化社会的养老难题,《中国护理事业发展规划(2016—2020年)》中提出了大力推进老年护理,把老年护理服务列为重大工程项目。

4.政策　政策是组织为了达到目标而制订的一种限制活动范围的计划,具体规定了组织成员行动的方向和界限。政策一般比较稳定,由组织高层管理者确定。政策能帮助组织事先决定问题的处理方法,比目标更加具体,操作性更强,如医院护士休假政策、绩效考核政策等。

5.程序　程序是根据时间顺序确定的一系列互相关联的活动,它详细列出处理问题的例行办法、步骤,是执行政策的具体实施方法。组织中每个部门都有程序,越到基层组织,程序数量越多,越具体化。例如,完成护理计划的过程,就是运用护理程序,详细规定护理工作中处理问题的方法和步骤。

6.规则　规则是根据具体情况对是否采取某种特定行为所作出的规定。规则通常是最简单形式的计划。它详细、明确地阐明行动要求,约束和管理执行者的行为,起到行动的指导作用,成为员工实现目标而遵守的行为规范,如各类规章制度、技术操作规则、护理常规等。

7.方案或规划　方案或规划是一个综合的计划,包括目标、政策、程序、规则、任务分配、步骤、资源分配以及为完成既定行动方案所需的其他因素。通常情况下,一个主要方案或规划可能需要很多派生计划或支持计划。例如,护理部制订全院的护士分层培养方案中,不同职称、岗位的护士应制订不同的培养方案,包括培训目标、培训方法、时间安排、经费支持、政策规定等。

8.预算　预算是一份用数字表示预期结果的计划。预算是对计划实施的支持和保障,通过预算起到控制和指导工作的作用,使计划更加精准和科学,如护理部关于科研经费的预算。

三、计划的步骤及应用

(一)计划的步骤

计划是管理的基本职能,根据社会需要以及组织自身能力,通过计划确定组织在一定时期内的奋斗目标,有效地利用组织的人力、物力、财力等资源,协调安排好组织的各项活动,以取得最佳的经济效益和社会效益。计划是一种连续不断的程序,经过此程序,组织可预测其发展方向,建立目标并采取适宜行动方案以达到组织目标。计划的步骤分为七个阶段。

1.分析形势 计划工作的第一步是对组织现存形势进行分析评估,可以采用SWOT分析法。S(strength)指组织内部的优势;W(weakness)指组织内部的劣势;O(opportunity)指来源于组织外部可能存在的机遇;T(threats)指来源于组织外部可能的威胁或不利影响。通过分析评估组织现存形势和资源,外部条件和内部条件,组织自身优势和劣势等,预测未来可能出现的变化,认识到组织发展的机会,组织利用机会的能力,以及不确定因素对组织可能发生的影响等,由此作出科学决策。

2.确定计划目标 在认识机会的基础上,为整个组织、所属的下级单位及个人确定目标。计划的主要任务就是将组织目标进行层层分解,以便落实到各个部门、各个活动环节,形成组织的目标结构,为组织整体、各部门和各成员指明方向,通过目标进行层层控制,作为标准可用来衡量实际的绩效。

3.拟订备选方案 综合多种因素集思广益,运用创造性思维从不同角度出发,拟订几个高质量的备选方案,要体现方案的合理性、适宜性和创新性。方案不是越多越好,对可供选择方案的数量应加以限制,以便集中主要精力在可行性方案论证上。拟订备选方案应考虑方案与组织目标的相关性、可预测的投入和效益之比、可接受程度、时间因素等。

4.比较备选方案 认真考察、论证、综合评价每一个方案,包括方案的可靠性、科学性、可行性、经费预算合理性、效益显著性等。评估可供选择的方案要注意考虑到每一个计划的制约因素和隐患;要用总体的效益观点来衡量计划;既要考虑可量化的因素,又要考虑到无形的定性因素;动态地考察计划的效果,特别注意潜在的、间接的损失。

5.选定最优方案 选择方案是最重要的抉择阶段。备选方案根据上述步骤的分析、比较及优先次序的排列后,结合组织、部门或成员的实际情况和可以完成的具体条件,选择出最优的计划方案。

6.制订辅助计划 方案选定后,还需要制订辅助计划来帮助总计划的落实。辅助计划是以总计划为核心编制的分计划,要清楚地确定和描述分计划,确保有效执行并达到预期总计划。例如,医院引进一项新技术,相应的辅助计划包括采购计划、设备安装计划、设备维修计划、人员培训计划等。

7.编制预算 编制预算实质是对组织资源的分配计划,包括人员、经费、物资、时间等方面的内容。在确定计划后,最后一步就是把计划转变成预算的形式,使计划数字化。编制预算,一方面是为了计划的指标体系更加明确,另一方面是使组织更易于对计划执行进行控制,也成为衡量计划完成进度的重要标准。

(二)计划的应用

计划在护理工作中应用广泛,围绕护理管理的工作重点,计划的制订主要涉及以下几个方面:

1.护理发展战略规划　这主要指决定整个组织的目标和发展方向的计划,通过预测组织生存发展的外部环境发展而制订。面对国家医疗卫生体制改革等一系列内外环境的变化,社会对医疗护理服务日益增长的需求,护理管理者必须顺应时代发展,预测护理发展趋势,提升护理战略规划能力,做到未雨绸缪。国家卫生健康委每 5 年制订一次护理发展规划纲要,医院护理部应根据上级主管部门的规划要求,结合医院的实际情况,制订适合护理自身发展需求的规划,确定发展战略,明确目标任务,指明护理团队努力方向。

2.护理行政管理计划　这主要指促进护理组织高效有序运转的行政统筹规划,围绕组织管理、物资管理、人力管理、经济管理等方面制订。临床常用的有护理部年度工作计划、病区护理部年度工作计划、病区护理人力资源调配方案、护士绩效考评、奖惩计划、护理设备采购计划等。护理部主任制订本院护理发展规划,各病区护士长制订相应实施计划,护士落实具体方案,各层级护士各负其责、共同协作,以实现全院的护理发展目标。

3.护理业务计划　这主要指针对护理服务目标制订的质量提升计划,围绕保障患者安全、提高护理专业能力、护理服务质量、职业防护意识等方面制订。例如,护理服务行动改善计划、优质护理服务计划、降低不良事件发生率计划、护理质量控制计划、应急突发事件及风险应对方案、锐器伤防护培训计划等。护理业务计划将针对护理活动中存在的薄弱环节,持续质量改进,以保证护理服务质量,提高工作效率,满足社会健康服务需求。

4.护理教育计划　这主要指针对护理人才培养目标制订的教育教学进度安排,围绕培养对象、培养目标、培养内容、培养时间、培养方式等要素制订。临床常用的有年轻护士规范化培训计划、护士分层培养计划、专科护士培养计划、护士进修计划、护理管理人才培养计划等。由于护理人才成长周期较长,教育计划可根据不同的培养对象、培养目标制订相应的中长期规划、短期计划,形成不同的培养方案。

5.护理科研计划　这主要指为了提高护理科研水平而进行的人、财、物统筹管理规划,围绕护理科研目标、科研进度安排、科研经费分配、预期科研成果、支持保障措施等方面制订。例如,护理学科建设规划、护理科研基金申报计划、重点专科经费使用计划等。由于科研水平提升是一个缓慢的过程,科研探索存在着不确定性,所以科研计划制订需要有一定的弹性。

第二节　目标管理

一、目标管理的概念

目标管理是一种管理思想,也是一种管理方法。目标管理是由管理者和被管理者共同参与目标制订,在工作中由员工实现并努力完成工作目标的管理方法。目标管理就是组织内管理人员与下属在具体和特定的目标上达成协议,并完成书面文件,定期以共同制订的目标为依据来检查和评价目标执行情况的过程。

二、目标管理的特点

1.强调管理者和被管理者共同参与 传统管理中的目标是由上级管理者制订,再指派给下属,由于沟通渠道通常有人为因素的影响,容易造成下属对目标及努力方向不够清楚,直接影响组织绩效。而目标管理是由上、下级共同参与制订目标及目标的衡量方法。每个部门中各个成员明确自己的任务、方向、考评方式,相互配合共同完成组织目标。根据组织的总目标制订部门目标,每名职工根据本部门的目标和个人职责制订个人目标,形成目标连锁。

2.强调自我管理 目标管理强调组织中各单位、个人确立自己的目标,并相信人一旦接受了目标,就能通过成员自主管理和自我控制实现规定目标,而不是按上级硬性规定的程序和方法行动。这种工作过程的自我管理可提高员工的工作积极性、创造性和责任感,充分发挥每个员工的潜能。

3.强调自我评价 在执行目标管理的过程中,各层管理人员定期评价目标的进展情况,并反馈给个人,由个人来自检、自查、自我评价执行过程中的优点和成绩、缺点和错误,并调整自己的行动,更好地发挥自身作用。

4.强调整体性 管理目标管理将组织的总目标逐层分解落实。每一部门和每一成员各自的分目标以总目标为导向,方向一致,使员工明确各自工作目标与总目标的关系,通过相互合作、共同努力完成总目标。

5.强调目标特定性 目标特定性是指下级目标与上级目标的一致性。由于下级与上级共同参与将组织目标转换为具体可行、可测评的部门或个人目标的过程,使目标具有特定性,有利于员工的自检和自查,有利于上级的评价,也促进了上、下级的合作和关系的协调,以共同达到组织的总目标。

三、目标管理的基本过程

1.制订目标体系 制订一套完整的目标体系是实施目标管理的第一步,同时也是最重要的一步。目标设置合理、明确,后阶段具体过程的管理评价就会客观有效。这个阶段可分为以下四个步骤。

(1)高阶层管理者制订总体目标:包括确定组织中关键的方面,并决定衡量成效的实现标准和考核评价的方法。这个总体目标由管理者根据组织的长远计划和客观条件,与下级充分讨论研究后制订出来。

(2)审议组织结构和职责分工:目标管理要求每一个目标和分目标都要成为落实到个人的确切责任,因此在制订总体目标之后,需要重新审查现有组织结构,根据目标要求明确职责分工。

(3)制订下级目标和个人目标:在总体目标的指导下制订下级目标和个人目标,分目标的制订要保证有利于总目标的实现。

(4)协议授权,形成目标责任:上级和下级就实现各目标所需要的条件及实现目标后的奖惩事宜达成协议,并授予下级以相应的支配人、财、物及对外联络等权力。双方意见一致后,由下级写成书面协议。形成目标责任步骤包含多次协商,以及正式或非正式的沟通。

2.组织实施　组织实施是目标执行和实施的具体过程。目标管理强调执行者自主、自治、自觉和自行解决实现目标,但不等于达成协议后领导可以放手不管。相反,由于形成了目标体系,管理者应对目标实施过程进行定期指导、检查。检查方法是自下而上,由下级主动提出问题和报告,管理者主要是提供咨询、协助、支持、提供良好的工作环境和信息情报,为目标的顺利实现提供支持。上、下级要定期检查双方协议的执行情况。

3.检查评价　这也是目标考评阶段,在达到预定的期限之后,要及时进行检查和评价。其过程可采取以下程序。

(1)自查:目标实施者自我检查目标的完成情况,自我评价所达到的成绩。

(2)商谈:由上级检查,并对自查的结果提出看法,通过面对面的商讨形式,为再次制订更高目标提供依据。

(3)评价:上级领导与自检者商谈后,通过预先制订评价和奖惩协议进行评价,如工资及职务的提升和降免、物质奖励等,总结经验教训,提出存在的问题。

(4)再制订:评价后讨论制订下一轮的目标,开始新的循环。在检查评价阶段,新资料、信息、资源的输入,应随时提供给下属。如果目标没有完成,上级在评价中应主动承担必要的责任,并启发下级自检,以维持相互信任的气氛,为下一个循环打好基础。

在目标管理的全过程中,要始终坚持以目标为中心,通过确定目标统一思想认识,强化整体观念,协调处理各部门的关系,保证目标的顺利实现。

四、目标管理的必要性

1.调动各级人员的积极性和创造性　目标管理可以使管理者适当地分权给下属,使下属获得锻炼管理能力的机会和分担组织成败的责任心。目标管理有助于改进组织结构和职责分工,提高各个层次的工作效率。由于管理者与下属共同设定目标,又可以使每名员工自觉朝着组织的整体目标努力,充分发挥每个人的内在潜力、积极性和创造性。

2.有利于责任与利益的统一　目标管理根据设立的目标给予相应的责任,并根据最终的目标完成情况给予相应的利益报酬,有利于责任与利益的统一。

3.目标管理有利于组织目标的完成　目标管理由于责任、任务明确,是以最终的结果为奖惩依据,有利于员工重视成果,从而有利于组织目标的实现。

4.提高管理效益　目标管理需要管理人员考虑实施目标的人力、物力、财力等资源的合理分配,整体考虑实施过程中出现的问题,可以提高管理的协调性和科学性。明确各级人员的职责和任务,上级与下属之间对目标进行具体化的、操作性的协商和讨论后,可清楚地划分上、中、下层领导的职责范围和工作呈报关系,提高了管理效率。

5.提高生产力　员工自行制订目标比被迫遵循目标更具工作动力。目标管理是一套科学周密的管理方法,通过目标体系实现对目标的分解,而目标分解要求各子目标相互支持,如此循环紧扣,把各方面的力量、积极性以及可能采取的措施都汇集起来,从而提高了生产力。

6.激发员工自觉性　目标管理可以调动员工的主动性、积极性,从而提高了士气。由于目标是经过协商的,使员工明确了自己的工作在整体工作中的地位和作用。管理者对员工授权,并给予相应的支持,激发了员工的工作自觉性。目标管理对组织和个人的评价指标是目标的达到程度,通过目标实现和奖励,将个人利益和组织利益紧密联系在一起,这种评价比较公正、客观。

7.有利于控制　目标管理使考核目标明确,并作为管理者监督控制的标准。在目标管理中,定期的检查、督促、反馈、小结,可及时发现工作中的偏差,并给予纠正和调整,做到有效控制。上级管理者在指导下属确定问题、收集资料、衡量优先次序、选定目标、拟订行动计划以及评价结果的过程中,可正确评价员工的知识和态度,员工也可得到较公正的考核。

五、目标管理的局限性

1.目标的预先制订有难度　由于一切是以目标为依据,因此,制订合适的目标就成为决定目标管理成败或者说管理成效的关键点。对那些技术上具有可分性的工作,目标可以清楚地划分,然而由于某些目标难以具体化和定量化(例如责任心),或由于下级对整体目标与个人目标的关系尚未厘清,或由于缺乏上级的指引,特别是由于组织在结构上、制度上以及职权上存在问题,使目标的制订有一定难度,目标管理就难以实施。

2.目标管理可能会限制管理者管理能力的发挥　目标管理注重对短期可见性问题的处理,而忽略了培养管理者对应急事件的应变能力、压力处理能力和组织间协作的能力。

3.目标管理缺乏灵活性　弹性目标是预先设立的,当环境条件改变时,目标的完成就会受到影响。而目标管理中一切奖惩都以目标为依据,对环境的影响考虑较少。因此,这种管理方法在环境变化较大的情况下,缺乏必要的弹性。此外,目标管理在制订目标后,不宜过多更改,否则会导致目标前后上下的不一致,造成连锁性的工作困难。

4.目标管理常忽视成本估计　费时费力目标的商定很费时间,需要管理者和员工之间的多次反复、双向沟通、协商讨论等,因此需要花费较多的人力成本和时间。另外,目标管理时,由于每个单位、个人都关注自身的目标,很可能因此忽略了相互协作,滋长了本位主义、急功近利的思想。

第三节　时间管理

一、时间管理的概念和意义

1.时间管理的概念

时间管理是指在同样的时间消耗情况下,为提高时间的利用率和有效率而进行的一系列活动。它包括对时间进行的计划和分配,以保证重要工作的顺利完成,并留有足够的余地处理突发事件或紧急变化。

2.时间管理的意义

(1)提高工作效率,防止工作拖延:时间客观地存在于每个人的世界中,通过研究时间消耗的规律,深刻认识时间的特征,并在实践中探索科学安排和合理使用时间的方法,可以提高工作效率,保证重要工作任务的如期完成。

(2)有效利用时间,有序地处理问题:时间管理可使管理者自行控制时间而不被时间控制,控制自己的工作而不被工作左右,从而对时间资源进行合理分配。管理者如果能有效管理时间,就可以最小的资源投入获得最大的效益,做到事半功倍。护理管理人员常因为琐碎的管理事务而不能有效控制时间,以至于常有劳而无功的感觉。学会科学管理时间,帮助管理者在有限的工作时间内进行合理安排,可以保证最重要的工作得到及时落实,并有充分的时间处理其他问题,提高时间的使用效率。

(3)激励员工的成就感、事业心:时间管理是面对有限时间的自我管理,也是实现个人价值对社会贡献和成就的需要。有效利用时间可以使员工在有限的时间内获得更多的成功和业绩,从而激发成就感和事业心,满足自我实现的需要,进一步调动员工的工作积极性,将更多的精力投入到工作中。

二、时间管理的基本程序

1.评估时间的利用情况　了解自己工作时间的具体使用情况是有效时间管理的第一步。首先是评估时间是如何消耗的,管理者可准备一本日志或记事本,按时间顺序记录一个工作日内所从事的活动及花费的时间,将活动分成几大类,评估时间是如何消耗的。这样可以让管理者了解花在每一项活动上的时间有多少,并分析各项活动使用时间的多少及时间分配与事件重要程度的符合程度。其次是了解有否浪费时间,并分析浪费时间的内外因素。最后,还应评估个人每日精神状况最佳与最差时段,以便根据个人生物钟安排工作内容。

2.制订时间管理计划　首先是建立组织和个人的目标与方针,然后按重要程度对目标进行排序,确定重点、优先应做的事情;其次,列出实际目标所需进行的活动并将其排序;再次,选择克服浪费时间的策略;最后,将时间适当地规划并订出具体时间表。

3.实施时间管理计划　按照具体时间表开展工作,要严格执行事先制订的时间表,每做完一件事,就要看下面一件事是什么,有多少时间来处理,并尽可能按时完成。如果不能按时完成,就要重新评价其重要性和紧迫性,并据此修改工作时间表。

4.回顾和总结　工作结束之后,要回顾时间的运用情况,总结经验教训,不断提高工作效率,指导以后的工作。

三、时间管理的方法

1.ABC时间管理法　这是由美国的企业管理顾问莱金提出的方法。莱金建议为了有效管理及利用时间,每个人都需要将自己的目标分为三个阶段,即今后5年内欲达到的目标(长期目标),今后半年内欲达到的目标(中期目标),以及现阶段欲达到的目标(短期目标),并根据工作目标列出主要工作内容;然后将各个工作目标下的工作内容分为 ABC 三个等级,A 级为最优先、最重要的(必须完成的)工作,B 级为较重要的(很想完成的)工作,C 级为不重要的(可暂时搁置的)工作。使用 ABC 时间管理法,可以帮助管理者对紧急、重要的工作立即作出判断,提出处置措施,提高工作效率(见表 4-1)。

表 4-1　ABC 工作分类表

分级	工作项目时间预分配实际完成时间
A	(1)
	(2)
	……
B	(1)
	(2)
	……
C	(1)
	(2)
	……

(1)ABC 时间管理法的核心:运用 ABC 时间管理法的核心是抓住关键因素,以解决主要矛盾,保证重点工作,兼顾一般,有效利用时间,提高工作效率。

(2)ABC 时间管理的步骤:①列清单:从每天工作开始列出全天与自己的工作有关的工作日清单。②工作分类:对清单上的工作进行归类,对常规工作按程序办理。③工作排序:根据工作的特征、重要程度以及紧急程度确定 ABC 顺序。④划出分类表:按ABC 类别分配工作项目、完成工作预计的时间安排以及实际完成的时间记录。⑤实施:首先全力投入 A 类工作,直到完成,取得效果再转入 B 类工作,若有人催问 C 类工作时,可将其纳入 B 类,大胆减少 C 类工作,以避免浪费时间。⑥记录:记录完成每一件工作实际消耗的时间,填入分类表。⑦总结:每日进行自我训练,并不断总结评价,提高时间管理效率。

2.拟订时间进度表法　管理人员在时间控制上所遇到的问题是一些活动或任务的范围、深度、广度难以精确掌握,护理管理者在时间控制上尤为困难,常常被一些突发的事情打断工作。因此,对护理管理者来说,拟订尽可能详细的时间进度表非常重要。时间进度表应突出关键性工作,力求详细,尽可能地把将来发生的情况安排到计划之中并留有余地,以防出现意外事件时束手无策。

3.时间管理统计法　时间管理统计法的目的是对时间进行记录和总结,并可分析浪费的原因。评价时间的应用情况以采取适当的措施节约时间。在记录时间时应注意真实性和准确性,并做到及时,以达到时间管理的目的。记录的方法可利用台历或效率手册记录表。

4.确定优先工作的方法 根据时间管理的原理,管理者要达到良好的工作努力/工作效益比率,则必须优先处理最有价值、最紧急的任务。将每日的工作列出先后次序,然后根据先后次序安排时间,工作时要精神集中,全身心地投入到工作中去,避免各种干扰,从最重要的工作做起,以此类推。一件事情完成以前,不要开始做另一件事情,以免再回到前一件事情时,必须花费时间及精力重新进入工作状态。同时,建立时间管理系统,使用先进的管理方法及各种现代化办公设备,如计算机、复印机、电话、传真、电子邮箱等。

5.授权 授权就是在不影响自己工作责任的情况下,将自己的责任委派给他人,并授予必要的权力。护理管理者可通过适当授权使自己的工作时间更加有价值,同时也为下属的锻炼成长提供了机会。不懂得授权的管理者不是一个合格的管理者。管理者计划授权的工作内容包括该项工作要分配给何人,如何使这些下属有权力和动力做好所授予的工作。

授权应该是一种法定合约行为,管理者和下属都应该了解和同意授权行为以及附加的条件。在授权他人时,应注意三点。①管理者应赋予下属一些特定的权力,并以书面通知的形式向其他相关人员说明该员工已获授权。为了执行工作的方便,可以运用必要的资源、接受必要的指示、实施必要的管理、提出必要的报告等。②选择恰当的人员进行授权:管理者必须根据任务要求了解下属的能力,对恰当的人员进行授权。③对下属的工作负责:即使授权他人,管理者最终还是要对工作结果负责。因此,管理者必须与下属讲清楚工作质量要求和工作标准。

6.学会拒绝艺术 护理管理者应学会拒绝艺术,善于并敢于说"不"。每个人的时间都是均等固定的,管理者也不例外。因此,面临各项工作,管理者要有所取舍,做到有所为,有所不为。许多情况下,管理者很难拒绝同事的一个合理的请求,类似事件在不经意间会占用管理者大量时间。在三种情况下,管理者应该合理拒绝:①承担不属于自己工作范围的责任。②当请求的事项是自身感到很无聊或不感兴趣时。③承担该请求后会阻碍个人做另一件更吸引人且有益于自己的工作时。为了避免内疚以及预防因拒绝同事的请求而人缘尽失的后果,管理者一定要学会如何巧妙而果断地说"不",最好不要解释为什么"不要",因为对方会将这些解释作为条件性的拒绝,而会想出理由来反驳。拒绝时要注意时间、地点及场合,避免伤害他人。

7.养成良好的工作习惯,避免浪费时间的主、客观因素 护理管理者要处理的问题往往是千头万绪,因此在日常工作中应该养成确定工作目标和制订工作计划的习惯,以节约时间和提高工作效率。①减少电话的干扰:打电话要尽量抓住要点,电话边上放置纸、笔,便于记录重要事项;避免打社交性的电话,以减少不必要的干扰。②在办公室以外的走廊或过道谈话,以节约时间。如谈话内容重要,再请到办公室细谈。③控制谈话时间:如交谈中察觉内容不重要,可站起来,或看看表,或向门口走去,或礼貌地直接解释手中正在处理一件紧急文件,表示谈话可以结束。④鼓励预约谈话:对护理人员可安排在每日工作不忙的下午时间段进行会谈。⑤对护理有关档案资料要进行分档管理,按重要程度或使用频繁程度而分类放置,并及时处理、阅读,抓住要领。⑥减少会议,缩短会议时间,并提高会议效果,准时开始,做到不开无准备的会议,不开无主题的会议。

四、时间管理的策略

1.确认个人最佳工作时间段并充分利用 充分认识个人最佳工作时间段是提高工作成效的基础。根据人的生物钟学说,人在每日、每周、每月、每年都有身体功能的周期性,应充分了解自己精力最旺盛和处于低潮的时间段,然后依个人内在生物时钟来安排工作内容。充分利用时间管理,在自己感觉精神体力最好的时间段里,安排从事需集中精神及创造性的管理活动;而在精神体力较差的时段中,从事一些团体活动及人际交往活动等,以通过人际关系中的互动作用,提高时间利用率。

2.做出合理的时间安排和达到目标的计划 对自己时间的使用要有一定的标准,并根据标准进行时间的预分配。花费一定的时间规划自己的行动,对自己实际的时间支出要按标准进行控制。

3.评估浪费时间的因素并分析原因 浪费时间是指所花费的时间对实现组织和个人目标毫无意义的现象。评价浪费的时间是时间管理的反馈,以便有针对性地克服。浪费时间的评价分析是时间管理的重要一环。造成时间浪费的原因有客观因素和主观因素两个方面,常见主要原因见表4-2。

表4-2 浪费时间的主要原因

主观因素	客观因素
工作松懈、拖拉	意外的电话或来访
工作日程计划不周或无计划	计划内或计划外的会议过多
未制订明确目标和优先次序	无效或不必要的社交应酬过多
工作目标不当或不足	信息不够丰富,不足或失真
授权不足	沟通不良或反复澄清误会
不善于拒绝非本职工作	缺乏反馈
处理问题犹豫不决,缺乏果断性	合作者能力欠缺,浪费更多的时间解释、指导
缺乏决策力	意外事件多
文件、物品管理无序	政策、程序要求不清晰
无计划地随时接待来访者	文书工作过多、手续繁杂

4.保持时间利用的相对连续性和弹性 管理者要集中使用时间。据心理学家研究,当人们做一件事或思考一个问题时,最好能连续完成,不要间断。为防止琐碎事务干扰,可采用集中办理琐事的方法,并安排在精神体力较差的时间段。在计划时间时要有余地,以充分应对意外事件的发生,提高时间利用的效率。

第四节　决　策

一、决策概述

(一)决策的概念

决策(decision making)是组织为了达到某一目标、目的,在众多方案中选择一个最优方案或策略,并加以实施的过程。决策包含两层含义:第一,决策是一种自觉的有目标的活动;第二,决策必然伴随着某种行动,是决策者与外部环境、内部条件进行某种交互作用的过程。

(二)决策的特点

1.目标性　决策是为达到一定的预期目标或实现某种目的而作出的各种选择和决定。只有目标明确,对决策所涉及的方案进行拟订、选择、实施及控制才有检测的依据和标准。

2.动态性　决策目标的制订以过去的个人经验和当前的组织状况为基础,决策的实施将使组织步入不断变化的未来。在此过程中,决策者需要根据动态变化的内外环境灵活调整决策方案,以更好地利用机会解决问题,实现组织目标。

3.可行性　组织的任何活动都需要人力、财力、物力和技术条件等资源的支持。因此,决策方案的拟订和选择,要注意实施条件的限制,采取的行动必须具有可行性。

4.选择性　决策者对未来的认识是不全面的,对未来状况的预测与实际状况可能存在偏差;决策者的偏好不同,对决策方案的理解和要求也不同。因此,根据目前的认识确定未来行动总是有一定风险,即各行动方案在未来的实施结果通常是不确定的,决策者只能根据已知的全部条件,加上主观判断,作出相对满意的选择。

二、决策的影响因素

(一)环境

组织的任何决策都是在特定环境下进行的,而环境总是处于动态变化中。环境的变化常常对组织的决策产生重要影响,表现在两个方面:

1.环境特点影响组织活动的选择　决策者在进行决策时,要对环境因素有充分认识,不脱离实际环境和组织的自身特点。例如三甲医院和基层医院,在办院理念、科室建制、功能设置、仪器设备配置等决策上,要充分考虑医院等级、就医患者的群体特点等因素,作出差异性决策。

2.对环境的习惯反应模式影响组织活动的选择　即使在相同的环境背景下,不同的组织可能做出不同的反应。这种调整组织与环境之间关系的模式一旦形成,就会趋向稳固,限制决策者对行动方案的选择。例如,绝大多数医院开展的护士在职培训模式,通常分为护理理论讲座和护理技能培训,且长期循环往复,与决策者的思维定式和习惯反应有关。其实,决策者可以尝试改革创新,如某医院护理部将人文素质培育和情景体验反思纳入在职培训计划,丰富和拓展了在职教育内涵。

(二)过去的决策

大多数情况下,组织管理者不是在一张白纸上进行决策,而是在考虑已有决策对现在及未来的影响并对其完善的基础上进行决策。过去的决策是目前决策的起点。此外,过去已有决策对目前决策的制约程度还受到它们与现任决策者关系的影响。如果过去的决策是由现在的决策者制定的,那么决策者通常要对自己的选择及其后果负管理上的责任,因此决策者常不愿对组织活动进行重大调整,而倾向于仍把大部分资源投入到过去方案的执行中,以证明自己正确。相反,如果现在的主要决策者与组织过去的重要决策没有很深的渊源关系,则更易于接受重大决策的改变。

(三)组织文化

一个组织在长期活动过程中所形成的文化,能够在很大程度上决定并制约着组织及其成员的行为方式,是影响决策的重要因素之一。在决策层次上,组织文化通过影响人们对组织的态度而发挥作用。任何决策的制定,都是对过去决策的完善、调整或改革;任何决策的实施,都会给组织带来某种程度的变化。组织成员对这种可能产生的变化会具有抵触或欢迎两种截然不同的态度。在具有开拓、创新气氛的组织文化中,人们总是以发展的眼光来分析决策的合理性,总是希望在可能产生的变化中获得什么,因此渴望和支持变化。相反,在偏向保守、怀旧的组织文化中,人们总是根据过去的标准来权衡现在的决策,总是担心在变化中会失去什么,从而对将要发生的变化产生怀疑、害怕和抵触的心理与行为。显然,支持变化的护理组织文化有利于新决策的实施,而抵触变化的护理组织文化则可能给新决策的实施设置障碍。因此,为了有效实施新的决策,需要首先改变护理组织成员的态度,建立一种团结、和谐、勇于创新的护理组织文化。

(四)决策者的个人因素

决策者在组织决策活动中起决定性作用,决策者的个人能力是决策成败的关键。

1.知识和能力　优秀的决策者应该是复合型人才,具有良好的洞察力、统筹力、决策力、执行力和应变力等。一个知识渊博、富有战略眼光的决策者,往往会作出高质量的决策;一个领导能力强、民主作风好的决策者能够集思广益,发动更多的人参与决策,拟订更加合理的方案,提高决策质量。

2.对风险的态度　预测未来状况与未来实际情况不可能完全相符,因此在决策指导下的活动,都具有一定程度的风险,而组织及其决策者对待风险的不同态度会影响决策方案的选择。按照决策者对风险态度的不同,可将决策者分为风险偏好、风险中立和风险厌恶三种类型。风险偏好型的决策者倾向于采取更为大胆激进、富有进攻性的决策;

风险中立型的决策者既不回避风险,也不主动追求风险,采取决策的标准是实现组织的预期目标;而风险厌恶型的决策者则更愿意采取保守稳妥的决策方式,并常常倾向于沿用过去的决策。

3.伦理观念　战略决策的思考主体是人,而每个人在对决策的外部环境、使命目标、自身实力等作出判断选择时,都会自觉或不自觉地受其伦理观念的影响。决策时应重视社会伦理要求,考虑选择的行为活动对组织或他人可能造成的影响。

（五）时间

任何具有时效性的决策,都面临决策速度和质量之间的权衡。需要迅速而准确完成的决策,称为时间敏感型决策(time-sensitive decision)。抢救患者时医护人员的决策多属于此类型。例如当突发地震时,遇到大批伤者且资源有限,必须首先进行检伤分类,优先救治病情危重但有存活希望的伤员,但只做简单可稳定伤情的紧急处理,确保不过多消耗资源,以此提高灾害救援效率。此时,决策对速度的要求远甚于质量。需要人们充分利用已有知识,作出尽可能正确的决策称为知识敏感型决策(knowledge-sensitive decision)。知识敏感型决策的效果取决于决策质量,而非决策的速度。例如某医院护理部进行五年护理发展规划时,应充分利用知识、信息,分析医院护理目标和任务、护理人力资源、现有护理质量水平等,制订出合理的发展规划。

三、决策的方法

（一）群体决策

1.群体决策的概念　群体决策是组织整体或部分对未来一定时期的活动所做的选择或调整。组织中,最主要的、非常规的决策往往由群体制订。现代组织非常强调团队合作,特别是复杂、重大的决策问题,都需要群体决策。在医院护理管理中常会面临许多决策,如护理管理者的人事安排、护士的培训等均需群体决策。

2.群体决策与个体决策的关系　群体决策是由群体成员共同参与作出的决定,一部分人员负责完成信息收集、处理、分析、归纳与综合,另一部分人员则利用其知识、经验形成可行性方案,他们共同参与决策,发挥整体作用。个体决策又称为"经验决策",是指决策机构的主要领导成员通过个人决定的方式,按照个人的判断力、知识、经验和意志所作出的决策。群体决策和个人决策各具优缺点,两者都不能单独适用于所有情况,要坚持群体决策与个人决策相结合的原则。根据决策事务的轻重缓急,对具有战略性的、非程序化的、非确定性的、事关组织全局的决策等,应实行群体决策;对其他的决策应酌情选择个人决策或群体决策。

3.群体决策的过程

(1)确定决策目标:目标是一切决策的起点,没有目标的决策是盲目的决策。群体成员通过全面的调查研究,发现实际状况与预期状况之间的差距,找出问题并根据问题的性质和产生的原因来确定决策目标。

(2)选定方案:群体成员可通过头脑风暴法、德尔菲法、名义群体法等方法进行方案的拟订、分析和选择。在方案选定过程中,群体成员对决策问题享有平等的决策权,每个人都可自由充分、无拘无束地发表意见。群体成员选出最优方案时要注意决策结果与预期目标的关系、收益性与风险性的关系等,以使选出的方案符合全局性、适宜性和经济性等标准。

(3)方案实施及评价:群体成员选定方案后,要制定具体措施,并层层分解,落实到每个执行单位和个人。在决策实施后,群体成员要检验和评价实施效果,总结经验教训,以便为今后的决策提供信息和借鉴。

4.群体决策的效率 群体决策是实现群体目标的有效手段,运用群体决策有助于提高决策的效率。群体决策的效率取决于三方面:①群体成员在决策中所做努力的总和;②群体成员在相互作用时所产生的"集合效应";③群体活动中固有的"过程损失"。集合效应是正效应,是"过程获得",是群体决策的积极作用。过程损失是负效应,包括决策时所耗费的附加时间以及决策过程中某些成员不负责任的态度。提高群体决策的效能就必须提高集合效应,减少过程损失。

此外,决策的效率在很大程度上取决于决策任务的复杂程度。当所面临的任务较为复杂,要求综合许多领域的专业知识才能解决问题时,群体决策的效率会相应降低。

5.群体决策的方法

(1)头脑风暴法(brainstorming,BS):简称"BS法",又称"智力激励法""自由思考法",是美国创造学家亚历克斯·奥斯本(Alex Osborn)于1939年提出的。它是搜集人们对某一特定问题看法的一种方法。这种方法通常是将有兴趣解决某问题的人集合在一起,在完全不受约束的条件下,敞开思路,畅所欲言,目的在于产生新观念或激发创新设想。例如,召开临床护理安全调研会,选取一定数量、不同层次的临床一线护士、护士长、医师、后勤及设备代表,就临床护理安全改善和提高进行脑力激荡,以期获取更多心声和萌发更好的改进策略。头脑风暴法参加人数一般为5~10人,会议时间控制在1小时左右。采用头脑风暴法组织群体决策时,要集中相关人员召开专题会议,主持者以明确的方式向所有参与者阐明问题,说明会议规则,尽力创造融洽轻松的会议气氛。在会议过程中,主持者一般不发表意见,由参与者"自由"提出尽可能多的方案。

采用头脑风暴法进行决策应遵循的原则:①对各种意见、方案的评判必须放到最后阶段,此前对别人的建议不作任何评价,将相互讨论限制在最低限度内;②建议越多越好,在这个阶段,参与者要考虑自己的建议是否适当可行,想到什么就应该说出来;③鼓励每个人独立思考,广开思路;④补充和完善已有的建议,使其更具说服力。

头脑风暴法的所有参加者,都应具备较高的创新思维能力。在进行"头脑风暴"时,应尽可能提供一个有助于把注意力高度集中于所讨论问题的环境。有时某个人提出的设想,可能正是其他准备发言的人的设想,或者是对已提出设想的补充和综合。在集体讨论问题过程中,每提出一个新观念,都能引发他人的联想,经过"思维共振"产生一连串的新观念,为创造性地解决问题提供了更多的可能性。因此,头脑风暴法产生的结果,应当是专家成员集体创造的,是专家组宏观智能结构互相感染的总体效应。

实践经验表明,头脑风暴法可以排除折中方案,对讨论的问题通过客观、连续的分析,找到一组切实可行的方案,因而头脑风暴法在群体决策中得到了较广泛的应用。

(2)德尔菲法:其也称"专家调查法",是 20 世纪 40 年代由美国兰德公司首先研究出来的一种利用问题领域内的专家预测未来的方法。采用通信方式分别将所需解决的问题单独发送到各个专家,征询意见,再对意见进行回收、整理、归纳、统计和综合。随后将该综合意见和预测问题反馈给各专家,再次征询意见,再集中,再反馈,直至得到一致意见。例如在探讨医学人文课程设置时,研究者可通过文献研究法初筛课程,然后通过德尔菲法确定入选课程名称、类型(必修/选修)、授课方式、考核方式、学时数、学分数等内容,使之更具权威性。德尔菲法的一般程序如下:

1)确定调查题目,拟订调查提纲,准备向专家提供的资料。

2)组成专家小组,包括理论和实践等方面的专家,选择专家的人数一般以10～50 人为宜,但对一些重大问题的决策可选择 100 人以上。

3)向所有专家提出所要预测的问题及有关要求,并附上有关这个问题的所有背景材料由专家做书面答复。

4)将各位专家第一次判断意见进行汇总、分析,列出图表,或将各位专家的意见加以整理,请身份更高的其他专家加以评论,然后把这些意见再分送给各位专家,以便他们参考后修改自己的意见。

5)对修改意见进行收集和汇总,再次分发给各位专家,做第二次修改。收集意见和信息反馈一般要经过三四轮,直到获得专家较一致的意见为止。

6)对专家意见进行综合处理。

由此可见,德尔菲法具备以下三个特点:匿名性、有价值性、决策结果的统一性。同时,也存在如下缺点:难以避免部分专家的草率回答;专家组的评价主要依靠直观判断,缺乏严格的论证。

(3)名义群体法(nominal group technique,NGT):简称"NGT 法",又叫"名义群体技术""名义小组法"。小组的成员不在一起讨论、协商,因此小组只是名义上的。这种名义上的小组可以有效地激发个人的创造力和想象力。例如护理品管圈活动在进行主题选定、解析、对策拟订、检讨与改进环节就可用此种方法。具体方法如下:管理者先召集小组成员,把要解决问题的关键内容告诉他们,并请他们独立思考,要求每个人尽可能地把自己的备选方案和意见写下来,然后再按次序让他们逐一陈述自己的方案和意见。在此基础上,由小组成员对提出的全部备选方案进行投票,根据投票结果,赞成人数最多的备选方案即为所需要的方案。当然,管理者最后仍有权决定是否接受这一方案。

(4)电子会议法(electronic meeting):这是将名义群体法与尖端计算机技术相结合的一种最新的群体决策方法。例如企业召开的大型电子商务洽谈会议,或医院开展的多学科远程会诊等。

目前,电子会议法所需要的技术已经比较成熟,操作也比较简单。要求众多成员参加,每人桌子上主要工具就是计算机终端,也可用移动终端(如 iPad、手机等)。主办者将问题显示给决策参与者,决策参与者把自己对问题的看法打在计算机屏幕上。所有个人评论和票数统计都显示在屏幕上。

电子会议法的主要优点是匿名、可靠和快速,而且能够超越空间的限制。决策参与者可以以匿名的方式提出自己的方案,方案能如实地显示在大屏幕上。电子会议法消除了闲聊和讨论偏题,提高了决策效率。

(二)决策树

1.概述　每个决策都可能引出两个或多个事件,导致不同的结果,把这种决策分枝描绘成图形,很像一棵树的枝干,故称为决策树。决策树是以树在生长过程中的不断分枝来象征事件发生的各种可能性,并利用概率论的原理,以分枝和修剪来寻优进行决策。其主要特点是整个决策分析过程直观、简要、清晰,便于决策人员思考和集体讨论,因而是一种形象化的决策方法。

在利用决策树解决问题时,应从决策树末端起,从右向左,步步推进到决策树的始端。在向前推进的过程中,应计算每一阶段事件发生的期望值。为了对某一决策作出判断,必须对其可能出现的各种情况进行全面分析,包括不同状态下各种不同决策方案的收益大小和为此所要承担的风险。对决策树进行剪枝,删去最高期望值以外的其他所有分枝,最后步步推进到第一个决策节点,这时就找到了解决问题的最佳方案。

2.决策树分析步骤

(1)明确决策问题,确定备选方案:对要解决的问题应该有清楚的界定,列出所有可能的备选方案。

(2)绘制决策树图形:决策树由决策点、方案分枝、自然状态点、概率分枝和结果节点组成。

(3)明确各种结局可能出现的概率:如对某疾病的结局进行分析决策时,可以从文献中查找相关的概率,也可以从临床经验进行推测。所有这些概率都要在决策树上标示出来。在为每一个自然状态点发出的概率分值标记发生概率时,需注意各概率相加之和必须为1。

(4)对最终结局用适宜的效用值赋值:如对健康状况进行的效用值赋值,是指患者对健康状态偏好程度的测量,通常用数字 0~1 表示,一般最好的健康状态为 1,死亡为 0。

(5)计算每种备选方案的期望值:计算期望值的方法是从"树梢"向"树根"的方向进

行计算,将每个自然状态点所有的结局效用值与其发生概率分别相乘,其总和为该自然状态点的期望效用值。在每一个方案分枝中,各自然状态点的期望效用值分别与其发生概率相乘,其总和为该决策方案的期望效用值,选择期望值最高的备选方案为决策方案。

(6)应用敏感性试验对决策分析的结论进行测试:敏感分析的目的是测试决策分析结论的真实性。敏感分析要回答的问题是当概率及结局效用值等在合理的范围内变动时,决策分析的结论会不会改变。

3.决策树的应用　焦虑是最常见的负性情绪,是影响心理健康的重要因素之一。据文献报道,护士是发生焦虑的易感人群,其发生率为32%。假设医院护理部定期组织护士进行心理测试,那么护士焦虑的检出率可达到90%,但同时焦虑检出的假阳性率为5%。若护理部对已确定为焦虑状况的护士采用心理辅导、行为指导等相关干预措施后,有80%的护士焦虑可得到缓解,另有5%的护士焦虑症状加重。

4.优缺点分析　决策树是管理人员和决策分析人员经常采用的一种行之有效的决策工具。它具有下列优点:

(1)决策树列出了决策问题的全部可行方案和可能出现的各种自然状态,以及各可行方法在各种不同状态下的期望值。

(2)能直观地显示整个决策问题在时间和决策顺序上不同阶段的决策过程。

(3)应用于复杂的多阶段的决策时,阶段明显,层次清楚,便于决策机构集体研究,可以周密地思考各种因素,有利于作出正确的决策。

当然,决策树也不是十全十美的,它也有不足,如使用范围有限,无法适用于不能用数量表示的决策;对各种方案出现概率的确定时主观性较大,可能导致决策失误等。因此,综合应用多种决策方法做出良好的护理决策,是指引护理工作正确前行的明灯,是保障护理工作稳步发展的基石,可以减少护理工作过程中的资源浪费,提高工作效率,保证各项目标落实。

随着社会竞争的激烈和学科发展的需求,时代赋予护士更多使命,护理工作范畴越来越广泛,涉及临床、教学、科研等领域,为了更好地统筹各项工作,各级护理管理人员必须做好组织或个人的计划与决策工作,确保纷繁杂乱的护理工作有序运行,在顺利完成计划工作的同时,更好实现个人价值。

管理名言

凡事预则立,不预则废。

——《礼记·中庸》

知识拓展

目标管理的产生

目标管理（management by objectives，MBO）是在泰勒的科学管理理论的基础上，由美国管理专家彼得·德鲁克（Peter F. Drucker）于1954年在其名著《管理实践》中最先提出。第二次世界大战后，西方经济由恢复转向迅速发展，目标管理的运用大大调动了员工积极性，并提高了企业竞争力，在美国得到广泛应用，并很快为日本和西欧国家的企业所推崇，被公认为是一种加强计划管理的先进科学管理方法。

彼得·德鲁克认为，"企业的使命和任务，必须转化为目标"[①]，管理者应该通过目标对下级进行管理；当组织最高层管理者确定了组织目标后，必须对其进行有效分解，转变成各个部门以及各个人的分目标；管理者根据分目标的完成情况对下级进行考核、评价和奖惩。

知识拓展

第克泰特时间[②]

长期从事金融业务的犹太人习惯把上班后的一个小时定为"第克泰特时间"，在这段时间里，必须将昨天下班到今天上班之间接到的信函、传真、E-mail等全部回复，用电脑打好并发出，或者用电话回复。现在"第克泰特时间"这句话，在犹太人之间的言外之意是"谢绝会客"。犹太人之所以注重"第克泰特时间"，是因为在激烈的商战中，他们以"马上解决"作为工作的座右铭。在能力卓越的犹太人的办公桌上，看不见"未决文件"。犹太人在很大程度上避开了毫无意义的推杯换盏，代之以精练的工作语言和干练的工作作风。

"第克泰特时间"指工作时一定要全身心投入，不要浪费时间，更不要把工作场所当成社交场合，妨碍工作。

---

① ［美］彼得·德鲁克.管理的实践［M］.6版.齐若兰，译.机械工业出版社，2006.
② 殷秀娟.学会时间管理让班级工作更从容［J］.甘肃教育，2019（05）：127.

思维导图

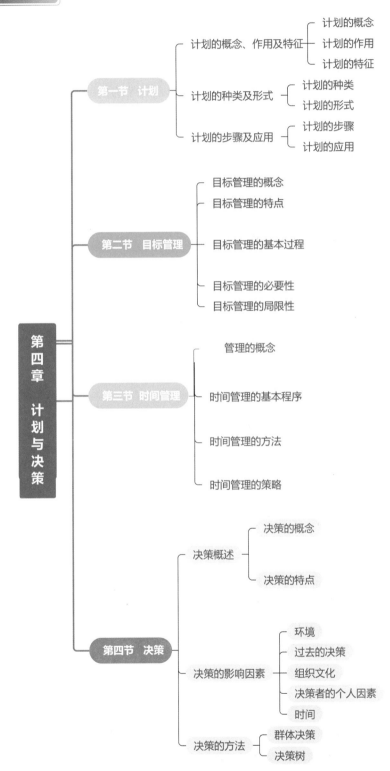

案例与问题

【案例一】

某医院护理部非常重视毕业第一年内新护士的培养和临床训练,为更好地提升新护士的核心能力和岗位胜任力,针对新护士的培训项目制订了为期一年的培训计划。

1.目标:完成新护士培训计划100%;新护士培训合格率100%。

2.具体内容:

(1)制订毕业第一年新护士一年期间培训课程安排。

(2)设定课程内容及比例:护理安全(15%);规章制度(10%);基础操作(25%);基础护理理论(20%);急救及危重症护理(15%),护士素质与团队文化建设(15%)。

(3)分解确定每个月的培训计划安排。

(4)按计划组织完成新护士培训课程。

(5)组织完成一年培训后理论考核和操作考核。

3.培训方式:每两周一次。

4.培训时间:隔周周五下午4时。

5.培训地点:医院护理培训中心。

6.整个计划执行时间:当年8月至翌年7月为培训阶段,次年8月份为考核阶段。

7.执行人:护理部教学组。

8.负责人:主管教学工作的护理部副主任。

请思考:

1.此案例制订的计划是否有可行性?

2.培训计划起到哪些作用?

【案例二】

为隆重纪念5·12国际护士节,某三级甲等医院决定在国际护士节前夕举办庆祝活动,同时召开全院优秀护士表彰大会,以大力弘扬"积极进取、乐于奉献"的主旋律,集中展示护士良好的精神风貌,激励和带动全体护士学先进、找差距,牢固树立"患者至上,护患和谐"的理念,推进优质护理服务工作全面开展。护理部主任组织相关科室护士长及护理部干事召开了筹备会议,对活动内容进行安排部署。其中,将会议筹备计划方案交给去年刚分来的本科毕业生小林负责。这可把小林忙坏了,连续几个晚上都忙到很晚才睡,一会儿写大会的程序,一会儿收集国际护士节的资料,起草大会报告。当她把这些资料交给主任过目时,仍然存在很多问题,主任让小林重新准备。

请思考:

1.小林应该制订何种类型的计划?

2.要完成这项任务要考虑的问题有哪些?

【案例三】

1个月前,护士王某应聘到内科病房担任护士长。她每天的工作就像救火队员,不是帮助护士执行医嘱,就是帮助护士做静脉输液、肌内注射等操作,还要接大量的电话以及参加各种会议;而且她乐于助人,别人找她帮忙,她不好意思拒绝,统统答应下来,就这样她每天忙忙碌碌,经常加班。但年终总结时,病区的专业水平提升、护理质量控制、病区护士培养等重要工作都没有做出成绩。护士们颇有微词,表示护士长没有制订明确的病区发展规划,护士们找不到努力的目标。王护士长也很有挫败感,自己的辛苦得不到大家认可,想调换科室。

请思考:

王护士长目前工作中存在什么问题,她应如何解决?

【案例四】

某三甲医院由于床位数增加,面临护理人力不足的状况。护理部采取科室动态调整人力、弹性排班等手段,还是难以避免人力短缺的问题。为此,护理部对全院进行护理人力资源情况调研,通过护士长例会组织讨论,提出若干解决问题的方案,针对各科室的人力状况,根据现有人力资源条件和需求,分析备选方案的优劣,决定设立"兼职护士",在全院护士完成本岗位工作的基础上,护士自愿报名,通过护理部考核,可以利用自己休息时间到某科室某个岗位进行兼职,获得相应的报酬。这一方案既能缓解某些科室的护理人力问题,也使护士的价值得到肯定,获得护士的响应,得到医院的支持。护理部建立兼职护士库,确定使用兼职护士的岗位及职数,逐渐完善了兼职护士的使用规定、考核办法、薪酬待遇及管理要求等,缓解了护理人力资源不足,保障了护理质量,获得好评。

请思考:

1.护理管理者的决策思路是如何形成的?

2.护理管理者如何作出正确的决策?

教学 PPT

自测题

一、选择题

1.下列哪项是按计划的作用时间分类?(　　　)

　A.长期计划　　　　B.战略性计划　　　　C.指令性计划　　　　D.以上都是

2.以下哪项是目标管理的必要性?(　　　)

　A.调动各级人员的积极性　　　　　　　　B.提高管理效益

　C.提高生产力　　　　　　　　　　　　　D.以上都是

3.下列哪项不是浪费时间的主观因素?(   )

    A.工作松懈、拖拉   B.计划内或计划外的会议过多

    C.工作日程计划不周或无计划   D.工作目标不当或不足

4.有效时间管理的方法有(   )。

    A.调动各级人员的积极性   B.ABC 时间管理法

    C.提高生产力   D.激发员工自觉性

5.属于计划制订的原则的是(   )。

    A.计划目标的可考核性原则

    B.计划工作的领先性原则

    C.计划的先进合理性和积极可靠性相结合的原则

    D.以上都是

6.关于目标管理的特点不正确的是(   )。

    A.参与式管理   B.强调反馈

    C.目标具有特定性   D.自主管理

7.在管理学中,时间的本质是(   )。

    A.生命   B.金钱   C.知识   D.资源

8.目标管理是谁提出的?(   )

    A.泰勒   B.赫茨伯格   C.法约尔   D.德鲁克

9.计划工作的核心问题是(   )。

    A.分析估量形势   B.明确宗旨   C.制订目标   D.确定方案

10.医院里悬挂的"禁止吸烟",是一种(   )。

    A.政策   B.规则   C.策略   D.目标

二、简答题

    1.计划包括哪几个方面的内容?

    2.计划在护理管理中有何意义?

    3.目标管理有何特点?

第五章　组织管理

组织管理是对一个组织内部的人员、资源、流程等进行合理规划和协调的过程。其目的是实现组织的目标,提高运营效率,并推动组织的持续发展。在护理管理中,组织管理扮演着至关重要的角色,它是连接各部门、各岗位的桥梁,也是推动整个组织向前发展的核心动力。组织管理涉及的内容广泛,包括但不限于人员配置、岗位设置、职责划分、资源调配等方面。其目标是确保组织内的各项工作能够高效、有序地进行,实现组织的整体战略目标。本章将围绕组织与组织工作概述、组织变革与发展等内容,探讨良好的组织管理对推动医疗卫生组织的持续发展的现实意义。

学习目标

识记:

1.能正确解释组织过程的主要活动内容。

2.能准确说出组织结构的基本类型及其优缺点

理解:

1.能理解正式组织与非正式组织的特点

2.能理解医院的基本功能和特点

3.能理解组织变革与发展的概念及组织变革的内容

运用:

能结合三级医院的业务组织机构图解释各部门相互关系。

第一节　组织管理概述

一、组织的内涵

(一)组织的相关概念

组织(organization)是指有目的、有系统、有秩序地结合起来的人群集合体,也指为了实现共同目标而协作的人群系统。管理学中的组织是指按一定目标所形成的权责角色结构，如学校、医院、护理部、病房、护理小组等。组织是具有明确目的和系统性结构的实体，是实现组织目标的工具，是职、责、权、利四位一体的机构。

（二）组织要素

组织是现代社会中非常重要的一个概念。组织的构成要素包括人员、任务、目标、管理和资源。下面分别介绍一下这些要素。

1.人员　人员是组织最重要的构成要素之一。组织需要有一定数量的员工来完成其任务和目标。这些员工需要具备一定的能力和技能，才能胜任自己的工作。在组织中，还需要有一定的管理人员，来协调和管理各个部门的工作。人员是组织的基础，没有员工的支持和配合，组织的目标就很难实现。

2.任务　任务是组织的另外一个重要的构成要素。组织的任务通常是由外部环境和内部需要来决定的，如提供服务、研发新产品等。在组织中，需要明确任务的目标和范围，制订任务的计划和实施方案，以便能够顺利完成任务。

3.目标　组织的目标是组织最终想要达到的结果。目标可以是一个长期的计划，也可以是一项短期的任务；可以是一项具体的工作，也可以是一种理念或文化。组织的目标需要是明确和具体的，具有可衡量性和可达成性。同时，目标也需要与组织的任务相一致，以便更好地指导组织的行为。

4.管理　组织的管理是指对组织资源和人员的调度、协调、激励和控制的过程。管理是一项复杂的工作，包括策划、组织、领导和控制等多个方面。管理的目的是实现组织的目标和任务，提高组织的效率和效益，同时还需要关注员工的情感和向心力，以便更好地实现组织的长远发展。

5.资源　组织的资源包括人力资本、财务资本、技术资本、物质资本等多个方面。这些资源是组织实现任务和目标的重要基础。人力资本是人员的技能、知识、经验和态度等方面的综合表现，是组织中最为重要的资本；财务资本是组织的资金和资产，也是组织的重要资源之一；技术资本是组织的技术和能力，例如专利、软件、生产工艺等；物资资本是组织的设备、工具、原材料等。组织需要对这些资源进行有效的管理和配置，以便更好地支持组织的任务和目标。

综上所述，人员、任务、目标、管理和资源是组织最为基本的构成要素。这些要素相互作用，互相影响，是组织运转的重要保障。组织需要合理地管理和使用这些要素，以便更好地实现其任务和目标。

（三）组织的分类

1.正式组织（formal organization）　正式组织是为了实现组织目的，有目的、有意识地设计和建立的各种关系体系。在正式组织中，成员之间的关系是依照组织规定的正式角色和行为规范来确定的，这个关系体系主要包括组织中各种职位或部门之间的责任、权力、利益关系。以下是正式组织的主要特点：

（1）明确的目标和规则：正式组织具有明确的目标和规则，这些目标和规则为组织成员提供了清晰的方向和行动指南。这些规则通常包括组织章程、规章制度、决策程序等,以确保组织活动的有序性和稳定性。

(2)稳定的结构:正式组织通常具有稳定的组织结构,包括明确的层级关系、职能部门和职位设置等。这种结构使得组织能够高效地分配资源、协调行动和实现目标。

(3)职责明确:在正式组织中,每个成员都有明确的职责和权力范围。这些职责和权力是通过组织内的职务分工和权责关系来确定的,以确保组织活动的有序性和效率。

(4)正式的沟通渠道:正式组织通常具有正式的沟通渠道和决策程序。这些沟通渠道和程序使得组织内部的信息传递和决策过程更加规范、透明和有效。

(5)权力等级制度:正式组织往往采用权力等级制度,即上级对下级具有一定的权威和决策权。这种制度确保了组织的稳定性和决策的执行力,但也可能导致决策过程过于集中和僵化。

(6)制度化管理:正式组织倾向于实行制度化管理,即通过制定和执行一系列的规章制度来规范成员的行为。这种管理方式有助于确保组织活动的规范性和一致性,但也可能限制成员的创新和自主性。

总的来说,正式组织的特点使其适合处理复杂、需要高度协作和明确分工的任务。然而,正式组织也可能面临一些问题,如过度依赖规则和程序、决策过程缓慢、创新受限等。因此,在实际应用中,需要根据具体情境灵活调整组织的结构和管理方式,以平衡正式组织的优势和局限。

2.非正式组织　非正式组织是指没有自觉的共同目标的人们根据个人需要自发地形成的非正式关系体系。非正式组织不是由组织或职能部门组建,也非特定目的,而是由于地理上相邻、兴趣相似或者利益相同等而自发形成的组织,没有明确的规章制度和组织结构,具有以下特点:

(1)自发形成:非正式组织是由成员间共同的思想、兴趣或情感吸引而自发形成的,而非通过正式的组织程序或决策过程。

(2)无明确结构:非正式组织通常没有明确的组织结构、层级关系和规章制度,成员之间的关系相对灵活和松散。

(3)强内聚力:尽管没有明确的规章制度,非正式组织往往具有较强的内聚力和行为一致性,成员间会自觉进行互相帮助和支持。

(4)行为规范:虽然非正式组织没有明确的规章制度,但它们通常具有一定的行为规范,这些规范通过成员间的默契、习惯或文化传统等方式传递和控制成员的行为。

(5)领袖影响力:非正式组织的领袖往往不是通过正式的任命或选举产生的,而是凭借其实际影响力、个人魅力或专业知识赢得成员的认可和尊重。

(6)侧重于非理性因素:非正式组织更多地侧重于人们的心理、情感和个性特征等非理性因素,这些因素在组织中发挥着重要的作用。

(7)无形影响:在非正式组织中,成员间的相互影响通常是通过感觉、情感、个性特征等因素以无形的、潜移默化的方式进行的。

非正式组织在社会生活中发挥着重要作用,它们可以促进成员间的沟通、交流和合作,增强社会凝聚力和稳定性。同时,非正式组织也可能对正式组织产生一定的影响,如促进正式组织的变革和发展,或者对正式组织的决策和行动产生制约和影响。因此,在管理和领导过程中,应充分认识和利用非正式组织的特点和作用,以实现更好的组织绩效和社会效果。

二、组织管理的内涵

(一)组织管理概念

组织管理(organization management)是指通过设计并维持组织内部的结构以及相互之间的关系,是人们为了实现组织目标而有效协调工作的过程。组织是管理的职能之一,在现代管理中具有十分重要的作用,它是落实计划任务的必要条件,是统一组织成员行动的重要手段。

(二)组织管理的内容

组织管理的内容主要包括两个方面:一是组织内部的管理,即从组织自身的角度对组织内的微观层次进行管理;二是组织外部的管理,即从组织外部所处的宏观环境进行管理,以协调组织与外部及社会各相关系统之间的关系,也就是解决外部矛盾。

1.组织内部的管理　组织管理从内部解决管理对象的问题,按照管理对象的规模,组织内部可以分为个人、少数团体和组织整体三个层次。

(1)组织对个人的管理:任何一个组织都是由一定数量的人组成,人在组织管理中占据核心地位。人不仅构成了组织的结构,而且操纵了组织的运行;人的目标决定了组织的目标,人的行为决定了组织目标的实现。因此,组织管理的核心是对人的管理。从管理作为一门学科诞生之日起,就有很多学者对人的管理进行了不懈的探求。从亚当·史密斯(Adam Smith)的理性经济人假设到乔治·埃尔顿·梅奥的社会人及自我实现人的假设,再到后来的系统学派、决策学派和权变学派对人的管理之中,逐步形成了能够在理性与人性之间统筹兼顾、科学合理的人本管理理论。组织管理中对个人的管理重点是以人为本,研究人的行为规律,激发人的积极性,使人们具有饱满的情绪、高涨的兴致、舒畅的心情和十足的干劲。

(2)组织对少数团体的管理:少数团体包括非正式团体和正式团体。在组织管理过程中,这两部分同样重要。梅奥在霍桑实验中发现了处于隐性状态的非正式团体,给组织管理带来了一定的难度,使组织管理开始注重对非正式少数团体的管理。而正式团体明确规定了组织成员之间的职责范围和相关关系,其组织制度和规范、规则对组织成员具有权威的约束力,可以通过正常的制度和激励手段来进行管理。

(3)组织对组织整体的管理:按照系统理论的观点,系统的结构决定了其功能。组织是由许多相互关联的部分组成的系统,某一部分的活动会对其他部分产生影响,作为一个管理者不能孤立地处理各个部门的问题,而应把它作为一个整体来对待。

2.组织与外部的管理　组织与外部的管理包括两个方面,对于任何组织来说,其生存和成功不仅仅依赖于内部的有效运营,还依赖于其与外部环境的有效互动。

（1）组织与外部环境的管理：随着现代社会的发展，任何一个组织都不会与外界隔离而独立发展，而是与外部环境构成一个相互作用、相互影响的有机系统来进行运作。通常，组织的外部环境包括政治、法律、社会、科技及竞争对手等宏观和微观因素，这些因素是组织难以掌控的。

（2）组织与内部环境的管理：组织内部环境，如人事关系、人际环境和成员情绪等方面也不是一成不变的。因此，组织管理时既要考虑到外部环境的变化对组织的作用，也要考虑到内部环境的状况对组织行为及行为结果的影响。例如，由于体制改革、全球一体化等因素的变化，使组织的外部条件和管理者的观念发生变化，引起组织管理模式发生转换，这一转换过程中必然伴随着巨大的思想观念冲突，从而产生组织管理的风险。

（三）组织管理原则

组织管理原则应考量组织的使命、宗旨，对社会的责任，对质量的要求，对人的评价和看法、价值分配、员工的权利与义务、报酬与待遇、价值观和行为准则等纲领性的基本问题。其主要包括以下五个原则：

1.人本原则　在组织管理中强调尊重人、理解人、关心人、服务人、培养人，重视人力资源的开发与利用，建立科学的激励机制和价值评价体系，使员工在组织中得到全面发展，满足人的需要，实现人的价值。

2.民主原则　在组织管理中体现民主参与、民主管理。一方面，管理者具有民主意识和民主作风，广泛吸收各方面的意见和智慧，博采众长；另一方面，要求员工具有民主素质和参政能力。在组织中实行民主决策、民主协商、民主对话和民主监督。

3.公开原则　增加管理者与员工之间的管理透明度，增强上下级之间的相互了解和意见沟通，公开办事程序，公开评价标准，对涉及员工切身利益的管理制度、分配方案等，征求大家的意见。

4.公正原则　在组织管理中，对人对事要出于公心。在用人问题上，要做到竞争机会均等，评价客观公正；在利益分配上，要克服平均主义，将按劳分配、多劳多得、优劳优酬，按生产要素分配结合起来；在任务分配上，要根据人的能力大小、工作水平高低，合理确定权重。

5.科学原则　组织管理需科学决策，规范管理。在管理过程中，吸收先进的管理经验、管理模式，优化管理程序，提高管理效率。

（四）护理组织管理的基本方法

护理组织管理水平直接影响医院的护理质量和护理工作效率。护理组织管理是运用现代管理的组织理论，研究护理组织系统的结构和人的管理；通过组织设计，建立合适的工作模式；把人员的相互关系和分工协作、时间和空间合理地组织起来，形成一个有机整体，达到组织目标。护理组织管理的基本过程与方法包括确定组织结构、设立激励系统、建立控制系统等内容。

1.确定组织结构　通过确定组织结构，明确护理组织系统各层级人员组成、明晰分工,为落实各级人员职责,达到组织目标提供保障。护理组织结构应根据国家卫生和计划生育委员会、省市级卫生行政机构和医院三个层面设立;医院应按院级、职能部门、临床科室三个层面确定护理组织结构,如医院内实行护理副院长→护理部主任→科护士长→病区护士长的垂直管理体系。

各级护理组织结构均需根据上级要求和实际情况,负责制定护理工作的方针、政策、法规和技术标准,提出发展规划和工作计划,并检查执行情况、组织经验交流,研究解决存在的问题。

2.设立激励系统　通过设立激励系统进行目标导向,使组织成员按照组织所希望的方向行动,从而提高组织的整体效率。从护理组织管理的角度,设立激励系统就是调动护士的工作积极性,以提高其工作绩效。常用的激励方法有以下四种,可结合实际情况选择使用。

(1)引导激励:对于被激励者是自觉接受而非管理者强加。所以护士长应培养护士的慎独精神,并组织护士对自身角色进行探讨和反思,教育和引导护士热爱本职工作。

(2)按需激励:激励的起点是满足组织成员的需要。护理管理者首先要洞悉护士的需要层次,因人而异给予不同形式的激励。例如,对于年轻而上进心强的护士,护士长应为其提供展示才华和学习深造的机会。

(3)物质激励:这是激励的基础,能满足人们的低层次需求。但是应正确、适当地应用物质激励。

(4)精神激励:与物质激励相结合,可以满足自尊、实现自我等高层次需求。但是要注意切勿"唯精神论"。

3.建立控制系统

(1)制订计划:随着护理学科的发展,护理模式的改革,护士的角色与功能不断扩大,护理管理者应做好组织发展和组织管理的计划,随时应对变化所带来的问题,使本单位及组织的护理工作更加完善。

(2)控制与反馈:控制是保证计划实施及过程规范所采取的必要的纠偏行动。临床护理工作复杂、多变,所以在制订和执行计划中可能出现偏差,管理者可以通过控制工作及时发现问题,并通过组织反馈不断修订和完善计划。例如,检查整体护理模式病房的运行情况,就必须按照整体护理模式病房的计划制定质量检查标准,评价实施效果。

知识拓展

管理网格理论

　　管理网格理论是一种用方图表达和研究领导风格的理论。它是由美国行为科学家罗伯特·布莱克(Robert Black)和简·莫顿(Jane Morton)创立的。他们认为,在企业管理的领导中,会出现以生产为中心、以人为中心、以 X 理论强调监督、以 Y 理论强调自治的极端方式。为了避免这种片面的领导行为,他们于 1964 年出版了《管理网格》一书,并提出了平方理论。他们设计了一个由 81 个方格组成的图表,纵向上显示了领导对人民的关心,横向上显示了领导对生产的关心。在管理网格中,1.1 网格表示管理不善,很少关心生产和人员;9.9 网格表示理想的管理,非常关注人和生产,能够最有效地将组织目标和个人需求结合起来。有许多方法将它们结合起来以反映不同的管理类型。管理网格理论正受到各国管理界的关注。

三、组织结构的内涵

(一)组织结构概念

　　组织结构(organizational structure)是指构成组织各要素之间相对稳定的关系模式。它表现为组织各个部分排列顺序、空间位置、聚集状态、联系方式以及各要素之间相互关联的一种模式,是为组织提供一种实现工作目标的框架,使组织工作中的人流、物流、信息流正常流通。任何组织的建立和运行都是需要通过一定的结构来实现的。不同时代有不同的组织结构和管理方式。例如,网络管理、混沌管理、整体性管理、知识管理等组织结构和管理形式都是适应复杂环境变化发展起来的新型组织结构和管理形式。组织设计是根据组织目标及工作需要,确定各个部门及其工作人员的职责范围,确定组织机构系统的架构。其主要内容包括:职能分析和职位设计、部门设计、管理层次和管理幅度的分析设计、组织决策系统设计、组织执行系统设计、横向联系和控制系统设计、组织的管理规范设计。

(二)组织结构的分类

　　1.U 型组织结构(united structure,U-form)　此结构又称为"一元结构或职能型结构"。其特点是权力集中于高层,管理的职能部门和管理层构成 U 型结构的基础,是一种"集权式"管理的组织结构,包括直线制结构、职能制结构和直线-职能制结构。

　　(1)直线型结构(pure line structure):直线型结构又称"单线型结构",它以一个纵向的权力线从最高领导逐渐到基层一线管理者,构成一直线结构,是最简单的一种组织类型。这种组织结构只适用于规模较小、管理层次较简单的一级医院,如图 5-1 所示。

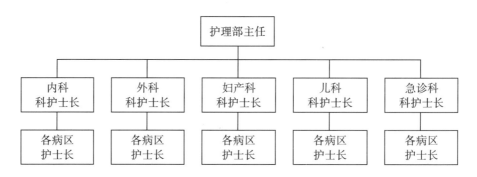

图 5-1　直线型结构

（2）职能型结构（functional structure）：职能型结构又称"多线型结构"，是为分管某项业务的职能部门或岗位而设立且赋予相应职权的组织结构。各职能部门在分管业务范围内直接指挥下属。这种组织结构的优点是管理分工较细，能充分发挥职能部门专业管理作用，减轻上层管理者的负担，如图 5-2 所示。

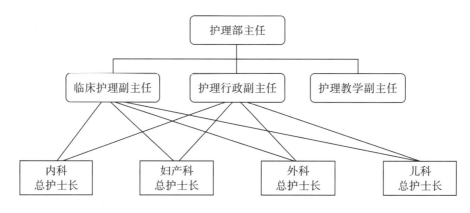

图 5-2　职能型结构

（3）直线-职能参谋型结构（line and staff structure）：直线-职能参谋型结构是一种下级成员除接受一位直接上级的命令外，又可以接受职能参谋人员的指导的组织结构。直线指挥人员在分管的职责范围内有一定的职权；职能参谋人员可提供建议与业务指导，在特殊情况时可指挥下属，并对直线主管负责。其中，职能管理人员是直线领导的参谋，只能对下级部门进行业务指导，而不能进行直接指挥和命令，从而既保证了组织的统一指挥和管理，又避免了多头指挥和无人负责的现象。我国二级及二级以上的医院绝大多数采用这种组织结构。

2.H 型组织结构（holding company，H-form）　此结构又称为"控股型组织结构"或"控股公司结构"，是组织内实行分权治理的一种结构形式。它的特点在于母公司和子公司之间不是行政上的隶属关系，而是资产上的联系即依靠资产纽带来运转。此结构的优点是：母公司与子公司在法律上彼此独立，相对降低了经营风险，子公司有较强的责任感和经营积极性。其缺点是：由于母公司对子公司不能直接行使行政指挥权，只能通过股东会和董事会的决策来发挥对其子公司的间接影响作用,因而影响效果不明显且速度缓慢。目前,我国某些地区形成的医疗集团属于此类结构。

3.M型组织结构(multidivisional structure,M-form)　此结构又称为"多部门结构"或"事业部制结构",是一种分权式结构,即在集中指导下的分权管理形式,是集权化组织向分权化组织转化的一种结构。M型结构的组织按照产品类别、地区等分别成立若干事业部,各事业部具有相对独立的市场、利益和自主权。此结构的优点是:各事业部可根据市场情况做出快速反应;按产品划分事业部,便于组织专业化生产,形成规模经济,有利于节约经营和生产成本;事业部总经理负责领导一个自成系统、独立经营的企业,有利于培养全面发展的人才。其缺点是:各个事业部都需要设置一套齐备的职能结构,因而用人较多、费用较高,往往造成机构重复设置的情况;各事业部自主经营、独立核算,考虑问题往往从本部门角度出发,忽视整个组织的利益。

4.矩阵型结构(matrix structure)　矩阵型结构是一种按组织目标管理与专业分工管理相结合的组织结构,是在直线职能式垂直形态组织系统的基础上,再增加一种横向的领导系统。它由职能部门系列和完成某一临时任务而组建的项目小组系列组成,从而同时实现了事业部制与职能制组织结构特征的组织结构形式。在此种组织结构中,直线部门管理者有纵向指挥权,按职能分工的管理者有横向指挥权。此结构的优点是:有利于组织的纵向和横向关系结合;有利于各部门人员之间的接触交流;有利于充分利用人力资源,提高工作效率和项目质量。缺点是:容易使成员产生短期观念和行为;两套管理系统施加了双重领导,造成工作中的矛盾。这种组织结构对护理任务重,护理技术要求较高,业务情况复杂,科研任务较重的大型护理组织是一种行之有效的组织形式。

5.多维立体组织结构　这种组织结构是直线职能制、矩阵制、事业部制和地区、时间结合为一体的复杂机构形态。它是从系统的观点出发,建立多维体的组织结构。所谓多维是指组织内部存在三类及三类以上的管理机制,其结构形式由三方面的管理系统构成:一是按产品划分的事业部,是产品利润中心;二是按职能划分的专业参谋机构,是专业成本中心;三是按地区划分的管理机构,是地区利润中心。此种组织结构适应了跨国公司多元化经营的需要,并且在多变、复杂的环境中具有较强的生存能力。但其结构庞大,费用较高,协调困难。

6.网络组织结构(network structure)　此结构又称"虚拟组织",是一种很小的中心组织,依靠其他组织以合同为基础进行制造、分销、营销或其他关键业务的经营活动的结构。这是目前正在流行的一种新形式的组织设计,优点在于灵活性强,缺点在于组织对各个职能部门缺乏强有力的控制,员工的忠诚度低。

7.其他　其他组织结构如团队、委员会等。

(1)团队:它是为了实现某一目标而又相互协作的个体组成的正式群体,是目前盛行的一种组织形式。

(2)委员会:它是由来自不同部门的专业人员和相关人员组成,研究各种管理问题的一种组织结构。

以上是几种常见的组织结构形式,其中团队和委员会一般作为其他几种组织结构的附加结构来加以设计。组织结构本身不是组织目的,而是组织为了实现其目标而设置的一种手段。通过建立组织结构,一定的组织能够把实现目标所需要的人员和工作编排成可以管理的单位,然后通过组织关系将各个单位联系起来,形成一个统一的整体。因此,基本的组织结构形式可适合于任何类型组织。组织结构的形式是根据具体组织所处的内部环境和外部环境来确定的,并随着具体组织所处的内外环境变化而发展。未来组织结构趋向于组织的扁平化、等级制度化、组织网络化、组织无边界化、组织多元化和组织规模小型化。

管理名言

> 监督是管理过程持续最长的一种功能,因为它是在执行决策的全部过程中实现的。
>
> ——(苏)阿法纳西耶夫

四、组织设计的内涵

(一)组织设计

组织设计(organization design)也就是组织结构设计,对组织的各个组成部分按照组织设计的基本原则,进行科学、合理的搭配和排列形成特定组织结构的过程,设计的这一组织结构对组织功能的发挥具有举足轻重的作用。组织设计是一个动态的工作过程,包含众多的工作内容,其根本任务是建立有益于管理的组织,以有效地实现组织的各项目标,主要见于以下三种情况:新建的组织需要进行组织结构设计;原有组织结构出现较大问题或目标发生改变时需要重新评价和设计;组织机构内部需要进行局部的调整和完善。科学的组织设计需要根据组织设计的内在规律性有步骤地进行。

(二)组织设计原则

组织设计是对组织活动和组织结构的设计过程,是把组织要素如任务、责权、工作程序组合并制度化动态设计的过程。进行组织设计时,应遵循以下基本原则:

1.目标明确原则　在进行组织设计时,首先要明确组织的发展方向、经营战略,防止因人设职、因职找事的现象。

2.分工协作原则　要做到分工合理、协作明确,分工时要注意粗细适当。一般分工越细,专业化水平越高,责任越明确,效率也越高,但也容易出现机构增多、协作困难的问题。分工太粗,虽然机构可以减少,协调可以减轻,但是专业化水平和效率比较低,容易产生责任推诿现象。

3.统一指挥原则　在管理工作中实行统一领导,建立起严格的责任制,消除多头领导和无人负责现象,保证组织的有效领导和正常运行。

4.层幅适当原则　在组织设计中,层幅必须适当。管理幅度过小,管理层次过多,将导致机构臃肿、人浮于事、信息不畅、官僚主义等负面效应;管理幅度过宽而管理层次较少,则可能使管理者疲于应付、同级间沟通困难。例如,护理部是医院管理中的职能部门,在院长或主管副院长领导下,负责组织和管理医院护理工作,包括护理管理、临床护理、护理科研、护理教学等工作。病区护理管理实行护士长负责制,护士长属于基层管理者,采用定责授权的方式,设立科室管理小组及组长,协助落实护理质量管理和实现护理安全目标。

5.责权相对应原则　在组织设计时,要做到有职就有责,有责就有权。有责无权和责大权小,会导致无法负责,束缚管理人员的积极性、主动性和创造性;而责小权大,甚至无责有权,又难免造成滥用权力,产生官僚主义。

6.精简效率原则　在保证组织目标实现的前提下,力求减少管理层次,精简管理机构和人员,队伍精干,工作效率才高。但精干是在保证组织需要的前提下做到机构和人员最少。

(三)组织结构设计程序

组织设计首先必须明确组织目标并确定相应的基本业务;再根据业务流程、组织规模、技术特点等设置相应的机构和相关职务,进而以必要的职位与各种职务相对应,并按照职位配置人员,即"因事设人"。组织结构设计一般有两种情形:一是对新组建的组织进行组织结构的设计;二是对原有组织结构进行调整和完善。组织设计的基本程序通常有以下几个步骤:

1.确定组织目标　组织目标是组织设计的基本出发点。没有明确的目标,组织就失去了其存在的意义。因此,组织设计的第一步,就是要在综合分析组织外部环境和内部条件的基础上,合理确定组织的总目标及各种具体的派生目标。

2.确定业务内容　根据组织目标的要求,确定为实现组织目标所必需的业务活动,并按其性质适当分类,如企业的市场研究、经营决策、产品开发、质量管理、营销管理等等,并进一步明确各类活动的范围和大概工作量。在此基础上,进行业务流程的总体设计,使总体业务流程优化。

3.确定组织结构　根据组织规模、技术特点、业务工作量大小,参考同类组织结构设计的模式,确定应采取的组织结构的基本形式,进而确定需要设置哪些单位和部门,并把性质相同或相近的业务活动划归适当的单位和部门负责,形成层次化、部门化的组织结构体系。

4.配备职务人员　根据各单位、部门所分管的业务工作的性质和对人员的素质要求,挑选和配备称职的人员及其行政负责人,并明确其职务和职称。

5.规定职责权限　根据组织目标的要求,明确规定各单位和部门及其负责人对业务活动应负的责任以及评价工作绩效的标准。同时,根据完成业务活动的实际需要,授予各单位和部门及其负责人适当的权力。

6.联成一体　这是组织设计的最后一步,即通过明确规定各单位、各部门之间的相互关系,以及它们之间的信息沟通和相互协调方面的原则,将各组织实体上下左右联结起来,形成一个能够协调运作、有效地实现组织目标的管理系统。

第二节　医疗卫生组织

一、卫生组织概述

(一)卫生组织概念

世界卫生组织(World Health Organization,WHO)定义卫生系统是以改善健康为主要目的的所有组织、机构和资源的总和。因此,根据卫生组织的实际情况将其分为一般定义和狭义:一般定义是指在一定的法律和规章制度所规定的范围内,提供以促进、恢复和维护健康为基本目标的活动的总体。狭义是指在一定法律和政策的框架内的组织网络,旨在组织、分配和利用现有的社会资源为全社会提供卫生保健服务,通过保证公平、效益和效果平衡,卫生机构与服务人群的互动,实现维护人民的健康和提高生活质量的目的。

(二)我国的卫生组织

我国的卫生组织是贯彻实施国家的卫生工作方针政策,领导全国和地方卫生工作,制定具体政策,组织卫生专业人员和群众,运用医药卫生科学技术,推行卫生工作的专业组织。中华人民共和国卫生行业标准《卫生机构(组织)分类与代码》(WS 218−2002)对卫生组织的定义为:"卫生机构(组织)是指从卫生行政部门取得《医疗机构执业许可证》,或从民政、工商行政、机构编制管理部门取得法人单位登记证书,为社会提供医疗保健、疾病控制、卫生监督等服务或从事医学科研、医学教育等卫生单位和卫生社会团体。不包括卫生行政机构、香港和澳门特别行政区以及台湾地区所属卫生机构(组织)。"

(三)卫生组织结构设置

我国卫生组织系统是以行政体制建立为基础,在不同行政地区设置不同层次规模、大小不一的卫生组织,是实现卫生工作既定目标的组织保证。

1.卫生行政系统　卫生行政系统由卫生工作方面行使政权的国家公务机关组成,是卫生行政执法的主体,是执行国家卫生方针政策,对卫生事业进行管理,在公务人员的集体意识支配下,经由职权、职责分配构成的具有层级与分工结构,提供卫生服务的公务机关。其主要职责如下:

(1)规划卫生工作:行政卫生部门要制订本行政区域卫生工作规划,指导、协调、监督全区域的卫生工作,包括疾病预防控制、医疗卫生服务、卫生应急和医学教育等方面。规划卫生工作是行政卫生部门的首要职责。

(2)贯彻卫生法律法规:行政卫生部门必须贯彻卫生法律法规,对违法违规行为实行严格的管理和处理。强化对传染病、慢性病等卫生领域风险防控的法律管理,依法查处医疗误操作行为,严格操作规范,确保卫生安全。

（3）统筹省市卫生计生行业管理：按照中央和省市的要求,做好本区域的卫生计生工作,统筹卫生、计划生育和医疗救助等事项。同时,行政卫生部门还需制定相关指导和政策,为社会和人民提供科学、有效的卫生计生服务。

（4）卫生监督管理：行政卫生部门负责行政区域内的卫生监督管理。对各级卫生机构及医务人员的卫生行为开展监督检查和管理,发现轻微违规行为及时纠正,发现违法违规行为依法处理。

（5）组织卫生应急救援：行政卫生部门要组织本区域的卫生应急预案编制、应急演练、资源整合、信息共享等工作,提高本区域的应急救援能力,确保突发事件发生后的快速、顺畅响应和应对。

（6）卫生监测和信息统计：行政卫生部门要进行本区域的卫生监测和信息统计工作,定期发布该区域的卫生状况、疾病流行情况、医疗质量和医疗安全情况等信息,并向上级卫生行政部门和公众公开发布。

（7）开展卫生宣传教育：行政卫生部门要开展卫生宣传教育工作,通过各种方式向公众普及卫生知识,提高公众卫生素质。同时,采取多种手段,推广健康生活方式,引导人们形成良好的健康理念和行为方式。

总之,行政卫生部门是卫生工作的主管机关,其职责是确保本区域卫生健康事业的有序开展,推进全社会卫生水平的不断提高,为人民群众的幸福生活提供坚实的保障。

2.卫生服务系统　卫生服务系统是卫生服务的载体,主要指城乡卫生设施网络、卫生人力资源的发展、卫生机构的运行机制。卫生服务（业务）组织也叫卫生事业组织,是开展业务的各类专业机构。卫生服务组织是以保障居民健康为主要目标,直接或间接向居民提供预防服务、医疗服务、保健服务、康复服务、健康教育和健康促进等服务的组织。

3.卫生执法监督系统　卫生执法监督系统是政府管理社会卫生工作的重要保障,其主要职能是依法对影响人民健康的物品、场所、环境等进行监督和管理,控制危险因素,保护人民健康权益。

4.医疗保障系统　医疗保障系统是社会保障体系的重要组成部分,通过资金的筹集,为卫生服务提供合理的物质资源的支持,与卫生服务系统相互作用,共同承担保护人们健康的职能。

二、我国的医院组织系统

（一）医院的概念

医院（hospital）是对个人或特定人群进行防病治病的场所,备有一定数量的病床设施、医疗设备和医务人员等,运用医学科学理论和技术,通过医务人员的集体协作,对住院或门诊患者实施诊治与护理的医疗卫生事业机构。其同时具有生产性、经营性和公益性的性质。我国医院根据医院的规模、医院的技术水平、医疗设备、医院的管理水平和医院质量,可分为三级十等,即一、二级医院分别分为甲、乙、丙三等,三级医院分为特、甲、乙、丙四等。一级医院是直接为社区提供医疗、预防、康复、保健综合服务的基层医院,是初级卫生保健机构。二级医院是跨几个社区提供医疗卫生服务的地区性医院,是地区性医疗预防的技术中心。三级医院是跨地区、省、市以及向全国范围提供医疗卫生服务的医院,是具有全面医疗、教学、科研能力的医疗预防技术中心。

（二）医院的分类

医院作为医疗服务体系的核心组成部分,其分类方式多种多样。根据不同的分类标准,医院可被划分为不同的类型。以下将分别从服务对象与领域、规模与功能、地域分布与特色专业、医院产权制度和分类管理四个维度对医院进行分类,并深入探讨各类医院的特点与发展现状。

1.按服务对象与领域分为综合性医院和专科性医院　综合性医院服务于各类疾病和患者,提供全面的医疗、预防、保健、康复等服务。综合性医院通常具备较高的医疗技术水平和全面的医疗设施,能够满足大部分患者的需求。专科性医院专注于某一特定领域或疾病的治疗,如肿瘤医院、儿童医院、精神病医院等。专科性医院在特定领域具有深厚的医疗经验和专业技术,能够提供更为精细和专业的医疗服务。

2.按规模与功能分为大型医院和小型医院　大型医院通常具备较高的医疗技术水平和丰富的医疗资源,能够提供全面的医疗服务。大型医院通常还承担着医学研究、教学培训等重要职能。小型医院规模相对较小,但服务质量和医疗技术也有保障。小型医院通常更加灵活,能够迅速响应患者的需求,提供及时有效的医疗服务。

3.按地域分布与特色专业分为城市地区专科性医院和农村地区综合性医院　城市地区专科性医院集中在大城市,专业性强,技术先进,服务质量高。这些医院通常具有较高的知名度和影响力,吸引着大量患者前来就诊。农村地区综合性医院服务于广大农村地区,提供全面的医疗服务。农村地区综合性医院在提高农村医疗服务水平、缓解看病难问题上发挥着重要作用。

4.按照医院产权制度划分为非营利性医疗机构和营利性医疗机构

（1）非营利性医疗机构:为公众利益服务而设置、不以营利为目的的医疗机构,其收入用于补偿医疗服务成本,实际运营中的收支结余只能用于机构自身的发展。其主要提供基本医疗服务,政府不举办营利性医疗机构。

（2）营利性医疗机构:以投资获利为目的,可以更多地从事特需医疗服务及某些专科服务,如中外合资合作医疗机构、股份制医院和私营医院。

总之,医院分类及其发展趋势是一个复杂而重要的问题。通过深入了解各类医院的特点与发展现状,并分析其优势与不足,我们可以更好地推动医疗服务体系的完善和发展;同时需要政府、医疗机构和社会各方共同努力,促进医疗机构间合作与交流,为实现全面健康发展目标贡献力量。

（三）医院的组织机构

医院的组织结构模式的选择主要受医院任务目标、医院内外环境、技术和医院本身的特性影响,大的综合性医院与小医院的组织结构有差异,综合医院和专科医院的结构也有差异。医院病床的编设要求一级医院病床数不少于 20 张;二级医院病床数不少于

100 张;三级医院病床数则不少于 500 张。

当前,我国医院的组织机构模式大都以卫生部 1987 年发布的《综合医院组织编制原则试行草案》中关于组织机构设置的有关原则为依据,并根据医院规模,承担任务和学科状况而定,但随着医学学科的发展和改革的深化,三十多年前制定的组织编制原则已有一些地方出现了不适应。例如血库,目前在许多大的综合性医院均已被组建成了血疗科,大型设备的引进也使辅助诊断科室的数量和规模大增;此外,出于对经济管理强化的需要,财务科和住院处的人员有的也被派驻到病区,以加快结算的进程。随着国家医疗保健体制改革的深入和医院参与社区卫生服务程度的加深,在未来若干年内,医院的预防保健科的功能和规模都将得到扩展。

医院的组织机构包括党群组织系统、行政管理组织系统、临床业务组织系统、护理组织系统及医技组织系统。

1.党群组织系统　随着医疗服务体系的不断完善和社会发展的日益加快,医院党群组织在医院管理和医疗服务中发挥着越来越重要的作用。党群组织不仅是医院内部管理的重要部分,也是推动医院发展和提高医疗服务质量的重要力量。本书将对医院党群组织结构进行详细阐述,旨在加强医院党群组织的建设和管理,提高医院的服务水平和综合竞争力。医院党群组织主要包括党委、纪委、工会和共青团等。

(1)党委:党委是医院党群组织的领导核心,负责全面领导医院的党群工作。其主要职责包括:贯彻执行党的路线、方针、政策;组织党员学习、教育和培训;参与医院重大决策,发挥政治核心作用;领导医院的思想政治工作和精神文明建设;加强对党员的管理和监督,维护党的纪律等。

(2)纪委:纪委是医院党的纪律检查机关,主要负责监督党委和党员执行党的纪律和规定,维护党的章程和其他党内法规,推动党风廉政建设和反腐败工作。纪委要定期检查和评估医院党委的工作,发现问题及时报告和处理。

(3)工会:工会是医院员工自愿结合的群众组织,主要代表和维护员工的合法权益,组织员工参与医院民主管理和民主监督。工会的主要职责包括:组织员工参与医院民主决策,维护员工权益;开展员工教育和培训,提高员工素质;组织员工参与文体活动,丰富员工精神生活等。

(4)共青团:共青团是医院中青年的群众组织,主要负责引导和教育医院青年员工,培养他们的社会责任感和创新精神。共青团的主要职责包括:组织青年员工学习党的理论和路线方针政策;开展青年员工的思想道德教育和技能培训;组织青年员工参与社会实践和志愿服务活动等。

医院党群组织结构的合理设置和有效运行,对于医院的稳定发展和提高医疗服务质量具有重要意义。通过加强医院党群组织建设,可以更好地发挥党群组织在医院管理和医疗服务中的作用,推动医院实现高质量发展,为患者提供更加优质的医疗服务。

2.行政管理组织系统　随着医疗技术的不断发展和社会需求的不断变化,医院行政管理的重要性日益凸显。一个高效、有序的行政管理组织系统不仅可以提升医院的运营效率,还能确保医疗服务的质量和安全。医院行政管理组织系统通常由以下几个部

门组成:

(1)院长办公室:负责医院全面管理和决策,制定医院的发展战略和规划。

(2)行政部:负责医院的日常行政事务,包括人力资源管理、财务管理、物资管理等。

(3)医务部:负责医疗业务的管理和协调,包括医疗质量管理、医疗安全管理等。

(4)护理部:负责护理工作的管理和协调,包括护士队伍的建设、护理质量管理等。

(5)科研教学部:负责医院的科研和教学工作,包括科研项目申报、人才培养等。

(6)后勤保障部:负责医院的后勤保障工作,包括基础设施建设、物资采购与供应等。

3.临床业务组织系统 这是指为了协调、管理医院内部临床业务活动而建立的一套综合性系统。该系统通过对医疗资源的优化配置、业务流程的规范化和信息化手段的运用,提高临床业务的运行效率,确保患者得到高质量的医疗服务。

4.护理组织系统 根据原卫生部发布的《关于加强护理工作领导,理顺管理体制的意见》的规定,实行院长领导下的护理部主任负责制。护理部是医院管理中的职能部门,在院长或主管护理的副院长领导下,负责组织和管理医院的护理工作。护理组织系统是医院内部为确保高效、优质的护理服务而建立的一套综合性管理框架。该系统通过明确各级护理人员的职责、优化护理流程、强化护理质量控制以及促进护理科研与教学,从而实现全院护理工作的协同和持续发展。以下是护理组织系统的主要构成部分及其功能:

(1)护理部主任负责制:在院长和分管院长的领导下,护理部主任负责全院护理工作的规划、组织、协调和管理。

(2)护理管理二级负责体制:护理部主任与护士长共同构成二级管理体系,负责护理工作的日常运营和监督管理。

(3)护理部组织结构:包括护理部主任、干事等职位,负责护理政策制定、护理质量监控、护理人力资源配置等任务。

5.医技组织系统 医技组织系统是医院中非常重要的一个部分,它涉及各种医学检查、治疗和辅助诊断服务。医技科室通过提供高质量的医技服务,为临床诊断和治疗提供重要的技术支持。医技科室需要建立完善的质量管理体系,确保医技服务的质量和安全。这包括对设备和试剂的定期校验、对操作流程的标准化管理、对技术人员的培训和考核等。同时医技科室也是医学科研和教学的重要基地,通过参与科研项目、开展学术交流、培养医学人才等活动,推动医学技术的进步和发展。以下是医技组织系统的主要组成部分:

(1)医学影像科:包括放射科、超声科、核医学科等,负责进行各种影像检查,如X光、CT、MRI等。

(2)医学检验科:负责进行临床化学、临床微生物学、临床免疫学、血液学、体液学等实验室检测,为临床提供可靠的诊断依据。

(3)病理科:负责组织和实施病理诊断工作,对手术标本、穿刺标本、活检标本等进行病理检查,为临床提供病理诊断支持。

（4）药剂科：负责药品的采购、存储、发放和管理，为临床提供药品支持和服务。

（5）其他医技科室：如理疗科、康复科、营养科等，提供物理治疗、康复训练、营养咨询等服务。

总之，以上五种组织系统是医院中不可或缺的一部分，它为临床诊断和治疗提供了重要的技术支持和保障。通过加强医技科室的建设和管理，可以提高医院的整体医疗水平和服务质量。

（四）医院的基本功能

我国原卫生部颁发的《全国医院工作条例》指出：医院以医疗工作为中心，在提高医疗质量的基础上，保证教学和科研任务的完成，并不断提高教学质量和科研水平。其主要功能有：

1.医疗服务　这是医院最基本也是最重要的功能。医院通过专业的医疗团队和设备，为患者提供疾病的诊断、治疗、护理和康复等服务，以满足患者的健康需求。

2.预防保健　除了治疗疾病，医院还承担着预防保健的任务。医院通过开展健康教育、健康检查、疫苗接种等活动，增强公众的健康意识和健康水平，预防疾病的发生。

3.教学和科研　医院常常是医学教育和科研的重要基地。医院承担着培养医学人才的任务，通过临床教学、实习等方式，培养医学生的临床技能和医学知识。同时，医院也进行着各种医学研究，推动医学科学的进步和发展。

4.应急救援　在应对突发事件，如自然灾害、事故灾难等情况下，医院需要承担起紧急医疗救治的任务，为受伤或生病的人员提供及时的医疗救治。

这些功能共同构成了医院的基本功能，使得医院在维护公众健康、提供医疗服务、培养医学人才、推动医学科学进步等方面发挥着重要作用。

（五）医院工作的特点

1.以患者为中心，以医疗为主体　在医疗领域，以患者为中心和以医疗为主体是医院工作的核心原则。这种理念强调医院的所有活动和服务都应围绕患者的需求和医疗目标的实现而展开。要求尊重患者需求导向，医院的服务流程、诊疗方案等都应基于患者的具体需求。医疗团队需要与患者进行深入沟通，了解他们的期望和担忧，从而制订个性化的治疗方案。此外，除了基本的医疗诊治，医院还需关注患者的心理、营养、康复等方面的需求，提供全方位的服务。医院通过不断收集患者的反馈和建议，评估医疗服务的效果，持续优化和改进，以满足患者的期望。

2.科学性和技术性强　在当今医疗领域，以患者为中心和以医疗为主题的理念已深入人心。在这种理念下，医疗的科学性与技术性显得尤为重要。医院作为提供医疗服务的关键场所，其工作特点在很大程度上依赖于医疗的科学性和技术性。现代医疗实践强调基于科学证据的决策。这意味着医疗决策，如诊断、治疗方案的选择等，都应以最新的科学研究、临床试验和医疗实践指南为依据。与此同时，医疗科学是一个不断发展的领域。医院需要积极参与和支持医疗研究，推动医疗科学的进步，以便为患者提供更为先进和有效的治疗方法。医院也应鼓励医护人员持续学习和更新知识，确保他们的医疗实践基于最新的科学证据。这有助于减少不必要的医疗干预,提高治疗效果,并减少医疗错误。

3.随机性大,规范性强　医疗工作随机性大具体表现为:①病种的多样性:医院面对的是各种各样的疾病和患者,每个患者的情况都是独特的,病情的发展也充满了不确定性。这种多样性使得医疗工作充满了随机性。②病情的千变万化:即使是同一病种,不同的患者也可能表现出不同的症状和病程。因此,医疗人员需要在处理病情时灵活应对,及时作出调整。③突发事件的应对:在医疗过程中,可能会遇到各种突发事件,如患者的突发病情变化、设备故障等。医疗人员需要快速做出反应,确保患者的安全。

医院工作规范性强具体表现为:①严格的规章制度:医院为了确保医疗质量和患者安全,必须制定严格的规章制度,如消毒规范、操作流程等。这些规章制度需要每个医疗人员严格遵守。②标准化操作流程:为了保证医疗效果和安全性,医疗工作中许多操作都需要遵循标准化的流程,如手术操作、药物使用等。③质量控制与监督:医院需要定期对医疗质量进行检查和评估,确保医疗服务的规范性和有效性。同时,还需要接受外部监督,如卫生行政部门的检查和评估。

4.时间性和连续性强　医院作为一个提供紧急和长期医疗护理的场所,其工作特性不仅体现在医疗的科学性、技术性、随机性和规范性上,还体现在其强烈的时间性和连续性上。

医疗服务通常涉及人的生命安全和身体健康,因此医院必须随时准备好应对各种紧急状况。这包括夜间和节假日的工作安排,确保在任何时候都能迅速响应。许多医疗干预和治疗都需要在特定的时间窗口内进行,以最大限度地提高治疗效果和减少并发症。例如,心肌梗死患者在发病后的早期得到及时的治疗,其生存率和预后都会大大提高。

对于许多疾病,特别是重症和慢性疾病,患者需要持续的医疗监测和护理。这要求医院提供 24 小时不间断的服务,确保患者的生命体征和病情变化能够得到及时的记录和处理。患者的治疗方案通常需要连续执行,以确保药物和治疗的连续性。这要求医院在患者接受治疗期间,确保治疗方案的一致性和连续性,避免因为治疗中断或改变而影响治疗效果。除了紧急治疗外,医院还需要为患者提供康复和后续护理服务。这包括物理治疗、心理咨询、营养指导等,确保患者在出院后能够得到持续的医疗支持和护理。

5.社会性与群众性　在科技日新月异的现代社会,医疗行业作为人类健康的重要守护者,其社会责任日益凸显。医疗行业的角色已不仅仅是治疗疾病,更包括了健康教育、疾病预防和公共卫生等多个方面。为了实现医疗工作的社会性与群众性的结合,首先需要建立良好的医患沟通机制。医生需要倾听患者的需求和担忧,提供人性化的服务和解释,而患者也需要理解和尊重医生的专业意见。此外,医疗机构之间也应加强合作,共享资源,形成协同作战的局面,从而更好地服务群众。

提高诊疗水平和优化便民服务措施是增强群众满意度、降低投诉率及改善医患关系的关键。通过引进先进的医疗设备和技术,加强医护人员的培训和学习,可以提高诊疗水平,为患者提供更加精确和高效的治疗。同时,优化挂号、缴费、取药等流程,提供线上预约、在线咨询等便民服务,可以大大提高患者的就医体验。

6.社会效益为首位　在探讨现代医疗工作的发展方向时,我们必须明确一个核心观点:社会效益应当被放在首位。这不仅是因为医疗工作直接关系到人民群众的健康和福祉,更是因为医疗体系是社会和谐稳定的重要保障。当医疗机构和医护人员将社会效益放在首位时,他们会更注重患者的需求、提高服务质量、优化诊疗流程,从而确保每一个患者都能得到及时、有效的治疗,确保患者在接受治疗的过程中感受到关爱和尊重。

通过构建以患者为中心的服务模式、加强政策引导与支持、利用科技发展推动医疗服务质量提升等措施,我们可以推动医疗工作更好地服务于人民群众的健康和福祉,为构建和谐社会做出更大的贡献。

第三节　组织变革与发展

一、组织变革的概念

组织变革(organization change,OC)是指运用行为科学和相关管理方法,对组织的权力结构、组织规模、沟通渠道、角色设定、组织与其他组织之间的关系,以及对组织成员的观念、态度和行为,成员之间的合作精神等进行有目的的、系统的调整和革新,以适应组织所处的内外环境、技术特征和组织任务等方面的变化,提高组织效能。

二、组织变革的动力和阻力

组织变革受动力和阻力两方面影响。

(一)组织变革的动力

组织变革受到内部动力和外部动力的推动,其中内部动力是组织变革的重要原因。

1.内部动力　组织变革的内部推动力包括组织目标、组织结构、人力资源管理和经营决策等方面的因素。

(1)组织目标:组织目标的作用,一是引导组织成员行动的方向,维持组织的生存和发展;二是激励作用,提高组织成员的努力与管理活动绩效。组织目标一旦变化,组织的任务、各项工作的进程、组织稳定和决策的依据以及标准都会发生变化,于是成为组织各种类型变革的动因之一。

(2)组织结构:组织内部结构功能障碍是组织变革的重要内部推动力,包括组织要素与组织结构的不完整,以及由此导致的组织功能低下、适应性差等问题。组织要素包括组织的人员、资源、制度和职位,需要不断新陈代谢。组织结构不完整就会影响组织的效能,组织效能包括组织的目标实现能力、组织的集体团结能力、环境的适应能力和维持自身平衡的能力。例如,核心领导的缺位会减弱组织的团结力,中间层级的沟通不畅有损组织目标的实现力、适应力和平衡力。

（3）人员与管理特征：劳动人事制度的不断改革，组织员工来源和技能背景更为多样化，组织需要更为有效的人力资源管理。人力资源管理无疑成为组织变革的推动力之一，因为其是组织变革的必要基础和条件。为了保证组织战略的实现，需要对组织的任务作出有效的预测、计划和协调，对组织成员进行多层次的培训。这些管理活动是组织变革的必要基础和条件。

（4）团队工作模式：各类组织日益注重团队建设和目标价值观的与时俱进，这便形成了组织变革的一种新动力。组织成员的价值观念、知识技能、工作期望、工作态度、工作行为等与组织目标、组织结构、组织关系、责权利系统相互矛盾或不相适应时，往往需要对组织整体或局部进行相应的变革。例如，为了满足组织成员希望从组织中获得尊重、友谊、信任等情感需要，就必须革除组织只强调完成任务、对员工缺乏人文关怀的制度。

上述各种因素是组织产生改革现状的内部推动力，常常是多因素共同促进组织变革。

2.外部动力　任何组织都是处于飞速发展的环境中，环境变化会转化为外在压力迫使组织进行变革。促进组织变革的重要外部推动力包括政治、经济、技术、市场等方面。

（1）社会政治：政治制度的量变和质变对组织形成强大的变革推动力。政治制度的量变，是指在根本政治制度不变的前提下，某些具体政治制度的变动，如国有企业转制、外资企业竞争等涌现出的新政策，政治制度的量变引发行政组织的具体职能和机构的变革；②政治制度的质变，即新的政治制度代替旧的政治制度，是制度性质的根本变化，它促使行政组织质的变革，表现为制度的全面重新设计。

（2）技术发展：科学技术的变化是促进组织变革的强大动因。新科学技术，如新材料、新工艺、新设备的出现会带动产品、组织管理、专业分工、人际关系等一系列的变化，改变社会生产方式、组织方式和生活方式的各个方面。例如，计算机网络技术的广泛应用提高了组织管理效率。

（3）市场竞争　市场适应性是组织有效性的评价标准之一。例如，医院服务质量和医疗质量安全不能适应社会市场需求，医院就将进行改革或转型。

外部环境变化是组织无法控制的，只有通过不断组织变革，才能形成组织与外部环境的动态平衡，保持组织的生命力。

（二）组织变革的阻力

变革的阻力常常与变革的动力伴行。变革的阻力既可能来源于个体，也可能来源于群体，两者经常共同影响变革。

1.个体对变革的阻力　由于不同个体对组织变革的结果接纳性及风险意识不同，因而对变革的态度就会不同。个体对变革的阻力源于基本的人性特征。

（1）知觉防范：个体通过知觉塑造自己的认知世界，倾向于选择使自己感受舒适的观点或事物。此时当新生事物与自己塑造的认知世界观相左时,容易产生对变革的抵制。例如,医院推行护理改革,护理部从打破传统的"护士绩效跟着科室走"的分配方案入手,制订出一套体现护士岗位风险、工作量、劳动强度、技术含量及服务质量的护理绩效分配方案。一些中层管理者口头赞同改革的必要性,但在内心深处更加认同自己的经验和认知,所以在实践中并不认真落实此项改革措施。

(2)习惯:组织成员长期处在一个特定的组织环境中从事某种特定的工作,就会自觉或不自觉地形成对这种环境及工作的认同感和一套较为固定的看法。这种习惯随着资历渐长和重复劳动逐步沉淀在员工意识深层。除非环境发生显著的变化,否则人们通常会按照自己的习惯或固有模式对外部刺激做出反应,而行政组织变更本身就意味着对某种习惯的否定。如果此时个人难以看到改变习惯带来的好处,按习惯方式做出的反应就会成为变革的阻力。例如,医院根据发展需要,搬迁到偏远的郊区,医护人员需要重新适应的工作环境、工作流程、工作习惯等,一旦其对作息时间等安排不满意就会引发心理不适并对变革产生抵触情绪。

(3)个性:个性是在一定的社会条件和教育影响下形成的一个比较固定的特性。一个人的个性对其心理特点和行为方式有很大的影响。人们个性或性格方面的某些特点如教条主义、依赖性会使人们具有抵制变革的倾向。教条主义的个性特点导致人们思想封闭、认识狭隘;依赖性过强的个体往往依赖他人决定自己的行为,不能准确地自我评价,从而抵制变革。

(4)对未知的恐惧:变革是充满不确定性的,未来的风险总是或多或少地存在,所以员工对未知的恐惧也会阻止变革顺利进行。员工不愿意冒风险尝试改革,对变革的冷淡转化为反对变革的固执。

(5)经济:员工会抵制将减少他们收入的变革。特别当薪酬与生产率紧密相关时,工作任务或日常事务的变化引起经济收入上的担忧,使员工产生抵制变革的阻力。

(6)安全感:安全感是可能出现的对身体和心理的危险或风险的预感以及个体在处事时的确定感和可控感。变革的实质在于"新",但新的东西总是人们所不了解和不熟悉的,因而人们通常会对变革产生不同程度的不安全感,并持一定的观望和保留态度。一般对安全需要较高的人,因变革使既得利益和控制资源受到威胁时会抵制它。

2.组织对变革的阻力 组织对变革的阻力来自诸多方面,既包括组织结构、规章制度等显性阻力,也包括组织文化、氛围、资源、利益等隐性阻力。

(1)结构惯性:当组织面临改革时,组织固有的结构、机制、关系和规范等仍会惯性地发挥作用,对变革产生一定的阻力。例如,人力资源管理系统地选择一定数量的员工参与培训等,这些社会化技术提高了员工角色的要求和技能。随后,组织继续引导和塑造员工们的行为。

(2)有限的变革点:组织是由一系列相互依赖、相互作用的子系统组成,对任何一个子系统的变革都可能直接或间接地影响到其他子系统,从而受到其他子系统的抵制。

所以,当组织中的子系统推行组织变革时,很可能因为其他系统或更大系统的抵制而阻力重重,甚至使变革趋于有限甚至无效。

(3)文化与规范:组织文化和群体规范具有根深蒂固的惯性。有时即使个体想改变自身行为,领导也力推改革,却可能因为文化和群体规范对思想的约束和惯性作用而受到制约,对组织变革形成一定阻力。

(4)资源限制:任何一个组织在理性变革时都会考虑变革成本,有时因为资源限制只得延迟或放弃计划的变革。另外,当一项变革改变组织的资源结构时就会使原有的某些资源被闲置从而造成资源浪费,尤其是贵重资源浪费时损失就更大。在这种情况下,组织的现有资源和资源结构就会对变革产生一定的阻力。

(5)组织间的协议:组织间的协议通常规定了组织和组织管理者在法律和道义上的责任,对组织具有约束力。这类协议所施加的责任和义务,可以约束组织管理者的行为,限制组织的一些变革。

(6)对既得利益群体的威胁:组织的变革可能会危及组织内一些群体的优势地位,既得利益群体往往会反对或抵制有损于自身利益的变革。此外,组织变革还可能会威胁到一些专业群体的专业技术知识和价值实现,导致这些专业群体的反对。如随着疾病谱的变化,医院可能对某些专业人员设置进行调整。

任何变革都面临着动力和阻力问题,这是对待变革所表现出来的两种态度及方向相反的力量。这两种力量的强弱对比,从根本上决定了变革的进程、成本乃至成败。采取正确变革策略,建立推动变革的团队,按步骤实施变革,多管齐下,才能消除变革阻力。

三、组织变革的模式

国内外许多学者对组织变革的程序进行了大量的研究,提出了不同的组织变革模式,具有代表性的四种模式为阶段变革模式、计划变革模式、系统变革模式和成长变革模式。

(一)阶段变革模式

组织变革的阶段模式是以组织变革的组成阶段为线索,着重分析组织变革之前、之间、之后的变动形式,把握组织变革的动态过程。美国心理学家库尔特·莱温(Kurt Lewin)提出的三阶段模式包括解冻、变革和再冻结。不同的时期有不同的任务。

1.解冻阶段(unfreezing) 此即组织变革初期(解冻期),是通过组织诊断,发现变革征兆,明确组织变革动机,确定组织变革动力,消除组织变革阻力,为组织建立安全感,提高变革的能力。这个阶段主要是启动变革,打破旧的平衡状态和行为模式,克服个体阻力和组织阻力,瓦解使组织行为维持现状的力量,所以称为"解冻"。解冻的主要方式有:①增强推动力,即增强改变现状行为的力量;②减弱制约力,即减弱妨碍行为,打破现有平衡状态的力量;③以上两种方式的结合,当变革阻力很大时,往往双管齐下以减小变革阻力,增强变革动力和吸引力,确保解冻成功。

2.变革阶段(changing) 此即组织变革中期(变革期),是制订组织变革目标和方向,有计划有步骤地实施改革方案,通过多途径培养积极的态度和行为。该阶段主要是实施变革,在接受新观念和新认识的基础上形成新的态度和行为,主要通过认同和内在化两种方式来实现。认同是组织向组织成员提供态度和行为的新模式,使员工不断地模仿新模式,修正旧模式。内在化是组织成员将形成的态度和行为运用于实际问题的解决并形成稳定的个人品德。

3.再冻结阶段(refreezing) 此即变革后期(再冻结期),需要重新检验变革后的工作状态、行为、模式,并通过有序调整使之成为持久的行为模式,建立良好群体氛围。通过对内部环境、外部环境的组织结构、工艺技能的改变,人员安全感和动机、态度等变革,达到组织变革的最终目标。该阶段主要是巩固变革,它是利用一定的强化方法,使员工已经接受的态度和行为完全融入员工品德。强化有两种方式:连续强化和间断强化。连续强化是在被改变的员工每次接受新的行为方式时,就予以强化,如当即给予肯定和鼓励。间断强化是间隔一定的反应次数就予以强化一次,如有规律的奖励。

例如,解冻阶段:美国建立社区卫生保健网络,加强跨城市合作关系模式以解决社区卫生问题的变革过程。位于马萨诸塞州的萨默维尔(Somerville)市和剑桥(Cambridge)市都经历过移民人口的显著增长,新移民中存在着几十种语言。同时,两座城市的社区保健机构也都与社区医院紧密联系,为社区卫生保健提供服务。两座城市之间的工作虽都是源于美国社区卫生保健网络却并没有合作。变革阶段:萨默维尔市社区保健机构首先提出了精神药物滥用、老年人健康和移民健康三个问题是社区需求评估中最需要注意的问题,并与剑桥市保健机构建立跨城市的伙伴关系,为城市居民提供更多的保健服务。再冻结阶段:按照人群的需要、伙伴关系的自身能力、影响伙伴关系的环境力量来提供服务,确保跨城市合作模式的成功。

(二)计划变革模式

吉普森提出的计划性模式,认为变革可以通过周密的计划和严格的逻辑步骤有效进行。计划变革模式是实施计划变革的一套系统而简明的方法与思路。

(三)系统变革模式

组织变革的系统模式是运用系统的方法,分析组织结构的构成要素、各要素之间的关系以及组织功能的发挥和变化。

1.哈罗德·莱维特(Harold Leavitt)的系统变革模式 美国学者哈罗德·莱维特认为组织变革的模式由以下四个变量构成:

(1)结构:结构是对组织成员及领导者所担负的责任、权力和相互关系进行调整,包括划分和合并新部门、协调各部门工作、调整管理层次和管理幅度、改变工作流程等。组织结构的变革是完成组织变革的一种最直接和最基本的方式,效率高,可以使组织发生根本改变。

(2)任务:任务是对组织的工作任务进行重新组合,改变原有的工作流程。如扩大工作范围和丰富工作内容。

(3)技术:技术是完成组织任务的技术工具、方法和手段。技术是改变解决问题的机制和研究解决问题的方法以及采用这种新方法的程序。

(4)人力:人力是实现所有变革的基础,无论是组织结构的变革,还是任务和技术变革,都离不开人的重要作用。以人为重点的变革主要是知识的变革、态度的变革、个人行为的变革以及整个群体行为的变革。

这四个变量在组织中的关系是互相依存、缺一不可的,任何一个变量的变动都会导致其他变量的变化,所以在变革中要从以下四方面入手:①改变组织的工作任务;②改变组织的结构;③改变人的态度和价值观、人的行为和组织成员之间的沟通状况;④改变完成任务的机制和技术等。

2.黑尔里格尔的系统变革模式 美国学者黑尔里格尔(Don Hellriegel)将哈罗德·莱维特的系统变革模式进行扩充,把组织系统的主要因素扩大为六个:人员、文化、任务、技术、设计和战略。其中任何一个变量的变化可能会导致其他一个或多个变量的改变。例如,组织战略计划的改变可能决定了组织设计中新形式的变化,反之,它又会导致人员结构的变化以及组织技术的更新,而这些又将改变组织任务的性质。所以,进行有计划的组织变革时,可以从六个环节中选准一个变革点,同时兼以其他要素的变革,从而系统地推动组织变革的完成。

位于弗吉尼亚的库帕尔医院的变革过程就是一个典型的系统变革模式。

库帕尔医院地处弗吉尼亚乡村,只有70张床位、14名临床医师,医院面临其他医疗机构、猎头公司招募本院医师的状况,并且有医师已经决定离职。医院管理者组织召开一系列会议,与医师们共同商讨合并医院或接管医院的问题,最终决定成立库帕尔医疗联合会——一所免税有限责任公司,董事会由4位医师和4位医院代表组成;协议规定14名医师必须服务于库帕尔医疗联合会,医师的基本工资包括他以前的薪水和现在的工作产出,激励机制包括与其绩效有关的奖金。机构改制后,库帕尔医疗联合会需要大量的资金,于是其管理者对外寻求合作,有3所医院和1所大学愿意加入,与其成为伙伴关系。库帕尔医疗联合会发展了一套医师与专家共享资源的程序,为当地居民提供更多的服务和为大学生提供实习机会。联合会董事会主席认为,通过联合会,医师可以共享资源,进一步提高服务质量,增强医院竞争力。

库帕尔医院的变革改变了组织的工作任务、组织结构、组织成员的态度和价值观、人的行为、组织成员之间的沟通状况以及完成任务的机制和技术等。就法律和咨询费来说并不便宜,但是新机构的建立消除了医院瓦解的可能性。

(四)成长变革模式

成长变革模式是从组织成长与发展的角度来研究组织变革的过程。变革模式与过程模式相区别的地方主要在于它是从组织由小到大、由幼稚到成熟的整体生长过程来研究组织变革的规律性。美国组织管理学家拉里·葛雷纳(Larry Greiner)提出了著名的组织成长四阶段理论,他认为组织的成长和发展包含着组织演变和变革两重含义。演变是指组织比较平稳地生长,变革是指组织结构发生重大动荡。他认为这两个时期是共同作用并互相推动着前进。葛雷纳依据组织的年龄、组织的规模、演变和变革的各个阶段、组织的成长率五个要素设计了组织成长模型。他认为任何组织都要经过由小到大、不断成熟的四个相对平衡时期,每个时期都会遭遇特定的危机,但组织会自觉地寻找危机的原因并想办法解决,从而以这个危机的化解为新开端,迈向更高一级的阶段。

1.组织的创业阶段 这是组织的产生阶段,着重点是既要创造产品,又要创造市场。此阶段组织结构非规范化,主要依靠创业者个人实施监督与控制,组织非常脆弱,会遭遇领导危机。此时组织成员的创造性是组织的成长动力。随着领导创造能力和协调能力的增强就可能把组织推向第二个阶段。

2.组织的集体化阶段 此阶段组织结构随着权力等级、工作分配建立起来,组织成员之间的关系出现等级化;授权之后的组织会遭遇控制危机,如高层管理者不愿意放弃其权力,而低层级管理者希望有更大的自主权。命令是组织成员完成任务的动力。例如,某医院在等级医院评审过程中遭遇自治危机,这时便不能通过上级授权下级的管理作为解决办法,必须通过命令的管理方式解决问题。

3.组织的规范化阶段 组织权责的规章、程序和控制系统的设计与建立标志着组织进入了规范化阶段,高层管理者主要负责战略与协调工作,中层管理者负责组织的生产和服务工作,组织进入职责明确、分工明晰的阶段。此阶段面临的危机是官僚危机,压制了组织的创新和发展。例如,病区护士长会抱怨高高在上、不熟悉病区工作情况的护理部领导只会发号施令,而护理部领导在他们的立场上又抱怨临床一线的护士长不合作并且无知,这两群人实际都在批评官僚体系的弊端。

4.组织的精细化阶段 通过引进创新、合作的团队意识,利用灵活、高效的团队方法,加强组织内部各部门之间的联系,解决了组织的官僚危机,进入第四阶段。此期组织会更不适应环境的要求,面临新的危机。

以上每一阶段是前一阶段的结果,同时也是下一阶段的原因。

四、组织变革的步骤

经典组织变革步骤为约翰·科特(John Kotter)在《领导变革》(*Leading Change*)中总结出的极具可操作性的组织变革八个步骤。

步骤一:制造强烈的紧迫感。让组织内部人员在工作上保持一定的紧迫感是开始变革的基础。明确并讨论潜在危机与现存危机,紧迫感会让员工意识到变革的必要性和重要性,并在变革开始之期,消除内部不良情绪,减少组织变革的阻力。

步骤二:建立一支强有力的指挥团队。团队由可信任的、有权威和责任感的人员组成,负责变革过程中的领导工作。否则,变革就会缺乏必要的指导,使变革受到阻碍。

步骤三:确立正确而鼓舞人心的变革愿景。变革愿景常与战略、规划和预算相联系,却不能与它们等同。详细的计划和预算仅仅是变革的必要条件,组织更需要符合实际情况的、能得到认同的、清晰的变革愿景,以激发成员的积极性,让成员明确努力方向。

步骤四:进行大规模的愿景沟通,使团队认同变革。将变革愿景有效地传递到组织中的相关人员并达成共识。这个阶段中,表率比指令更起作用,因而领导者需要以实际行动来影响其他相关人员。

步骤五:充分授权,使更多成员采取行动。充分授权是变革中的必要环节。具体执行变革措施的主要成员,如果缺乏必要的权力,就会在工作中难以施展能力,并且不得不为自己进行必要的辩护,否则容易造成挫折情绪蔓延,阻碍变革。

步骤六:系统地规划并宣传短期成效,巩固变革信心。变革通常是一个缓慢且逐步实现的过程,在具体某一阶段其成效并不明显。这种情况持续太久,会对组织成员造成一定心理压力,怀疑变革结果。因此变革领导者需要及时宣传已取得的短期成效,帮助肯定变革成果,鼓舞人心。

步骤七:拒绝松懈,进一步推动变革。在取得短期成效后,组织成员的信心被调动起来,变革行动获得支持。这时需要注意保持组织成员的情绪,并继续推进组织变革。一旦松懈,变革士气很难再次回升。

步骤八:把变革固化到组织文化中。变革取得成功后,组织需要营造一定的文化氛围,如把新的方法制度化以巩固变革成果,明确新的行为方式与组织成功的关系,以确保团队的顺利发展。

五、组织变革与发展在护理管理中的应用

运用组织变革,适时调整护理组织系统,及时跟进我国卫生事业发展的步伐;运用组织变革,改革临床护理服务模式,全力推进责任制整体护理;运用组织变革,创新管理机制,提高护理组织系统效能,运用组织发展,丰富护理人员角色和岗位,拓展护理服务领域;运用组织发展,提高护理团队工作热情和士气;运用组织发展,创建或打造凸显各具特色的标志性护理组织。组织变革与发展在护理管理中具有重要意义。通过战略规划、流程优化、人员培训与发展以及激励机制建设等方法的应用,可以提升护理管理水平,优化护理服务质量。然而,在变革过程中也会面临诸多挑战,护理管理者需要积极应对,确保变革和发展的顺利进行。只有这样,护理管理才能不断适应和应对外部环境的变化,实现可持续发展。

思维导图

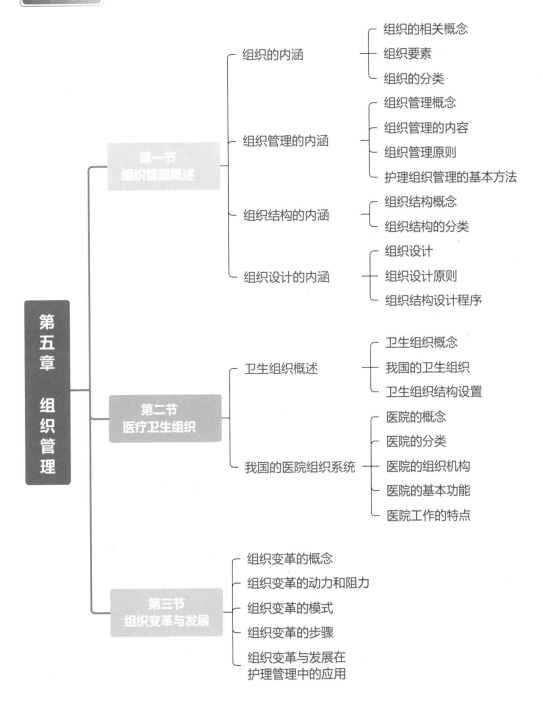

案例与问题

【案例一】

护理管理是医疗服务体系中不可或缺的一环,有效的护理管理不仅能提高护理服务质量,还能提升患者满意度和医疗机构的整体运营效率。某综合性医院近年来面临着患者数量增加、护士人力资源紧张、护理质量参差不齐等问题。为了改善这一状况,医院决定加强护理管理的组织建设,提升护理团队的协同作战能力。

请思考:

医院该从哪些方面着手加强护理管理组织建设?

【案例二】

作为某三甲医院急诊科的李护士长在生活、工作中都很随和,总是尽自己最大的努力从各方面帮助和支持她的下属,每件事都顺利进行,经常受到绝大多数护理下属及患者的普遍称赞。但科室护士小王在过去的几个月中丈夫下岗,儿子又被诊断患有白血病,小王对自己的整个现状感到非常的沮丧和无奈。科室护理人员的绩效评价开始后,护士长就决定尽自己最大的努力帮助小王,虽然小王在许多方面都比不上一般护士,但还是将小王所有考核评价指标都评为优秀。护士长向小王解释给她那么高评价的原因,小王满怀感激之情并向自己的亲戚朋友宣传自己多么有幸遇到这样好的护士长。

请思考:

1.从管理者角度看,医院的护士绩效评价实践可能存在哪些方面的问题?

2.护士长的绩效评价做法可能会给其他护理人员带来哪些影响?

【案例三】

某护士准备为患者刘某输液,错拿了刘某的治疗单,加药时因其他患者请求帮助而离开。在旁边观看治疗的实习生为尽快帮助老师完成工作,将药液配好后给刘某输上。约 10 分钟后,患者发现所输药液不是自己的,立即要求拔针。

请思考:

1.认真分析导致该案例错输药物的风险事件的主要原因。

2.结合本案例,我们应该吸取什么教训?

3.从管理者角度,你对该病区护理安全有何意见和建议?

【案例四】

小张是一名工作了 5 年的本科护理生,在护士长竞聘中脱颖而出,被任命为另一科室的护士长。而科室原来的老护士长以严厉著称,做事风格一丝不苟,喜欢秩序,不喜欢下属提出反对意见,管理中以指令方式为主,故此在护士长的竞聘中落选,被调离了该科室。小张现所在科室共有 15 名护士,其中 7 名护士毕业不到三年,年龄不到 25 岁;4 名护士超过 40 岁;学历:只有 4 名大专生,其中 3 名护理本科,其余均为中专毕业。

请思考：

1.从管理者角度看,老护士长在管理中有什么问题?

2.小张面对该科室的局面,应如何开展工作呢?

3.小张该如何发挥自身的优点,克服自己的不足,以便更顺利地开展工作呢?

教学PPT

自测题

一、选择题

1.护理管理者的任务是( )。

A.促进护理科研、建立评估体系、实施成本核算、探求管理规律

B.完善服务内容、建立评估体系、实施成本核算、探求管理规律

C.促进护理科研、完善服务内容、实施成本核算、探求管理规律

D.完善服务内容、促进护理科研、建立评估体系、探求管理规律

2.首次提出"在正式组织中存在着非正式组织"观点的是( )。

A.韦伯的行政组织学理论

B.梅奥的人际关系学说

C.法约尔的管理过程理论

D.马斯洛的人类需要层次理论

3.医院机构要分成上下等级关系的部门层级,反映了系统特性的( )。

A.整体性　　　　　　B.相关性　　　　　　C.目的性　　　　　　D.层次性

4.目标管理的第一个阶段是( )。

A.制订目标体系　　B.实施奖惩　　　　C.组织实施　　　　D.检查评价

5.最简单的一种组织类型是( )。

A.直线型　　　　　B.直线-职能参谋型　　C.职能参谋型　　　D.矩阵型

6.计划在实现组织目标中的意义是( )。

A.有利于实现组织目标

B.有利于应对突发事件

C.有利于合理使用资源

D.有利于提高护理质量

7.关于强化理论在护理管理工作中应用,下列描述错误的是( )。

A.对于某一护士,所使用的强化手段尽量不变

B.实施负强化能收到迅速、有效的结果,护士条可以经常采用

　　C.负强化和惩罚本质上是一回事情

　　D.给予下属正强化要及时

8.一个有效的绩效评价系统组成部分一般有（　　　）。

　　A.确定绩效标准　　　　B.评价绩效　　　　　　C.反馈绩效　　　　　　D.确定评价责任

9.理想的学习型组织具有的特征是（　　　）。

　　A.组织具有适应性

　　B.成员具有学习欲望和能力

　　C.组织具有强大的团队精神

　　D.组织具有强大优异的业绩

10.现代管理的基本原理包括（　　　）。

　　A.效益原理　　　　　　B.人本原理　　　　　　　C.动态原理　　　　　　D.系统原理

二、简答题

1.组织设计的原则有哪些？

2.组织管理的原则有哪些？

3.医院工作的特点有哪些？

第六章　领导管理

人们常常以审视权力现象来关注"领导和领导力"。历史上,对领导者的最早描述和关注的就是对他们权力的运用,即使是最强有力或成功的管理者也都非常注重他们作为领导者的领导效果如何。一个管理者能够敏锐地觉察到自己在他人心中的位置如何,才能更好地执行领导力,才有能力在需要完成组织目标的人群中唤起信心和支持。世界上那些最出色的组织机构之所以获得成功,主要归功于领导力而不是物质资产。21世纪的护理管理者应该掌握哪些知识、策略和能力来领导和管理不断变化的护理和卫生服务,并且为人类更加健康的未来去影响卫生政策的制定,将是本章探讨的问题。

学习目标

识记:

1.掌握领导的定义;领导者影响力的种类及素质要求。

2.掌握领导理论的主要内容。

理解:

1.了解领导的相关概念;领导者与管理者的区别;领导力的内容。

2.熟悉领导者影响力的来源;护理管理者领导力提升的策略。

运用:

1.能根据护理管理实践的特点,提出提高护理领导者影响力的策略。

2.能结合临床实际,具有理解、关心、激励员工的领导意识。

第一节　领导者与管理者

一、领导与管理概述

(一)领导与管理

领导与管理这两个概念常常被人们混淆,很多人认为管理者就是领导者,领导过程就是管理过程。其实,领导与管理是既有联系又有区别的一对概念,关于"领导是什么"

的问题,需要从领导与管理之间的关系来看。对许多人而言,管理(management)一词让人想到的是效率、计划、程序、规则、控制和连续性等词汇。领导(leadership)一词让人更多联想到承担风险、动态、创造力、变革和愿景等词汇。因此有专家认为,领导是个动词,在本质上是个价值选择过程,是个充满着价值(value)的活动和行为,而管理则并非如此。

关于领导的概念,从不同研究的角度可有不同的表述,从不同表述中归纳其共性的特征可以认为,领导是个人影响团队成员去完成共同目标的过程。因此,领导具备以下几个特征:①领导是为了达到某个群体或组织的目标,没有目标就没有领导。②影响力是领导的必要条件。领导是相对于某个群体或组织而产生率领、引导、影响的行为。③领导是发生在领导者与追随者之间的一种交互活动。④领导需要关注领导者与追随者共同的目标。

管理是执行,是对某一计划活动的过程的完成。领导是为实现远景目标制定变革战略,激励和引导组织成员为实现组织目标做贡献的过程。

(二)领导与管理的区别

1.职能不同　领导的职能主要是制定决策和推动决策的执行、实现最大的社会效益,重点是以人为中心,率领和引导人,处理好人际关系,从而发挥人的积极性和创造性,具有鲜明的人文特征。而管理的职能包含了计划、组织、人力资源管理、领导和控制,重点是管理人、财、物、时间、信息、技术等资源,使各种资源得到合理配置,充分提高管理效能。

2.管理方式不同　领导职能强调对前景的不断关注,强调未来发展,提出发展的宏观战略性目标,制定战略决策,因此领导活动不拘泥于程式化的领导方式,具有一定的灵活性和随机性。管理则强调对任务的完成,在战略决策引导下制订和实现工作目标,以制度和法规规范人的行为,具有秩序性和稳定性。

3.权力基础不同　领导是以影响力引导人们实现共同目标,通过激励、指导、协调等激发人们内在的动机,使其自主地、心甘情愿地为组织目标而努力。而管理注重职位权力的行使,以强制性的权力实现组织目标。

4.实践对象不同　领导活动的实践对象是特定的组织成员,领导者通过特定的影响力,激励组织成员,实现群体目标。管理活动的实践对象是特定的规则程序,通过资源的程序化配置来完成特定的管理目标。

5.评价指标不同　领导活动的评价指标是领导效能,既包括领导活动的效率和效益,也包括领导过程中的用人效能、时间效能和整体贡献效能等。管理活动的评价指标一般是效率和效益,可以采用较为客观的、数据化的测评方法来评价。

(三)领导与管理的联系

1.领导是管理的职能之一　在管理职能尚未清晰的时代,领导与管理没有明确的分离。随着管理科学的不断完善和发展,二者的关系得到明确,管理是领导的母体。

2.领导和管理具有复合性　一方面是主体身份复合。在组织中,管理者履行包含领导职能在内的各项管理职能,所以,在管理者的行为中,很难将领导活动和管理活动严格区分,管理者和领导者的角色往往重叠复合。另一方面是行为性质复合。两者都是一种在组织内部通过影响他人的活动,来实现组织目标的过程。

3.领导与管理相辅相成 领导活动的目标只有在有效管理的支持下才能实现,而管理活动的效益也只有在正确的领导决策指导下才能产生。只有有效的管理和领导联合起来,才能带来满意的效果。

二、领导者的影响力

1.影响力概念 所谓影响力就是一个人在与他人的交往中,影响和改变他人心理和行为的能力。但强度各不相同,而且随着交际对象的变化,环境的变化,影响力所起的作用也发生相应的变化。影响力人皆有之,领导者的影响力在人际交往中表现得更为突出和重要。领导者影响力的大小是由许多因素决定的。例如,地位、权力、知识、能力、品德和资历等因素。一个领导者要实现有效的领导,关键在于他的影响力如何。

2.领导者影响力的来源

(1)法定影响力:这是自主管理体系中规定的正式影响力,从一般意义讲,法定影响力就是职权。例如,护士按照护士长的安排值班,是知道护士长有职责和权力安排科室护士班次的。

(2)强制影响力:这是领导者强制他人服从的一种影响力,是惩罚性的,容易给人以不良的刺激,应当慎用。如护士长对考试不及格的护士实行扣发奖金或强制加班的做法。

(3)奖惩影响力:这是指给予或取消他人报酬的影响力。管理者控制报酬手段越多,其拥有的奖惩影响力就越大。

(4)专家影响力:这是对个人掌握知识的信赖程度产生的影响力,掌握信息的人越少,信息越重要,拥有的专家影响力就越大。

3.领导者影响力的种类

(1)权力性影响力:由传统因素(观念性-服从感)、职位因素(社会性-敬畏感)和资历因素(历史性-敬重感)所构成,属于强制性影响力,对下属的影响有强迫性,使其心理与行为表现被动、服从,对其激励作用是有限的。权力性影响力一般随权力地位而产生,也随地位改变而发生变化,是外界赋予的,因而不稳定。权力影响力常靠奖惩等附加条件而起作用。

(2)非权力性影响力:由领导者的品格(本质性-敬爱感)、才能(实践性-敬佩感)、知识(科学性-心理上信服尊敬、主动随从、自觉服从),并改变其行为。在领导者影响力构成中,占主导地位起决定作用的是非权力性影响力,权力性影响力也受到非权力性影响力的制约。因此,提高领导者的影响力,关键要提高领导者的非权力性影响力。

三、领导者的基本素质要求

1.素质的概念 《辞海》对素质一词的定义为:①人的生理上的原来的特点。②事物本来的性质。③完成某种活动所必需的基本条件。

2.人的素质的内涵

（1）人的素质的概念：人的素质是指人在工作、生活及一切社会活动中所具备的自身条件。换而言之，人的素质也就是指人在质的方面物质要素、精神要素及一切社会生活要素的总和。

（2）人的素质结构和分类：人的素质是由多层次、多侧面要素和复杂机制构成的一个综合范畴。其分有三个层次八个种类。第一层次是自然素质，指人生来就具有的先天属性，即人的有机体生来就具有的某些生理特点；第二层次是心理素质，指个体在心理过程、个性心理等方面所具有的基本特征和品质，情感、意志、性格组成人的心理素质；第三层次是社会素质，人在自然素质的基础上，进一步通过后天的学习与实践而形成的素质。八种素质是指政治素质、思想素质、道德素质、业务素质、审美素质、劳技素质、身体素质和心理素质。

3.领导者应具有的基本素质　领导者的素质是指在先天禀赋的生理和心理基础上，经过后天的学习和实践锻炼而形成的，在领导工作中经常起作用的那些基础条件和内在要素的总和。在领导科学理论的研究中，人们一般把领导者的素质分为政治思想素质（包括正确的世界观、人生观、价值观；现代化的管理思想；强烈的事业心、责任感、政治的品质及民主的作风；实事求是，勇于创新的精神）、文化及业务知识素质（包括专业知识与技能；自然、社会的基本理论；管理基本知识；其他知识）、领导和管理能力素质以及个人身体素质和心理品德素质等。

四、领导的作用

领导者应建立与组织协调一致的宗旨和方向。为此，他们应当创造并保持使员工能充分参与实现组织目标的内部环境。领导是组织的核心，领导的首要作用就是指挥、带领、引导和鼓励下属为实现目标而努力协作，也就是要能够站在全局的战略角度上分析问题、处理问题并作出科学的决策让自己的下属去实施；其次领导还要在下属面前发挥带头作用；再有就是协调组织内部的关系鼓励大家协同合作。一个好的领导必须能够把每个组织成员的作用发挥到最大，并把整个组织的效率聚合起来发挥到最大。领导的作用简单地概括就是指挥作用、协调作用和激励作用。

五、领导力与护理管理

领导力是领导者影响和改变别人行为的能力，是保持组织卓越成长和可持续发展的重要驱动力。如何提升领导力，成为一个卓越的护理团队领导者，是护理管理者必须思考的问题。

（一）领导力的定义

领导力（leadership）是指正确地规划个人或组织发展方向，有针对性地整合相关资源，凭借人格魅力、工作作风等内在和外在素质的综合作用积极地影响相关人员决策与行为，从而实现个人价值或组织效益最大化的能力。领导力是一种内生于领导活动并作用于领导资源配置过程,体现领导功能及规律要求,通过领导机制来实现的多种力的总和,是一种特殊的人际影响力,其本质是影响力。组织成员既影响他人,也接受他人影响,因此,每一名成员都具有潜在的和现实的领导力。领导力可以分为两个层面:一是组织的领导力,即组织作为一个整体,对其他组织和个人的影响力,涉及组织的文化、战略和执行力等;二是个体领导力,即各级管理者的领导力。

（二）领导力的构成

关于领导力的构成,多项研究有不同的观点,本教材主要针对前瞻力、感召力、决断力、执行力、创新力、服务力等展开论述。

（1）前瞻力是着眼未来、预测和把握未来的能力,取决于领导者的认识水平以及领导活动的特点。前瞻力的形成与领导理念、组织利益相关者的期望、组织的核心能力、组织所在行业的发展规律、组织外界宏观环境的发展趋势有关。

（2）感召力是吸引被领导者、刺激和鼓励组织成员提高领导资源配置与利用效率的力量,是最本色的领导能力,体现在下属从心底深处激发出的一种工作主动性。

（3）决断力是针对战略实施中的各种问题和突发事件而进行快速和有效决策的能力,主要体现在掌握和善于运用各种决策理论、方法和工具的能力;快速和准确评价决策收益的能力;预见、评估、防范和化解风险的意识和能力;拥有实现目标必不可少的资源;把握和利用最佳决策及其实施时机的能力。

（4）执行力是领导者对上级指示的反应速度和行动能力,代表了整个组织实现目标的速度和能力。执行力与基础智能、性格态度、岗位胜任力有关。要求领导者能够准确理解上级的政策,能够驾驭决策能力、服务能力、组织能力、协调能力等各种能力,将上级指示有效落实。

（5）创新力是指革旧布新、创造新事物的力量。创新力是新时代领导力的重要组成部分,是衡量领导者素质的标准之一。有创新力的领导者能够做到理论联系实际,始终做到与时俱进,能够发现新问题,产生新的想法,创新性地解决问题。学习并学以致用是创新力的基础,还要具有创新思维、良好的洞察力和判断力,以及"敢闯敢拼"的精神。

（6）服务力是指领导者主动为下属提供条件、提供环境和提供服务,以便他们能更好地发挥作用的力量。服务力不仅仅是嘘寒问暖、发放福利,更要自愿担任舞台的搭建者,给员工展示的机会,并为他们提供支持和帮助。服务的终极目的不单纯是为了员工满意,而是增强员工对组织的信任和忠诚,上下同心同德,为了共同的目标而努力。

以上六种力量并不一定包含领导力的全部,而且划分也是相对的。关于领导力的构成,国内外学者的研究成果有"五要素说""四要素说""三要素说"等。无论哪种观点,都强调领导力的各种构成要素之间相互关联、相互作用,构成一个有机联系的力的集合。

（三）护理管理者领导力的提升

护理领导力既可以体现在普通护理人员的常规护理活动中,又可以体现在护理管理者或领导者的领导行为中。护理管理者的领导力在一定程度上决定了护理工作的质量,影响着护理组织的凝聚力和护理组织绩效。

1.提升护理管理者领导力的途径

(1)增强自我认知:认识自我是提升领导力的前提,领导者必须明确自己需要提升哪一方面的领导力,只有了解自身的优劣势才能树立明确可行的目标。同时需要有强烈的提升自我的意愿,才能在领导力的提升上有所突破。

(2)勤于学习思考:习近平总书记指出:"本领不是天生的,是要通过学习和实践来获得的。"①护理管理者要树立终身学习、自觉学习的理念,主动加快知识更新、优化知识结构,拓宽眼界、增强本领,才能赢得主动、赢得未来。

(3)积极开展培训:医院需要定期开展领导力提升的相关培训,护理管理者参与其中,不断开发自身潜能,有助于领导力的提升。

(4)勇于实践探索:实践更能够考验护理管理者的能力,也能让护理管理者更快速地成长。护理管理者要勇于在实践中探索新的方法,敢于克服各种困难,善于总结实践经验,形成自己的领导力提升的方式,成为一名有效的领导者。

2.提升护理管理者领导力的策略

(1)注重个人品格修养:感召力的形成最基本的要素是领导者的品格。护理管理者具备高尚的品格和良好的个人修养,才能对护士产生感召力。护理管理者应做到修身正己、公正无私、正直诚信,才能感召护士,使其心甘情愿地努力工作。

(2)把握全局和长远:护理管理者首先要牢固树立全局观念,掌握团队的整体情况,全面分析影响团队发展的多种因素,抓住关键环节,制订明确的发展目标;其次,要牢固树立动态发展观念,把握发展机遇,找准战略定位,着眼未来作出预判;再次,要牢固树立普遍联系观念,用联系的观点看问题,注重把握事物的内外、纵横联系,运用系统的观点解决问题。

(3)科学决策:护理管理者首先既要有胆量魄力,敢于决断,勇于担当,又要有学识智慧,把握科学规律;其次,要善于发动团队力量,注重调动每名护士的积极性和创造力,群策群力;再次,要善于学以致用,既学习有关的理论知识,还要理论联系实际。

(4)沟通协调:护理管理者首先要以大局为重,多做换位思考,平等协商,相互理解,相互支持;其次,要求同存异,客观全面地分析各方面情况,找准共同点和关键点,有的放矢疏导平衡,力求共识;再次,要刚柔相济,调节与制约并用,既以理服人,又以情动人;最后,要提升沟通能力,既倾听对方的心声,也表明自己的立场。

(5)明确目标,提高效率:护理管理者要能够制订明确的执行目标,提供流程合理、方法可行的执行工具,打造高效率执行团队;建立执行保障和监督反馈机制,采取有效的奖罚激励措施,强化团队责任意识;注重建设护理组织的执行文化,把"执行"作为行为的最高准则和终极目标。

(6)勇于突破创新:护理管理者首先要重视自身知识结构的更新,顺应护理学科发

---

① 习近平.在中央党校建校80周年庆祝大会暨2013年春季学期开学典礼上的讲话[N].人民日报,2013-03-03(1).

展变化;其次,要培养自己的创新思维,不断改进思维方式和工作思路;再次,注重实践中提高,要善于在实践中探索,集思广益、博采众长;最后,要努力营造创新氛围,建立创新激励机制,将"宽容失败"的理念纳入护理组织文化建设中。

(7)持之以恒,不断学习:护理管理者要培养个人的学习兴趣,设定合理的学习目标,遵循基本的学习原则,运用得当的学习方法,实现高效学习,持之以恒,努力学以致用,推动护理学科的不断发展。

第二节 领导理论

完整的领导能力包含三个要素:领导者、追随者(下属)、情境。领导力是一个领导者用以影响下属实现组织目标的一种典型行为。实际上,领导者的不同特质及其领导力在不同的背景下强调的重点不同。从行为角度来看领导者,往往较容易度量领导能力,这是由于领导行为能被观察到,而领导者的人格特质、智力、能力也须通过行为推断出来。多年来,有关领导力及其类型的理论研究和描述方法在不断发展,三大主要理论依据(领导特质理论、领导行为理论和领导权变理论)从不同的侧面阐述了有效领导者所应具备的特质和领导力。

一、特质理论

特质理论(trait theory)重点研究领导者应具备的人格特质。该理论认为领导工作效率的高低与领导者的素质、品质和个性有密切的关系,由此确定优秀管理者应具备的特质。领导特质理论按照领导品质和特性来源认识的不同,将其分为传统领导特质理论和现代领导特质理论。传统领导特质理论认为领导的品质和特征是人先天就存在的,它来自遗传。现代领导特质理论认为领导的品质和特征是在后天学习、实践过程中培养形成的,是一个动态的过程。领导特质理论的主要代表有斯托格笛尔(R. M. Stogdill)的领导个人因素论、吉塞利(E. Ghiselli)的领导品质论和鲍莫尔(W. J. Baumol)的领导品质论。

二、领导行为理论

领导行为理论(behavioral theory of leadership)的重点在于分析领导者的领导行为和领导风格对组织成员的影响,由此期望确定最佳的领导行为和风格。该理论根据研究方向不同分为两个方面:一方面,按照领导行为的基本倾向进行划分,形成描述领导行为的模型;另一方面,根据领导的行为模式,研究这些行为与下属人员的表现、满意度之间的关系。研究结果显示,高效率领导者与低效率领导者在领导行为方面有很大的差异。

领导行为理论的主要代表有领导方式理论、领导行为四分图理论、管理方格理论、管理系统理论以及管理系统理论。

1.领导方式理论 德国心理学家勒温(P. Lewin)通过不同的工作作风对下属群体

行为影响的实验研究于 1939 年完成。该理论根据领导者在领导过程中表现出来的工作作风,将其分为专制型、民主型和放任型三类。根据实验结果,勒温认为,放任型的领导方式效率最低,虽达到社交目的但未完成工作目标;专制型的领导方式虽然严格管理达到工作目标,但群体消极情绪,缺乏责任感;民主型的领导方式工作效率最高,不但完成工作目标而且群体和谐,工作有创造力。

2.领导四分图理论　美国俄亥俄州立大学研究人员于 1945 年设计的领导行为描述问卷中,列出了 1000 多种度量和描述领导行为,将其概括归类,形成工作维度(强调目标和工作促进)和关怀维度(领导支持和相互促进)两个方面。研究者认为,这两个维度的领导方式不应是相互矛盾与排斥的,而是相互联系的。领导者只有将这两者相互结合起来,才能有效地领导。这两个维度的平面结合,可以形成以任务导向或人员导向为主的四种不同类型的领导行为。

3.管理方格理论　在四分图理论基础上,美国心理学家布莱克(Robert R. Blake)和莫顿(Jane Srygley Mouton)于 1964 年构造了管理方格图,提出管理方格理论。该理论纠正了当时管理界中或以工作为中心,或以关心人为中心的错误认识,指出关心工作和关心人的两种领导方式之间可以进行不同程度的结合,形成贫乏型、乡村俱乐部型、团队型、专制型、中庸型五种管理行为模式,其中团队型被认为是最有效的管理。管理方格理论提供了一个衡量管理者所处的领导形态的模式,可适用于领导者的培养、选拔和评估。

4.管理系统理论　20 世纪 40 年代后期,美国密歇根大学利克特(Rensis Likert)领导的研究小组,从工厂、医院、政府机构的管理者及其下属那里进行了领导行为对工作绩效影响的研究。该研究根据领导、激励和沟通、交往与相互作用、政策、目标设定、工作指标等 8 个方面 51 个问题设计了量表,用以测量和判断管理者属于哪种领导形态。经过广泛分析,他们把领导者分为以工作为中心和以人为中心两大类。研究者认为,领导者与下属之间的沟通方式是影响领导风格的重要因素,也是制定领导风格的标准。在此基础上提出了四种领导形态:①专制式的集权领导;②仁慈式的集权领导;③协商式的民主领导;④参与式的民主领导。利克特构建的管理系统测定表,归纳了各类型领导者在上下级关系和工作激励问题上的特征,如表 6-1 所示。

表 6-1　利克特的管理系统测定表(部分)

组织变数		形态 1 专制式的集权领导	形态 2 仁慈式的集权领导	形态 3 协商式的民主领导	形态 4 参与式的民主领导
上下级关系	信任程度	对下属缺乏信心	有主仆之间的信赖关系	上下级之间有相当但不完全的信任	有完全的信任
	交往	极少的交往或交往在惧怕和不信任下进行	交往是在上级屈就,下属惶恐的情况下进行	适度的交往并在相当的信任下进行	深入友善的交往,有高度的信赖
	沟通程度	上下级之间不沟通	有一定的沟通	比较沟通	上下左右意见完全沟通

续表

组织变数		形态1 专制式的集权领导	形态2 仁慈式的集权领导	形态3 协商式的民主领导	形态4 参与式的民主领导
工作激励	奖惩程度	恐吓、威胁和偶尔的报酬	报酬和有形无形的惩罚	报酬和极少的惩罚	优厚的报酬启发自觉性
	参与程度	下层极少参与作决策	上层制定决策,某些方面先由下层拟订	重大决策由上层制定,下层对具体问题有决定的权力	下层参与决策,控制过程分布在组织中,底层完全参与控制

利克特的管理系统认为,具有高成就的领导者主要关心点是团队中的人性问题,并设法组成一种有效的工作群体,着眼于建立高绩效的目标。领导者的领导方式对生产率的高低有极为重要的影响,领导者与团队成员接触越多,生产率就高;反之,生产率就较低。领导方式越民主、合理,团队成员参与度越高,生产率就越高。

三、有关领导理论的其他研究

世界的急速变化给各行业管理者和领导们带来了极其严峻的挑战和考验。在当今越来越趋于全球化、信息化与多元化的时代背景下,近年来,管理学家相继提出了一些领导理论,较有代表性的是交易型领导理论、变革型领导理论、魅力型领导理论、愿景领导理论、领导归因论。

1.交易型领导(transactional leadership)理论　　交易型领导基于社会交换理论,1978年由霍兰德(John Hollander)所提出。霍兰德认为,在一定的体制和制度框架内,领导者和被领导者总是进行着不断的交换,在交换的过程中领导者的资源奖励(包括有形资源奖励和无形资源奖励)和下属对领导者的服从作为交换的条件,双方在一种"默契契约"的约束下完成获得满足的过程。整个过程类似于一场交易,所以传统领导也被称为交易型领导。

当管理者权力运用表现为提供奖励、惩罚或威胁等以使下属工作时,该类型领导风格被称为交易型领导风格。交易型领导者(transactional leader)注重下属提供的工作绩效,并以此换取领导者对他们不同的回报。在交易型领导主持的组织中,具有以下特征:

(1)明确的界限:在角色和功能、技术流程、控制幅度、决策权以及影响力范围等方面都有划分清晰的界限,所有的因素及其相互作用都被置于管理和控制之下,以期达到预想的结果。

(2)井然的秩序:任何事情都有时间上的要求、地点上的规定以及流程上的实用意义。

(3)规则的信守:对工作的每一层面都设定了具体的操作标准与方式,任何违反程序、方法和流程的行为都被视为问题。

(4)执着的控制:交易型领导力图使组织获得有序结构,厌恶混乱的和不可控的环境。因而,领导方式往往是强力型的,强调控制。

交易型领导者十分强调绩效、组织性强、公平公正、努力、具有责任心。但其工作风格决定了交易型领导的三个基本特征:①领导者用成功后才给的业绩报酬来激励下属;②领导者与团体成员之间存在着相互交易;③领导者重视任务完成,强调下属的遵从。因而,交易型领导交换的过程是以下属对领导者的顺从为前提,下属难以产生内在的工作热情和动力,还可能在强大的压力和过分的奖惩之下,堕入不道德和非理性的误区。因此,交易型领导不能充分调动员工的积极性和开发员工的创造性,难以使组织取得更大程度的进步。

2.变革型领导(transformational leadership)理论　变革型领导理论是继领导特质论、领导行为论、领导权变论之后,20世纪80年代由美国政治社会学家詹姆斯·麦格雷戈·伯恩斯(James MacGregor Burns)提出的一种领导类型。变革(transformation)一词就其字面而言,是指重新构成,即从某一状态系统蜕变为另一状态系统,或为另一状态系统所取代,并显示出不同的质的情形。伯恩斯将这种变革理念应用在领导学研究上,形成了变革型领导理论。

变革型领导理论强调领导者使下属的思想和行为发生质的变化,这个理论的提出使整个领导学界产生了一次大的革命,成为近年来学界和企业界共同关注的焦点。伯恩斯将领导者描述为能够激发追随者的积极性从而更好地实现领导者和追随者目标的个体,进而将变革型领导定义为通过让员工意识到所承担任务的重要意义和责任,激发下属的高层次需要或扩展下属的需要和愿望,使下属为团队或组织的利益超越个人利益的领导者。在最近20多年来有关变革型领导的研究中,以巴斯(Bass)等人所做的工作最具有代表性。巴斯等人最初将变革型领导划分为六个维度,后来又归纳为三个关键性因素;阿维利奥(Avolio)在其基础上将变革型领导行为的方式概括为四个方面:理想化影响力、鼓舞性激励、智力激发、个性化关怀。具备这些方面的领导者拥有变革型领导力,通常有强烈的价值观和理想,通过自身的行为表率和对下属需求的关心来优化组织内的成员互动,他们能成功地激励员工超越个人利益。同时,通过对组织愿景的共同创造和宣扬,在组织内营造起变革的氛围,在高效率地完成组织目标的过程中推动组织的适应性变革。

(1)变革型领导者主要的领导行为

1)理想化影响力(idealized influence):这是指能使他人产生信任、崇拜和追随的一些行为。它包括领导者成为下属行为的典范,得到下属的认同、尊重和信任。这些领导者一般具有公认较高的伦理道德标准和个人魅力,深受下属的爱戴和信任,有高度的个人信誉;大家认同和支持他所倡导的愿景规划,并对其成就一番事业寄予厚望。

2)鼓舞性激励(inspirational motivation):这是领导者向下属表达对他们的高期望值,激励他们加入团队,并成为团队中同心协力的成员。在实践中,领导者往往运用团队精神和情感诉求来凝聚下属的努力以实现团队目标。在不确定的环境里有效地指引大家团结协作,从而使所获得的工作绩效远高于下属为自我利益奋斗时所产生的绩效。

3)智力激发(intellectual stimulation):这是指鼓励下属创新、挑战自我,包括向下属灌输新观念,启发其发表新见解和鼓励下属用新手段、新方法解决工作中遇到的问题。通过智力激发,领导者可以使下属在意识、信念以及价值观的形成上产生激发作用并使之发生变化。

4）个性化关怀（individualized consideration）：这是指关心每一个下属，重视个人需要、能力和愿望，耐心细致地倾听，有效地处理与工作相关的需求，以及根据每个人的不同情况和需要，区别性地培养和指导每一个下属，帮助他们在应对挑战的过程中成长。

（2）变革型领导理论研究进展

变革型领导理论自诞生以来，研究者们从不同角度进行了广泛而深入的理论探讨和实证研究。目前的研究进展主要体现在以下四个方面：

1）关于变革型领导的结构维度：在国内，台湾省的学者根据该地区的情况开发了第一个中文测量表，大陆学者通过对企业管理者的实证研究，验证了"变革型领导问卷"具有良好的构想效度和信度。中国人民大学李超平等通过验证性因素分析发现，虽然变革型领导的构想效度得到一定程度的支持，但是并不理想，于是根据巴斯的问卷编制出有中国特色的变革型领导问卷，分为四个维度：德行垂范、愿景激励、领导魅力、个性化关怀，问卷的信效度较好，可适合在中国文化背景下使用并进行相关的研究。

2）变革型领导与领导有效性：在国外，变革型领导与领导有效性之间的关系是研究的重点。领导有效性的测量主要包括两个方面的指标，绩效和情绪反应。绩效的测量指标包括客观绩效（实际的绩效数据）、主观绩效（管理人员或者其他人员的评价）、额外努力、上级领导评价等；情绪反应包括员工满意度、对领导的满意度、组织承诺、组织员工行为等。许多研究和结果分析表明，变革型领导与领导有效性的正向指标有正向的关系，而与负向指标有负向的关系。在国内，一些学者也通过对管理者的实证研究发现，变革型领导及其四个维度对于预测领导有效性具有预测力。

3）交易型领导与变革型领导关系研究：国内外有很多涉及这两种领导类型的对比研究。国外的学者一般认为，变革型领导是建立在交易型领导的基础上的，会对下属有额外的影响效果。巴斯等人的研究结果表明，不管是优秀的管理者，还是普通的管理者，变革型领导与下属的有效性及满意度之间的关系要比交易型领导与这些变量之间的关系要强，优秀管理者在变革型领导上的得分要高于普通管理者的得分。在阿维利奥等针对团队所进行的研究中，也显示了变革型领导对于团队效能的影响比交易型领导要大。国内学者也对两者进行了比较，并且阐述了一些新的观点，他们认为，交易型领导与变革型领导是共存的、互相补充的，交易型领导不一定过时，而变革型领导也并不完美，什么样的领导方式有效还必须因人、因时、因地采用灵活的方式加以处理。研究表明，变革型领导与领导-员工关系的亲密程度有关，亲密时适宜，不亲密时要用交易型领导风格；与群体凝聚力的关系，当群体凝聚力高时应用交易型领导，反之用变革型领导，鼓励国人考虑到中国的国情来加强对交易型领导的研究。

4）变革型领导理论的应用：变革型领导理论关注人的发展，在于它迎合了时代发展的需求，是这一领导理论之所以成为目前领导学研究的热点。但同时它还不是一个非常成熟、系统的理论，还需要学者们在理论研究和实践应用中去发展它。这个领导理论已经在招聘、甄选、晋升以及培训与发展中发挥了一些作用，同时它也可适用于改善团队发展、制定决策、质量创新和机构重组等。该理论没有明确指出在特定情境中领导者应如何做才能获得成功,但它提供了领导的一般思维方法,强调理念、革新、领导者对下属成长和需要的积极关注以及领导者对下属的影响力。这对于加深人们对领导过程的理解具有重要意义,从而扩展了领导学研究的领域,并已成为领导理论研究的新范式。今后很长一段时间,它都将在领导学领域起着举足轻重的作用。

3.领导归因理论(attribution theory of leadership) 领导归因理论是由米契尔(Terence R.Mitchell)于1979年提出的一种领导理论。该理论认为,领导者对下属的判断会受到领导者对其下属行为归因的影响。归因(attribution)是指个体对他人或自己行为的原因进行理解的过程。通过归因,个体能够清楚他人行为是基于内因还是基于外因,从而有助于理解、评价、影响他人的行为。领导归因理论指出,领导者对下属行为原因的解释,尤其是对下属工作绩效的归因影响着管理措施的采用。研究发现,领导者对下属的归因常倾向于低估外在因素的影响,高估内部因素的影响。此外,对于地位高的员工来说,领导者更可能把绩效高归为内部因素;对于地位低的员工来说,领导者更可能把绩效低归为内部因素。领导者对下属行为归因的偏见,将影响领导者对待下属的方式。同样,领导者对下属行为归因的公正和准确性也将影响下属对领导者遵从、合作和执行领导者指示的意愿。领导者典型的归因偏见,是把组织中的成功归因于自己,把工作的失败归因于下属。因此,克服领导者的归因偏见是有效领导的重要条件之一。领导归因理论的主要贡献在于提醒领导者要对下属的行为作出准确判断和评价,才能达到有效管理的目的。

4.魅力型领导理论(charismatic leadership theory) 魅力型领导理论是指领导者利用其自身的魅力鼓励追随者并作出重大组织变革的一种领导理论。20世纪初,德国社会学家韦伯提出"charisma",即"魅力"这一概念,意指领导者对下属的一种天然的吸引力、感染力和影响力。

从20世纪70年代后期开始,一些学者对这一概念作了重新解释和定义,进行了深入的研究,充实了新的内容。尽管在稳定的工作环境中,交易型领导表现得有能力、绩效高,但在快速变化的环境中,组织更期待的是魅力型领导者。

成功的领导者离不开领导者自身的魅力,这已是现代领导学家与领导人的共识。领导魅力并非天赋,需要在领导实践过程中培植。魅力领导与传统领导不同的关键在于其影响力的来源,它不是依赖职权使他人服从,而是领导者自身影响力的魅力激发起他人强烈追随的愿望。因而,有学者对有魅力的成功领导者总结指出:领导成功定律=99%魅力(非凡的个人影响力)+1%(法定)权力。

现代领导科学认为,领导魅力(charisma)是建立在个人吸引力、灵感和情感基础之上影响与激励他人的能力,通过影响和激励,使下属主动地成为领导者的追随者。魅力型领导(charismatic leadership)就是"基于对一个个人超凡的、英雄主义或者模范性品质的热爱以及由他揭示或者颁布的规范性形态或者命令"[①]的权威。成为魅力型领导者一方面取决于领导品质的高低,另一方面取决于领导者采用什么样的策略影响下属。

① 刘小禹,王晓杰,王震.魅力型领导研究的历史、现状与未来展望[J].管理学报,2023,20(09):1409-1420.

魅力型领导者(charismatic leader)是能使下属在追求组织目标或完成任务过程中,超越期望,彰显突出业绩的领导者。这一类型的领导者通过各种方法与团队成员相互作用,激励人们的信心和信任,善于授权,努力让下属保持非常高的道德水平、动力来完成工作,获得高绩效。而在这一过程中体现了魅力型领导的特征是:

(1)具有远见:无论环境怎样或何种领导类型,这一点已被普遍认定为领导能力最重要的特质。要成为一个有魅力并且被下属所追随的领导者,必须具备高瞻远瞩的真知灼见,能够看到未来潜在的机遇,远见卓识显现出的魅力使其会吸引更多的追随者。

(2)感召能力:有魅力的领导者应能够通过出众的沟通交流技巧,向下属传递宏伟的规划与前景,这些规划和前景会得到下属的认同;并积极为下属提供挑战性的机会,鼓励下属成长并追求卓越;具有对实践、态度、政策和法律进行变革的能力,以一定的方式作出判断和决策,给他人以信心,引领追随者向关键目标前进。

(3)赢得信任的能力:有魅力的领导者应有高度的个人信誉,有效地处理与工作相关的需求,在组织处于劣势和威胁的环境下,将困难和挫折视为自己有责任战胜的个人挑战;通过始终如一、坚持不懈地追求他们的目标,表达其勇于负责的正直品质,以此赢得追随者的人心。

(4)自尊:魅力型领导者对自己的判断力和能力充满自信,经常依靠专长权力和参照权力,而不仅只用合法权力。他们了解自身的优势并致力于克服自己的弱势,努力使他人感到领导者的重要。这种强烈自尊的需要有着重要的威力,可以使之成为组织或团队的中心。

相对于魅力型领导而言,魅力型领导下属的特征主要有:①对领导者高度尊重与敬仰;②对领导的忠诚度高;③愿意对领导做出奉献;④高绩效预期;⑤对领导无条件服从。康格(Conger)的研究结果为魅力型领导者的下属特征提供了较为合理的解释,他认为领导者对下属的影响起源于下属对领导者模仿的愿望。魅力型领导者富有战略意义的眼光、坚定的信念、高度的自信、不循规蹈矩的行为和充沛的精力,使下属对领导者极其崇拜并且希望像他们那样。魅力型领导对下属的影响力还在于他们成功地说服下属相信自己的工作业绩会对组织产生重要影响;使下属意识到个人的发展与成就的需要,以至于创造超越期望的绩效。

魅力型领导理论从 20 世纪 80 年代起日益受到研究者的重视,是因为随着经济全球化的发展,市场竞争日趋激烈,各类组织迫切需要魅力型领导者的改革和创新精神,以应对环境的挑战。一些研究者致力于描述具备领袖魅力的领导者的人格特点,其中一项最全面的分析指出:具有领袖魅力的领导者都有一个愿景目标,他们能够清晰生动地描述这个目标,为实现这个目标不惧失败;他们对环境限制和下属需要十分敏感,具有超乎常规的行为表现。这些特点将他们区别于无领袖气质的领导者。但一些学者的研究也指出,魅力型领导者也可能有消极方面,如果魅力型领导者过分强调自己个人需要高于一切,要求下级绝对服从,或利用其高超的说服能力误导或操纵下级,则可能产生不良结果。目前,多数研究者还是采用面谈、传记、观察等描述性方法对魅力型领导者进行定性研究,不少研究者正在探索研究魅力型领导者的定量方法。

5.愿景领导(visionary leadership)理论 1992年,伯特·纳努斯(Burt Nanus)在其《愿景领导》一书中正式提出"愿景领导"一词,并强调在所有领导功能中,领导者对愿景的影响最深远。同时,许多有关领导能力的研究亦发现真正卓越的、有效能的领导者,首要一点就是有着清晰的愿景,并能够激励他人实现愿景。愿景(visionary)是一种意愿的表达,它概括了未来目标、使命及核心价值,是人们为之奋斗最终希望达到的图景,也是一种视野、远见、想象力、洞察力,包括了组织长期的计划与未来发展方向。对于领导者而言,它提供行动的目标,并帮助领导者超越目前的情境,达到组织的改进与发展。愿景领导是指为组织或组织中的工作单元设计一个现实的、可信的、具有吸引力的前景目标,这一目标建立在当前条件基础上,一旦被团队成员接纳并付诸行动,则会产生巨大动力并实现。因此,愿景领导者也常被视为革新者或理想的楷模。

达成愿景需要具备三个基本元素:远景陈述、任务陈述、目的陈述。①远景陈述是指具有激励性质的理想陈述,它通常是由组织成员共同创造,目的在于激励成员不断努力。②任务陈述是指组织对外的工作陈述,目的是要告诉外界组织的工作目标和过程。因此,任务陈述往往比远景陈述更详细、明确。③目的陈述是指组织任务的具体陈述,目的在于引导组织成员完成组织目标。

愿景领导的基本原理是基于人的潜能是无限的,通过高远的抱负目标,来激励组织和成员产生强大的追求动力,使各级管理者按理想的发展状况不断努力。因此,研究者归纳相关文献后提出愿景领导的内涵:①远景本身必须是清晰、可信的;②远景必须随环境改变而加以评估;③就组织未来发展而言,远景提供了一个长期发展的计划与景象;④就现况而言,远景凝聚了成员的理想,并作为共同努力的方向。

组织的愿景包括组织对内对外的价值共同体的共同愿景,价值共同体将领导者的价值观转变为共同取向与意志,提炼出共同的愿景使命,达到对内形成员工凝聚力,对外形成价值链的凝聚力。综上,愿景领导的实现需要一定的条件和过程。但是,共同愿景一旦构建完成,其领导力的威力和持久力也是其他工具或方法无法比拟的。愿景领导如果与员工职业生涯规划相结合,激发员工的工作动力将获得更佳效果。

第三节 领导艺术

领导艺术体现在领导者与时俱进、因地制宜、灵活性地运用领导方法,反映领导者的综合素质,也是下属评价领导者水平的一把尺子,是决定事业成败的关键因素之一。

一、领导艺术的定义

领导艺术(art of leadership)是指领导者在领导方式方法上表现出来的创造性和有效性。它是领导者的品格、作风、学识、智慧、能力等在领导实践中的具体体现,是领导者创造性地运用领导科学的一般原理、原则和方法的高超技巧。

二、领导艺术的特征

1.普遍性 领导艺术普遍存在于各层级领导职务和领导活动的各阶段,只要执行领导职能,都存在领导艺术的运用。

2.经验性 领导艺术是结合丰富领导经验,灵活、巧妙运用领导科学的良好展现。领导经验有自身的直接经验,也有他人的间接经验;有成功的经验,也有失败的教训;有书本上的理性经验,也有实践中的感性经验。

3.创造性 领导艺术是领导活动中的一种创造性活动,要求领导者在运用领导理论解决实际问题时,结合组织的实际情况,因地制宜创新举措有效解决问题。创造性是领导艺术的灵魂和生命。

4.非常规性 领导艺术无固定的模式,是对具体问题的具体分析和解决,因时间、地点、条件等的不同而不同。但是非常规性并非无规则,是在知识、经验积累基础上的机动灵活。

三、常用的领导艺术

(一)授权艺术

1.授权(delegation)的概念及意义 授权是指在不影响领导者原有工作责任的情形下,将职责范围内的某些任务改派给某位下属,并给予执行过程中所需要的职务权力。授权者对被授权者有指挥权和监督权,被授权者对授权者负有汇报情况及完成任务之责。

护理管理者适当授权可以减轻领导者的负担,集中精力总揽全局和聚焦战略性重大问题,也可以弥补领导者才能、知识和信息的"短板",得到下属更多的支持。将部分权力交给下属,使其有被重视的感觉,进而增强责任感和成就感,激发工作主动性、积极性和创造性,提高工作效率;也可以增长下属的才干,锻炼和提高下属的工作能力,有利于后备管理人员的培养。

2.授权的原则

(1)明确目标:授权者需要向被授权者阐明所授任务应达到的目标,使被授权者能够在目标指引下开展工作。目标不明确,会让被授权者无所适从。

(2)合理授权:护理管理者授权的动机应当是为了提高护理管理者的领导效能,为了锻炼培养后备护理管理者,程序、途径必须符合组织规定。

(3)以信为重:授权须建立在相互信任的基础上,要充分信任下属,给予下属适当的自主性和灵活性。要避免授权后过多干涉,让下属无所适从,缩手缩脚。当然,信任不等于放任,要进行必要的监控、指导和帮助。

(4)逐级授权:护理管理者应当将自身职务权力范围内的权力授予直接下属。例如,护理部主任只能将自己职权范围内的任务授权给科护士长,不能越过科护士长,直接授权给护士长;否则,是越级授权,侵犯了科护士长的合法权力,造成科护士长有职无权,也可能造成科护士长和护士长之间的矛盾与隔阂。

(5)带责授权:护理管理者的授权一般有授权授责和授权留责两种。前者既授权也授责,可以增强下属的责任感,但会给下属带来责任压力;后者只授权不授责,可以增强下属对护理管理者的信赖感,但容易出现滥用权力。处理突发或危机事件的授权,适宜采取授权留责的形式,其他情况的授权适宜授权授责。无论哪种形式的授权,护理管理者都是责任的主要承担者,要推功揽过,有利于激发下属的主动性、创造性,有利于树立护理管理者的权威。

(6)适度授权:护理管理者要根据工作任务的性质和难度,兼顾下属的工作能力等条件,选择适当的任务进行授权,即选定合适的任务给合适的人,避免小材大用和大材小用。

(7)授中有控:护理管理者授权不是放权,授权之后要对被授权者实施有效指导、检查和监督,做到权力能放、能控、能收,确保权力得到恰当使用。

(8)宽容失败:管理者应当宽容下属的失败,不过分追究下属的责任,要同下属一起承担责任,分析原因,总结教训。当然宽容不是迁就,要执行规范和标准。

3.授权的过程

(1)选择需要授权的工作:护理管理者在个人职权范围内,认真分析任务的内容、时间、主要责任、权力范围、环境条件、下属能力等,确定授权任务。通常,关系到部门发展的重大决策、人员管理或短时间内可解决的事务性工作不适合授权。

(2)确定授权对象:护理管理活动具有多样性和专业化特点,护理管理者必须充分考虑授权对象的能力和意愿,以保证授权对象有能力和动力完成任务。可以从小项目授权开始,逐步培养下属的业务能力和管理才能,为承担更大的任务奠定基础。

(3)落实授权内容:将任务、权力和资源分配给下属。向下属说明任务的背景和授权目的等,告知任务范围、工作要求、时间进度、权力范围、责任、考核标准等,商讨工作方法和沟通方式,明确上级提供的支持和指导,通知相关人员,以便被授权者顺利行使权力完成工作。

(4)授权后的监督与跟踪:护理管理者要对授权对象进行监督跟踪,了解工作进展和遇到的问题,及时予以纠正偏差。如果出现原则性错误,护理管理者要及时收回权力。

(5)授权效果评估:护理管理者要及时总结和评估下属的任务完成情况,找出问题,分析原因并改进管理方法。

4.授权的方法

(1)充分授权法:护理管理者在分派任务时,将完成任务所必需的组织资源交给下属,并准许其发挥主观能动性,自行制订行动方案。充分授权能极大地发挥下属的积极性、主动性和创造性,并能减轻护理管理者的工作负担。通常要求下属有较强的责任心和业务能力。

(2)不充分授权法:护理管理者在分派任务时,赋予下属部分权限。包括以下几种具体情况:由护理管理者制订工作方案;下属制订几种工作方案,由护理管理者抉择;下属制订详细的工作方案,由护理管理者审批;下属采取行动前报告护理管理者;下属在采取行动后,将结果报告护理管理者。这种授权比较灵活,可以因人因事采取不同的方式,但上下级需在方案执行前统一认识,保证授权的有效性。

(3)弹性授权法:综合使用充分授权和不充分授权的混合授权方法。当工作任务复杂,护理管理者对下属的能力、水平没有把握,或环境条件多变时,护理管理者应掌握授权的范围和时间,根据实际需要授权给下属,并予以调整,是一种动态的授权。这种授权方法有较强的适应性,需要上下级及时沟通协调,取得下属的理解。

(4)制约授权法:当护理管理者的管理跨度大、任务繁重、精力不足时,易导致工作出现疏漏时,可将某项任务分解成若干部分,分别授权不同的个人或部门,并使之互相制约,以防止工作中的疏漏。这种授权适用于性质重要、环节复杂的工作,但可能抑制下属的工作积极性。

(5)目标授权法:护理管理者根据下属所要达到的目标而授予下属权力。护理管理者将组织目标进行分解,由各层次各部门成员分别承担,并相应地授予权力和责任,使下属齐心协力、共同努力实现组织总目标。这种授权可以避免授权的盲目性和授权失当。

(6)逐渐授权法:护理管理者在授权前对下属的品德和才能不完全了解,或者对完成某项工作所需要的权力无经验参考时,可采取逐渐授权法。例如,先用"代理"职务等非授权形式或在小范围内授权,根据工作成效逐步扩大,避免失误造成较大的损失。

(7)引导授权法:管理者在授权时,要充分肯定下属行使权力的优点,充分激发其积极性;同时,也要指出不足,并给予适当的引导,防止偏离目标。特别是下属出现失误时,管理者更应当善于引导,提供支持,帮助纠正失误,尽可能减少损失。

5.授权的注意事项

(1)积极承担责任:授权不是推卸责任,在充分信任下属的基础上,护理管理者要积极承担责任,为最终的工作成效负责。

(2)克服不愿意授权的心理:护理管理者要克服不舍得、不信任、怕受到威胁、怕失去掌控权等不利于授权的心理,积极主动运用授权艺术,以培养下属的工作能力,更加高效地完成工作任务。

(3)授权要规范:授权之前将下属需要的权、责、利规范化、制度化,保持相对的稳定,随时关注其进展情况;若下属出现失误或损失,也要根据形势的变化和工作需要适当调整,防止下级的越权和滥用职权。

(4)尽量公开授权:只要不是保密性工作,护理管理者尽量采用公开授权,既能让下属认识到工作的重要性,也能让相关者知晓,便于被授权者开展工作,争取同事的支持和配合。

(5)克服偏爱心理:护理管理者要努力发现每个人的能力特长,尽量人尽其才,充分调动更多下属的积极性。避免总是授权给某一个或某几个人,使某些人工作负担重,产生畏难情绪,而另一些人失去工作热情,能力得不到提升。

(6)把握好授权时机:把握好任务内容、人员和资源条件,一旦条件具备就及时授权;否则,会导致任务不能如期完成,也会导致下属的挫败感。

(二)创新管理艺术

1.创新管理(innovation management)的概念　创新管理是指组织从管理的基本职能出发,创造一种新的更有效的方法对各种管理资源进行创造性改革或重组,以实现组织既定目标的活动。创新管理将创新活动和管理相融合，不再是局部的、部分的创新活动，而是关注全局的、系统性的创新活动。创新管理具有创造性、系统性、动态性、效益性、风险性等特点。

2.管理创新的过程

(1)寻找机会：发现机会是一切创新活动的开端。创新机会有两个基本特征：一是仅是一种可能而非现实存在；二是创新一旦实现，将给组织带来益处。寻找创新机会是一个积累的过程，需要密切注视、系统分析组织运行中出现的不协调，广泛地探索、研究与问题有关的一切事物，从中寻找创新契机。

(2)提出构想：对创新机会进行分析，在此基础上形成完整的关于创新产品、项目和工作的方案，是对创新活动的前期筹划。一般要经历提出创新创意、设计创新方案、创新方案评价三个步骤。

(3)迅速实施：创新受机会和竞争因素的影响，因此，创新方案一旦确定，必须迅速实施。创新的构想可以在尝试中逐渐完善，避免因追求完美而错失良机，导致效益下降或失去实施价值。

(4)坚持不懈：创新是一个不断尝试、不断失败、不断提高的过程，一旦开始，就要坚持下去，正确面对失败，保持自信心和忍耐力，不断总结经验教训，以获得最终的成功。

3.护理管理者在创新管理中的角色功能

(1)把创新作为一项基本工作：现代管理理论倾向于将创新作为管理工作的职能之一，随着创新价值的日益显现，创新发展已经成为趋势。护理管理者应当成为创新活动的参与者、组织者和领导者，努力为护士提供有利于创新的环境，容忍创新中的失败，鼓励、支持和引导护士开展创新活动。

(2)增强护士的创新意识：积极营造创新的组织氛围，使护士树立创新的意识，认识到创新的价值，正确评估自己的创新能力和潜力；建立激励护士创新的管理机制；培训和引进创新人才，提高创新能力。

(3)制订有弹性的工作计划：创新意味着打破原有的秩序，意味着可能需要各类资源的计划外占用，因此，组织的计划要有弹性，能够为勇于创新者提供资金、信息、时间、物质、试验场所等条件。

(4)正确对待失败：创新的过程是可能充满失败的过程，管理者应该允许和宽容失败，帮助护士总结教训，为继续创新奠定基础。

(5)建立合理的奖酬制度：创新动力来自个人成就感的需要，也来自组织的认可，护理管理者要制定公正的评价和合理的奖酬机制，维持护士的创新动力。

(三)权力运用艺术

1.法定权的建立和运用　领导者在运用法定权力时应注意：①提出要求时礼貌、语气坚定、简单明了。②确定提出的要求在自己的权限范围内。③解释提出这些要求的理由。④选择正确的下达指令渠道。⑤定期行使权威使下属习惯被指挥。⑥坚持要求下属执行合法要求并跟踪执行情况。⑦对下属的诉求做出回应。

2.奖酬权的运用　有条件的奖酬会让下属服从组织的规定或领导者的特定要求。

许诺奖赏可以是明白告知,也可以隐约暗示。在下列情况下,行使奖酬权最可能使下属服从:①下属的行为表现能够被有效评估,能准确衡量工作绩效。②向下属提出要求时兼顾任务的性质及下属的技能、自信心以及外在条件等,使下属认可要求是可达到的。③奖赏要有吸引力。④奖赏要保证兑现。⑤工作要求合理合法。

3.强制权的运用　成功的领导者应尽量避免使用强制权,以免引起下属的愤恨和敌视,甚至攻击。在使用强制权时要注意:①告知下属规定和罚则,使其了解违纪的后果。②行使惩罚要迅速而一致。③在处罚前有足够的忠告,最好采取逐步的方式,由轻到重,但非常严重的违纪除外。惩罚的同时,明确指出对下属的期望。④惩罚前充分调查事实真相。⑤调整情绪,从帮助下属的角度真诚地提出期望和建议。⑥维持处罚威信,有错必罚。⑦惩罚程度必须与制度规定一致,与违纪的严重性相匹配。⑧尽量避免公开惩罚。

4.专家权的建立和运用　建立和运用专家权应注意诸多事项。①建立专家形象:领导者应让下属、同事和上级知道自己的教育经历、相关工作经验和显著成就。②维持形象:要精心维护专家形象,不随意评论不十分了解的事情。③果断而自信地处理危急事件:危急时刻能挺身而出,提出正确的处理意见,即使不确信能有效应对,也要冷静而自信地处理。④保持信息通畅:领导者必须掌握学科发展的相关信息,以说服下属,取得信任。⑤说服下属的过程中重视下属感受。⑥虚心听取下属意见,保护下属的自尊心。

5.参照权的建立和运用　建立和使用参照权应注意诸多事项。①关心下属:领导者应关心下属的需求和感受,公平对待每个人,对外应为员工的代言人和利益维护者,对内应喜爱、信任、接受和关心下属。②角色塑造:领导者应为下属树立适当的角色行为范例,保持积极的工作态度,诚实守信,以丰富的知识和高超的能力履行职责,使下属愿意追随。③适当采用个人名义:以个人名义向下属发出呼吁,告诉下属当前的工作非常重要,自己需要他们的支持。但不能频繁采用,否则会透支信用,减低领导者的影响力。

(四)创建高效能团队意识

1.团队(team)的概念　团队是由两个或两个以上相互依赖、承认共同规则、具有共同愿景、技能互补、愿意为共同目标而努力的成员组成的群体。团队是一种特殊的工作组合,通过成员之间相互沟通、信任、合作和承担责任,产生群体的协作效应,使团队的绩效远远大于单个成员绩效的总和。

2.高效能团队的概念　高效能团队(the high performance team)是指发展目标清晰,完成任务前后对比效果显著增加,工作效率相对于一般团队更高的团队。团队成员在有效的领导下相互信任、沟通良好、积极协同工作。

3.高效能团队的特征　①清晰和开放的目标:目标清晰明了、被团队成员接受和认可。②掌握必备技能:团队成员具备实现目标必需的技能,且具有良好合作的品质。③相互信任:团队成员对彼此的品行和能力深信不疑,这种信赖是提高工作绩效和决策质量的心理基础。④高度忠诚:团队成员对组织高度忠诚,愿意为实现目标做出最大贡献。⑤沟通良好:团队成员信息共享,相互理解,内部团结,有高度认同感。⑥掌握应变和谈判技能:团队成员具有应变能力,运用沟通和谈判等技能达到充分的理解和信任,最终化解冲突。⑦拥有有效领导者:领导者能明确发展方向,设定目标,保持团队运行,引进变革和激励,带领团队摆脱困境;善于担任教练和后盾,对团队提供指导和支持,鼓舞士气。⑧良好的环境支持:有来自内外环境的支持,即充足的软硬件资源、合理的人员配置、正常运行的机制等。

4.创建高效能团队的工作步骤 ①明确团队使命和目标:明确团队的目标、任务、职权和性质,据此建立高效能团队。②选择并培训成员:选择具备实现目标所需技能的团队成员,根据本人意愿纳入成员并开展必要的培训。③构建组织结构:科学合理地设置岗位,明确分工与合作,明确岗位职责和权力;建立畅通的沟通渠道,鼓励成员相互理解和尊重。④制定团队战略:制定实现目标的总体战略和实施方案。⑤完善制度体系:建立健全激励制度、绩效考核制度、培训制度、薪酬福利制度等。⑥凝聚团队力量,激发团队潜能:鼓励和引导团队成员以目标为导向,不断突破自我,发掘个人潜能,为团队做出最大的贡献。

(五)提升领导执行力艺术

领导执行力是将组织战略、规划转化为效益、成果的关键,其强弱关系到组织目标的完成效果和组织核心竞争力。护理管理者要掌握有效执行的科学方法,提高领导的执行力。

1.领导执行力(executive ability)的概念 领导执行力是指领导者通过运用各种资源,在准确理解战略和规划的基础上,有效地宣传战略和规划,制订具体的执行方案并加以实施,监督和检查执行过程,以完成预定目标的能力。领导执行力包括执行动力、执行能力、执行保障力三个基本要素。

2.提高护理管理者领导执行力的策略

(1)构建强化执行的组织文化:护理管理者要树立正确的价值观,制定行为规范,积极营造组织执行力文化,以身作则,为护士树立典范,通过组织文化影响护士的行为。

(2)调整和提高执行力:护理管理者既是责任人,也是执行人,不仅制定策略和下达命令,还参与执行,并在执行中发现策略存在的问题,及时调整。同时,护理管理者要重视护士执行力培养,使"执行"成为组织的核心元素。

(3)消除结构和制度缺陷:护理管理者要通过组织变革和制度建设将执行的精神落实到组织程序中,依据组织战略构建合理的组织结构,优化业务流程,强化制度的权威性、一致性和合理性,确保执行过程的顺畅。

(4)提高领导者自身的执行力:护理管理者要充分了解组织和护士,参与到战略计划的实施中;要掌握组织的实际情况,设定明确的目标及优先顺序;要持续跟进执行进程,帮助护士清除工作中的阻碍因素。

(5)善于使用有良好执行力的人:这指的是能以身作则、带领他人完成任务的人;富有激情、精力充沛,用自己的信念和自信感染他人,有效激励他人的人;有敢于承担风险的勇气、果敢决断的能力和坚定的信念的人

第四节　压力管理

工作压力是护士不可回避的职业经历,也是护理管理的一项重要内容。护士的工作压力与护士个人和护理组织密切相关,因此,工作压力管理,不仅是护士的义务,也是护理管理者的责任。

一、压力管理的相关概念

1.压力(stress)　作为心理学概念的压力,是指主观感受到周围环境对自己身心的影响过程。它可对人的身心健康产生积极或消极的影响。适度的压力能激发护士的工作潜能和工作积极性,进而提高护理组织的绩效。但压力过大,会造成护士的心不在焉、积极性下降、工作效率降低甚至离职。

2.压力源(stressor)　压力源是指任何能够被个体感知并引起人的心理行为变化和适应的任何事件或内外环境刺激。有工作中的压力源,如工作负荷过重、组织中的角色、组织内的人际关系等,也有生活中的压力源,如创伤性事件、角色冲突、失去工作、失去亲人等。生活中的压力源也对工作产生一定影响。

3.工作压力(work stress)　工作压力是指人们在工作过程中,在应对那些自己认为无法应对的情况或威胁时,所产生的情绪上和身体上的异常反应。它来源于人与环境的相互作用,是机体的一种内部状态,能够处理好工作压力带来的问题对于每位员工和整个组织绩效都有重大影响。

4.压力管理(stress management)　压力管理是指通过帮助人们认知工作压力反应,发现工作压力源,运用理论知识和处理技巧,有效降低压力源对个体身心影响的过程。有学者提出,有效管理工作压力的方法包括问题聚焦型处理法和情绪聚焦型处理法。前者是直接消除压力源的方法,如换岗、离职等。后者是管控和处理情绪的方法,如倾诉、运动等。大多数情况下,管理者会同时使用这两种压力管理方法。

二、工作压力的影响

1.对护士身心健康的影响　工作压力过大对护士的生理和心理健康均有较大的损害,不同的人表现出来的症状不同。长时间、反复地处于过度工作压力中,会导致身体不适、头晕、胃痛、背痛等一系列不良反应。重压之下,会出现心率增加、出汗、血压升高、新陈代谢紊乱等;还会在心理方面表现出焦虑、愤怒、恐惧、沮丧、悲观、敌对、抑郁等情绪异常,其中危害最大的是焦虑和抑郁。

2.对护士工作满意度的影响　工作满意度是个人在组织内,对工作本身及工作环境或工作经历的满意程度,是个体职业生活质量的一项重要的心理指标。当护士感受到工作压力过大时,其工作满意度往往较低,进而影响其工作的积极性。

3.对护理组织绩效的影响　工作压力和组织绩效之间存在相关性。工作压力过小,难以有效激发人的大脑兴奋区,护士会表现出萎靡不振、不思进取,不利于创造高水平绩效;适度的工作压力能锻炼护士的适应能力,磨炼人的意志,有利于实现较高水平的组织绩效,也有利于护士的成长和发展。工作压力过大,容易导致护士的心智水平下降,增加决策失误的概率,影响工作效率,导致工作绩效下降。

三、护士面临的工作压力

1.来自专业发展的压力 专业发展要求护理人员必须快速提升个人的专业发展,既要做好当下的临床护理工作,又要努力学习提高,做好储备;既要注重实践能力,又要注重护理研究。许多健康问题的处理涉及伦理、情感、法律等,个人所学知识不足以应对复杂的问题;个人专业提升压力大,晋升难度大,学习培训机会少。

2.来自社会环境的压力 如护理工作社会地位低,不被尊重,薪酬待遇整体偏低,工作中独立少,工作繁重但报酬和受尊重的程度相对较低,付出与回报不平衡。

3.来自组织内部的压力 工作风险高,责任重;工作分工不明确,非护理工作量大;人员配置偏少导致的工作负荷过重;工作环境条件差,工作所需的仪器设备不足;面临各种职业暴露的威胁;工作的连续性导致作息不规律;面临护患、医护、护护、上下级之间等复杂人际关系,护理管理者提供的支持不足、上下级和同事关系紧张、考核过多等。

4.来自患者的压力 护理工作的贡献得不到患者及家属的认可,患者的不合作,患者及其家属的不尊重,受到患者的轻视、刁难甚至辱骂、殴打。

5.来自个人生活中的压力 结婚、妊娠、生病、婚姻纠纷、父母健康问题、子女健康问题等个人生活中的事件也会给护理人员造成压力。

四、护士工作压力管理

(一)护士工作压力管理的意义

对护士而言,有利于维护个人的身心平衡,提高生活质量。对组织而言,可以能动地理性地采取压力应对的方式,把压力控制在合适的程度,变消极因素为积极因素,使护士能更好地履行责任,促使组织积极改进,提高工作效率。

(二)护士工作压力管理的基本原则

1.适度原则 进行压力管理需要兼顾组织利益和护士利益,不能一味地减轻护士压力,求得护士的最大满意度,而是要适度。

2.个体化原则 压力在很大程度上是主观感受,不同部门、不同岗位、不同个体面临的工作压力不同、表现不同、压力应对的方式不同,应根据对象的不同特点差别化对待,体现个体差异。

3.引导原则 压力产生是不可避免的,压力管理就要引导压力向积极的方向发展,对于一些不可控的因素,如工作任务难度大,护理管理者要引导护士将压力转变为动力,激发更大的工作热情,努力提升工作能力。

4.区别对待原则 压力管理首先要分析压力的来源并区别对待,一些是可以避免的压力,如护士之间不团结、分工不合理等造成的压力;而有些压力是不可避免的,如社会地位、工作风险等,需要通过提高工作能力和心理承受力来解决。

(三)护士工作压力管理的措施

1.识别是否存在工作压力 护理管理者首先要依据护士的工作态度和行为识别是

否存在工作压力及压力程度。护士压力过大时的表现:工作失去动力,常有消极抵制情绪,工作质量下降,高缺勤率,高离职率,同事间关系和护患关系紧张,甚至发生冲突等。其次,要分析工作压力的主要来源,为采取措施奠定基础。

2.护理管理者自身工作压力管理技术　①问题导向应对技术:直接针对压力来源采取措施,如拒绝接受任务。②情感导向应对技术:采取措施缓解被压抑的情绪和情感,如锻炼。③理智应对技术:理解自身压力的来源,运用既有知识有效应对压力。

3.护士工作压力管理的方法

(1)组织层面的管理方法

1)明确工作任务和角色职能:完善工作制度建设,制定合理的工作程序,合理选拔和配置人力,明确岗位的职责和任务,加强沟通,及时发布组织有关信息,建立护士参与管理的机制,可减轻因角色模糊、角色冲突引起的心理压力,增加其控制感。关心护士,了解其困难和需要,尽可能提供帮助和支持,缩短双方的心理距离。

2)改善工作环境和条件:护理管理者应力求创造高效率的工作环境,如光线、噪声、通风、装饰等,确保护士拥有做好护理工作的良好设备用物;实行弹性工作制,力求护士与工作环境和工作条件相适应,提高护士的安全感和舒适感。

3)组织文化建设方面加以引导:向护士提供压力管理的信息,帮助护士提高心理保健能力,如举办讲座、报告会,为护士订阅心理健康的期刊,开设宣传栏等,普及护士的心理健康知识,帮助护士提高抗压能力。

4)提供保健项目:为护士提供保健或健康项目,鼓励护士建立健康生活方式,有条件的医院为护士提供各种锻炼、放松设备,设计专门锻炼计划,帮助护士释放和宣泄压力。聘请专门的心理咨询师,为护士提供心理咨询,帮助其提高社会适应能力,缓解心理压力,保持心理健康。

(2)个体层面的管理方法

1)引导护士正确认知压力:对压力认知的偏差,往往会使护士的压力管理走入误区,或者过于忧虑,承受了不必要的压力,或者轻视那些长期持续存在的微小压力,或者认为所有的压力都必须消除掉。护理管理者要引导护士正确认知压力,主动调整心态,树立自信,主动学习,提升应对压力的能力。

2)降低护士的工作期望:护士个人的期望过高,期望和现实之间存在较大落差,往往是造成工作压力的原因。护理管理者要帮助护士适当降低期望,合理设置目标,掌握时间管理策略,及时给予反馈,可以减轻护士的挫败感和压力感。

3)建立良好的支持系统:护理管理者要提供心理支持和工作援助,和护士一起讨论问题,向他们提供建议,哪怕只是陪伴或倾听,也能使护士的压力有释放的出口,感到组织的温暖和力量。

4)提高护士的自我调整能力:自我调整的方法包括有氧锻炼、放松法、休闲娱乐等,这些积极的活动能刺激大脑分泌内啡肽,连接与愉快感觉有关的脑部组织,释放压力。①有氧锻炼:有氧健身、散步、骑行、慢跑、划船、游泳、跳舞、爬楼、跳绳等有规律的体育运动,有助于促进心血管功能,减轻压力。②放松法:让人平静的方法,如冥想、瑜伽、催眠、阅读、写日记等,可以令人达到深度放松,进而减轻压力。③休闲娱乐:发展广泛而健康的兴趣爱好,如垂钓、旅游、琴棋书画等,可劳逸结合、让人心情舒畅、缓解工作压力。

管理名言

善于发现人才,团结人才,使用人才,是领导者成熟的主要标志之一。[1]

——邓小平

知识拓展

事必躬亲的诸葛亮[2]

诸葛亮在《自贬疏》中道:"街亭违命之阙,箕谷不戒之失,咎皆在臣授任无方。"诸葛亮忠心耿耿辅助刘禅,日理万机,事事躬亲,乃至"自校簿书"。司马懿一次接见诸葛亮的使者时,问诸葛亮身体好吗,休息得怎么样?使者对司马懿说,诸葛亮"夙兴夜寐,罚二十以上,皆亲览焉;所啖食不过数升"。使者走后,司马懿对人说:"孔明食少事烦,其能久乎!"果然不久,诸葛亮病逝军中,蜀军退师。诸葛亮为蜀汉"鞠躬尽瘁,死而后已",但蜀汉仍最先灭亡,仔细想想,这可能与诸葛亮不善于授权有一定关系。

知识拓展

华为的创新领导力

华为制定的研发战略就是要永久创新。华为的研发人员有62000多人,占公司总人数的44%,并且长期将不少于销售收入的10%用于研发。华为在全球多地设立了研发机构和23个研究所,通过跨文化团队合作,实施全球异步研发战略。华为还与领先运营商成立了34个联合创新中心,把领先技术转化为客户的竞争优势和商业成功。如今,华为累计申请中国专利36344件,国际PCT10650件,外国专利10978件,共获得专利授权23522件,其中90%以上为发明型专利。华为靠超强的技术创新能力进入了世界500强。《经济学人》指出,华为已是电信领域的知识产权龙头。

彼得·德鲁克认为:"企业的使命和任务,必须转化为目标。"[3]管理者应该通过目标对下级进行管理,当组织最高层管理者确定了组织目标后,必须对其进行有效分解,转变成各个部门以及各个人的分目标;管理者根据分目标的完成情况对下级进行考核、评价和奖惩。

---

[1] 邓小平.邓小平文选(第三卷)[M].北京:人民出版社,1993:109.
[2] 穆志伟.从"诸葛悲剧"谈授权管理[J].中国电力企业管理,2014(07):93.
[3] [美]彼得·德鲁克.管理的实践[M].6版.齐若兰,译.北京:机械工业出版社,2006.

思 维 导 图

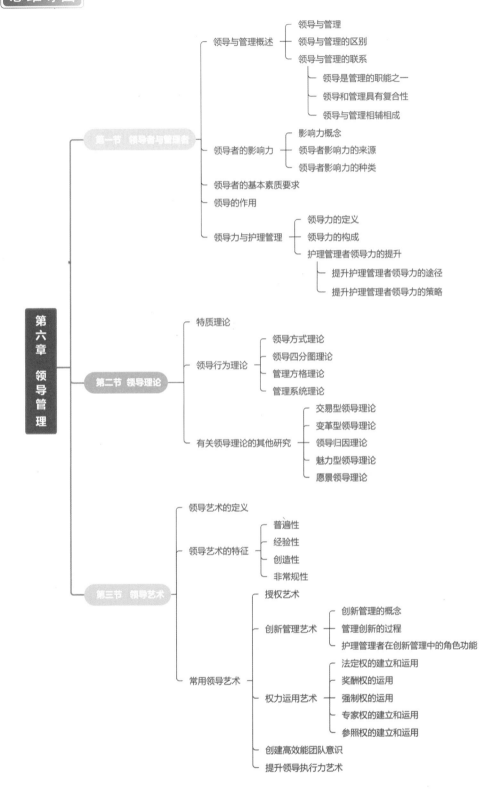

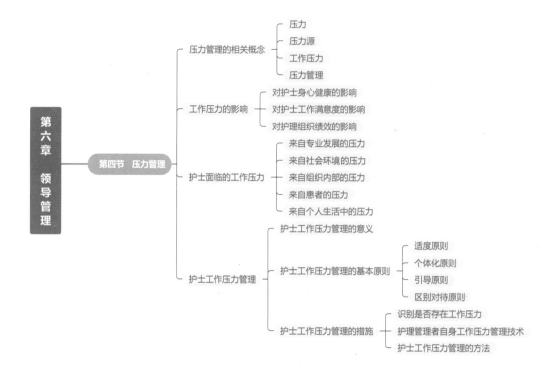

案例与问题

【案例一】

刚刚到任的护士长发现,病区的护理质量评价中,患者对护理服务的满意度相比上个月有所下降,患者的投诉量增加。有护士觉得在这个病区工作没有成就感,向护理部主任提出调换岗位的请求。于是,护士长召集护理组长开会,共同讨论解决问题的方案。会上,一位护理组长说,出现这些问题是因为护士不能严格执行规章制度,不按照规范履行工作职责;应该加大监督和惩处力度,对不认真履行职责的护士,予以警告一次,再出现问题,就调离岗位甚至开除。而另一位组长说,出现问题是由于医院和科室没有给予护士足够的关怀,没有让大家感觉到归属感,导致工作积极性不高。我们应该关心护士,让护士参与管理,提高其工作满意度。

请思考:

如何以领导的相关理论为指导,有效领导护士团队?

【案例二】

小李大学毕业后到某医院任职,经过两年的临床科室轮转实践培训后,到护理管理岗位实习培训,目前在护理部做干事。现任的护理部主任重视任务完成,对工作质量要求高,要求护士长凡事都要向她汇报,得到指示才可行动,所以日理万机,工作繁忙。小李每日忙于上传下达,但觉得工作还算轻松,因为不需要动脑筋,凡事交给主任,再把主任的指示转给护士长就行了。终于,护理部主任累病了,不得不调离主任岗位。原来的一位副主任升任主任。这位主任重视任务完成,同时注重护士的需要,经常深入临床一线,且讲究"抓大放小";重视制订规划和目标,对小李只会上传下达提出了批评,要求她学会分出轻重缓急,有些工作可以直接交给分管副主任或科护士长就好,以保证她能够有更多的精力统揽全局。一段时间后,护理工作质量在许多方面都有了明显的提升。小李虽然忙碌,但感觉确实学到了很多,充实了不少。一年后,分院开始运行,这位副主任被调任分院的护理部主任,工作由另一位副主任代理。这位副主任感觉全院护理工作运行良好,对总体情况感到满意,就对科护士长和病区护士长说:"大家管理比较到位,你们各自管理自己的病区就可以,关键的事情再找我把关。"小李不知道什么才是关键事情,什么时候才能找主任,大部分时间不知道要做什么。

请思考:

1.三位护理部主任的领导风格有区别吗?根据领导行为四分图理论进行归类。

2.你认为哪位领导的领导风格对提高管理成效更有益?为什么?

【案例三】

李某五年前大学毕业后应聘到某三级甲等医院工作。工作中她认真努力,表现出色,在近期医院组织的护士长竞聘中脱颖而出,担任了肿瘤外科的护士长。她上任后,欣喜之余也感到了工作的压力与困惑。肿瘤外科成立只有一年,护士来自不同的科室,资历也不同,既有刚刚参加工作的新人,也有在普外科工作10年以上的护士。前任护士长被调离时因为闹情绪没有很好地与她交接班。她觉得自己应该从团结护士、激励护士做起,于是她整天和科室里的护士们有说有笑,打成一片,即使发现了某些护士的错误也只是提醒一下,生怕影响了护士和自己的关系。当她知道许多护士抱怨工作累,奖金低,工作积极性不够高时,她便本着有抱怨即改造的原则,提高奖金,改进分配方案。但是奖金提高之后,她发现有些护士的抱怨依然存在,并且她们的工作积极性依然不是很高。

请思考:

1.请结合李某的困惑,阐述如何提升领导者影响力?

2.李某要想成为一名有效的护理领导者需要具备哪些特质?

【案例四】

李某本科毕业后在某三甲医院的心血管病房当护士,业务能力不断提升,逐渐成为业务骨干。去年医院成立了老年心血管介入病房,李护士经过民主推荐、竞聘和考核等环节最终成为该病房护士长。到任后,她带领大家从制定科室工作制度和规范入手,各项工作顺利开展。但是由于科室护士来自不同的科室,工作习惯不同,有个别人执行规范总是出错,而且尽管她非常注意与同事们的沟通方式,还是觉得大家和她有距离感,特别是年轻护士都不愿意和她走近。她感觉很孤独却又找不到问题的根源,她不禁开始怀疑自己的能力。

请思考:

李某应如何解决护士执行规范不力的问题?怎样解决护士与自己疏远的问题?该如何提升个人的领导力?

教学PPT

自测题

一、选择题

1.领导者影响力的来源包括( )。
    A.奖惩影响力   B.法定影响力
    C.专家影响力   D.以上都是

2.领导的作用主要有( )。
    A.指挥作用   B.预测和计划
    C.监督和控制   D.创新和奖励

3.以下哪种情况属于护理管理者在运用法定影响力?( )
    A.护士长安排护士回到家中取学习资料
    B.护士长安排春节护士值班
    C.护理部主任为全体护士讲授护理科技前沿知识
    D.护士长对出护理漏洞的护士罚款50元

4.护士长以自身娴熟的护理技术操作促进护士提高技术水平是运用了( )。
    A.法定影响力   B.强制影响力
    C.奖罚影响力   D.专家影响力

5.领导者的基本素质要求中需除外( )。
    A.政治品德和思想作风
    B.健康的身体和心理
    C.精深广博的专业和相关学科知识
    D.外语水平

6.下列领导者影响力的构成因素中,能使下属被动服从的因素是( )。
    A.品格因素   B.知识因素
    C.能力因素   D.资历因素

7.属于领导者非权力性影响力特点的是( )。
    A.对下属的影响带有强制性   B.靠奖惩等附加条件起作用
    C.以内在感染的形式发挥作用 D.不稳定。随地位变化而改变

8.某护士长只注重工作任务的完成,而对护士的发展和团队士气很少关心。根据管理方格理论,该护士长的领导风格属于( )。
    A.协作式管理   B.权威式管理

C.贫乏式管理　　　　　　　　D.俱乐部式管理

9.领导生命周期理论认为,影响领导者选择领导方式的因素是(　　　)。

A.工作任务结构　　　　　　　B.上下级关系

C.领导者职权　　　　　　　　D.下属成熟度

10.影响领导有效性的情境因素包括上下级关系、任务结构和领导者职权。持这一观
点的理论是(　　　)。

A.领导品质论　　　　　　　　B.领导方式论

C.领导行为四分图理论　　　　D.权变理论

二、简答题

1.请简述领导与管理的区别。

2.请简述领导力的构成。

3.如何提升护理管理者的领导力?

第七章 有效团队管理

团队工作模式是现代管理发展的产物,正在逐步成为组织的基本结构和强有力的管理工具。在团队管理结构模式中,组织目标由员工和管理者双方共同决定,工作程序由承担任务的专家和工作团队来设计。在信息技术高速发展和全球化时代,团队工作模式的另一优势是有利于全球化的信息交换和创造性构想的沟通,为组织创造新的业绩提供了契机,由团队创造出来的高效、灵活性和适应性无疑具有巨大的管理和竞争优势。医院团队工作模式的建立可以突破医疗机构组织中科室与部门的界限,使医护工作人员获得更多的参与和工作自主性,通过多学科交叉融合来共同协作完成医疗护理任务,提高医院和部门工作效率。

学习目标

识记:

1.能正确解释团队基本概念、团队基本特征、护理团队的基本要素。

2.能准确说出护理团队发展过程及各阶段。

理解:

1.能理解护理人际关系的心理结构。

2.能理解护理团队中的人际需求关系。

3.能理解护理团队冲突的原因

运用:

1.能根据管理职能,结合临床实际,对护理管理者的工作进行分析和评价。

2.能结合临床实际工作,护理团队成员角色与管理。

第一节 概 述

一、团队的基本概念

(一)群体

群体(group)是两个或两个以上相互作用和相互依赖的个体,为了实现特定目标而结合在一起,可以自由发挥相互作用的工作小组,如医院的质量管理科成员就是一个工作群体。群体不同于人群,人群是没有相互作用的短暂聚集的个体集合,如医院的候诊人群等。群体有正式群体和非正式群体之分。

（二）团队及护理团队

团队（team）是指由两个或两个以上成员组成的相互影响、相互协调以完成特定任务目标的个体组合。团队的定义包括三层含义:第一,组成团队需要两个或两个以上的成员;第二,团队成员经常相互作用和影响;第三,团队成员有一个共同的绩效目标。尽管团队是由一群人组成的,但团队和群体是两个不能相互替代的术语。与群体的含义相比,团队的概念包含有一种共同的使命感和集体责任感。护理团队是指由两个、两个以上有直接和间接工作联系的护士构成并有特定护理工作目标的工作群体。

二、团队的基本特征

护理团队工作的独特优点在于护士工作的协同效应使得获得整体大于部分之和的效果,其工作模式特点是团队所有护士具有为实现共同目标承担义务的共同承诺。

（一）组织形成

护理工作团队（nursing work team）的建立一般由医院或医疗机构决定,需要成员通力合作来完成团队工作任务。

（二）管理和领导

在医疗机构中,护理团队工作一般以自我导向为主。护理团队授权程度较大,特别是在团队发展的成熟阶段,许多情况下团队成员可以共享决策权。

（三）工作责任

护理工作团队在责任方面能够落实到个人,但更多的是强调团队成员对团队工作的共同承诺。团队工作过程注重所有护士之间的协作努力,为实现护理团队目标需要成员共同承担责任。

（四）目标和协作

护理团队除了保持与组织目标一致外还可以制订自己的工作目标。护理工作团队目标是集体绩效,工作中强调医护之间的积极协调配合,它通过所有护士的共同努力产生积极协同作用,使护理团队工作充满齐心协力的工作气氛。

（五）工作技能

护理团队强调将具有不同知识、技能、经验的护士综合在一起,在工作技能方面团队护士的技能可以相互补充,从而实现整体护理团队的有效组合,达到提高团队效率的目标。

（六）工作结果

护理工作团队强调集体效率,其团队所有护士的努力结果可以使团队的绩效水平远大于护士个体绩效的总和,达到一加一大于二的效果。理解和明确护理工作团队的特点,有助于护理管理者在现有人力资源的情况下,能够更加有效地进行护士生产力重组,从而提高管理和工作效率。这就是为什么现在许多组织都在通过建立工作团队的途径来改善组织产出水平。护理工作团队建设的目的是医院和护理管理者希望有效利用团队的积极协同作用,在科室或医院不增加投入的情况下提高组织效率。但并不是所有的工作团队都具有积极的协同作用,如果仅仅是把某个护理工作群体的名称改为护理工作团队,而在护理服务理念、工作制度、工作流程等方面没有随之优化,那么同样也不能提高组织效率。

三、护理团队的基本要素

任何工作团队都具有几个重要构成要素,这些要素是团队生存的基础。护理团队的要素包括目标、人员、定位、权限和计划。

(一)目标

目标是护理团队存在的价值,是团队成员行为的航标灯。没有目标,护士就会失去行动的方向。尽管每个护理团队工作目标的侧重点有所区别,但所有团队都有一个共同的目标,那就是把相互作用和相互依赖的人联系在一起,使团队成员以一种更加有效的合作工作方式来实现个人和组织目标。

(二)人员

护士是构成护理团队的核心要素,护理团队成员的选择是有效团队建设的重要组成部分。在一个护理工作团队中,需要具备各种不同能力的护士来扮演不同的团队角色,这中间需要策划者、协调者、沟通者、监督者、实施者等,由此组成护理工作团队。团队成员不同的角色承担着团队护理工作任务的评估、计划、实施、协调、进度和质量监督、工作绩效评价等,以保证高效完成团队目标。

(三)定位

护理团队的定位包括团队在医疗机构中的定位和护士在团队中的个人定位。护理团队的组织定位包括团队在组织中所处的地位,团队负责人的确定、团队成员的选择、团队成员行为约束和激励机制的制定等。护理团队成员的个人定位是将团队中护士的个人特点和优势与团队护理任务和岗位需求进行有机结合的过程,护士个人特点与岗位能力要求越匹配,就越能有效调动护士的工作积极性,越有可能提高部门和科室的工作绩效。

(四)权力和权限

护理团队和成员个人拥有与岗位责任相对应的权力是保证团队任务顺利完成的基本条件。团队中管理者的权力与护理团队的发展阶段有密切关系。一般来说,在护理团队发展初期阶段,管理者的领导权需要相对集中。团队越成熟,管理者所需要拥有的权力就相应越小。护理团队权力主要与两个方面有关:首先是明确整个护理团队在组织中拥有哪些决策权,如人事决定权、财务权、信息权等;另外,医院或组织机构对护理团队授权的程度及范围,也是护理团队权力的基本内容。

（五）计划

工作计划是实现护理团队目标的保障和具体工作程序,护理团队目标的实现有赖于团队制订出的一系列可行的护理行动方案,各种工作计划从外在条件上可以保证护理团队工作按照进度有序进行。计划的每一个步骤都为护理团队成员指明了护理行为方向,帮助护士逐步贴近和最终实现团队目标。

四、护理团队的发展过程及各阶段

护理团队的发展过程与医院内外环境的动态变化因素有关。护理团队发展首先受团队领导的影响,另外,护理工作任务、组织结构、管理活动、护理团队内外环境等因素的变化也直接影响护理团队的发展过程。研究证明,团队的发展不是随意进行的,而是遵循一定的发展规律。在护理团队发展阶段中,都会具有一定特点并给团队领导者和护理成员带来特定的问题与挑战。认识团队发展阶段的特点与面临的问题与挑战,将有助于护理管理者更有效地进行护理团队建设和管理,提高组织效率。护理团队的建设和发展一般经历形成、震荡、规范、运行、调整或解散五个阶段。

（一）形成阶段

1.阶段过程　形成（forming）阶段是一个护理团队建设的起始阶段,是团队成员定位和适应的时期。在这个阶段中,团队中所有护士主要面临的是定位和相互熟悉的任务。成员开始学习、了解和明确团队护理行为规范,由此建立起团队完成任务以及护士之间活动关系的基本准则。通过在护理团队工作中的尝试和探索,团队护士成员开始逐步建立相互间的行为关系。本阶段的工作重点是尽快建立护理团队框架,与护理团队工作相关的领导与部门建立初步合作关系。

2.成员行为特征　形成阶段护理成员行为特征是进入团队时的紧张和兴奋的心情、高期望值,同时伴有一些焦虑、困惑或不安全感。护士开始小心接触周围环境和团队核心人物,如护士长、项目组长等,个人开始自我定位。此阶段的特点是不确定性程度大,团队成员一般会接受各种权力或职权,对团队和团队职权有一定依赖性。

3.形成阶段管理特点　在成员选择之前认真分析岗位要求,了解成员的个人能力、特点、工作态度及既往业绩等基本信息。与成员分享团队期望与成功远景,明确目标,提供所需资讯,帮助成员相互认识并建立友好关系。领导风格多采用命令型,沟通形式多为自上而下,此阶段的管理监督建议频繁进行。

（二）震荡阶段

1.阶段过程　团队经过一段时间运行,进入震荡（storming）阶段。处于震荡阶段的护理团队逐步开始暴露一些问题。随着团队护理成员之间的逐渐熟悉,护士开始逐步显露个人的角色意识、个性缺点等。护士开始看到团队中一些不尽如人意的地方,如护理管理者指挥朝令夕改,团队护理成员工作进度缓慢等,感受到期望与现实之间的差距。这个阶段可能形成基于护理成员个人兴趣爱好的小团体,小团体之间对于团队的工作目标以及实现目标的方法有各自的看法,由此可能出现成员之间对立意向或由此产生护士间冲突,有时甚至会出现护士对抗团队已经建立起来的基本规则的现象。

2.成员行为特征 此阶段护理成员的行为特征是由于希望与现实脱节给成员带来的挫折和焦虑感;护理工作团队存在冲突与不协调,缺乏凝聚力,人际关系较为紧张,可能出现护士对领导不满的现象。在震荡阶段,团队护理成员一般更多地把自己的注意力和焦点放在处理人际关系上,对部门生产力的提高和实现护理工作目标可能带来不利影响。除非能成功度过震荡阶段,否则团队就会停滞不前,也不可能获得高效率的团队业绩。

3.震荡阶段管理特点 管理者最重要的工作是协调团队人际关系和安抚人心。同时,管理者要以身作则,着手建立工作规范,鼓励成员就有争议的问题发表意见并参与团队决策。管理风格多采用教练型,对护理团队成员多指挥、多支持。团队决策多采用先征求意见后决策,沟通形式一般为双向沟通并反馈,管理监督也需要频繁进行。

(三)规范阶段

1.阶段过程 随着团队规范(norming)的逐步建立完善并能得到很好执行,震荡阶段出现的矛盾与不协调就能够得到有效解决,团队可以逐步达到和谐统一,由此团队进入规范稳定期。护理团队成员之间开始逐步认同和理解,并开始达成共识并着手建立共同目标、行为规范以及护理基本行为规则。在这种情况下,真正意义上的统一护理团队才得以产生。这时的团队成员具有团队归属感,开始参与各种护理团队活动并开始表达个人观点和意见,护士之间建立起相互支持信任的密切关系。

2.成员行为特征 规范期的护理团队成员行为特征是人际关系可以由冲突敌对转为合作,成员之间沟通渠道开始畅通,相互信任感加强。本阶段特点是团队工作规范和流程被护理成员所接受,成员护理工作技能得到提升,团队工作特色显现,团队成员整体意识和行为都进一步增强。此阶段持续时间较为短暂。

3.规范阶段管理特点 本阶段最重要的管理工作是形成团队文化,规范护理团队成员行为。此阶段团队成员可能存在怕冲突而不敢提合理化建议的现象,管理者应注意引导。在管理行为和风格方面可采取支持型,少指挥;沟通方面尽量多问少说并及时给予反馈;由于团队成员意识和行为趋于成熟,管理者可减少监督,并尽量通过协商的方式作出团队决策。

(四)运行阶段

1.阶段过程 由于护理团队在结构上和成员认识上的问题都得以解决,团队作为一个整体开始真正运行(performing)。团队成员开始把团队建设和维持的精力转向有效利用团队和护理成员优势来完成个人和护理团队的任务。团队结构不再是护理成员群体抗拒的对象而成为群体使用的工具。因此,团队结构对整个护理团队的活动和绩效都起着支持和促进作用。本阶段的护理团队工作重点是完成组织下达的护理任务和解决问题,团队成员的责任感和使命感逐步增强,成员之间相互协作,并以成熟的方式沟通不同意见。

2.成员行为特征 本阶段护理团队成员特征是信心增强,团队成员具备多种技能并协调解决各种问题;成员之间通过护理工作程序和标准流程方式进行沟通,成员自由发表不同意见并能够分享信息;护理管理者能够做到合理分配资源、授权程度大并能够有效化解内部冲突;成员共同协作,努力实现护理团队整体目标和高效率,护理团队生产力可能处于高水平;每个护理成员都拥有完成任务或实现目标的使命感和荣誉感。

3.运行阶段管理特点　此阶段管理监督行为更少,更多的授权、双向沟通并反馈;管理特点是针对团队运行中存在的低效环节进行合理变革和创新,通过组织文化深入发挥成员的更大作用。此阶段管理者的角色在团队中应尽量淡化,充分调动团队护士的主人翁意识和能力,引导大家向更高的目标努力,持续提升工作效率并对团队成员的贡献给予肯定。

(五)调整或解散阶段

调整或解散(adjusting or adjourning)阶段主要针对一些临时性任务护理团队而言。如果上级给予的临时任务已经完成或者面临的问题已经解决,这类团队就进入解散阶段,如抗震救援医疗队。本阶段团队凝聚力较强,成员可能会对任务的完成和问题的解决感到群情激昂,也会为团队的解散而难过。管理者可以采取一些仪式或典礼来庆祝完成任务,宣布团队已经顺利完成使命,使团队成员的情绪不至于因为团队解散而消沉。对于需要维持较长时间的护理工作团队,在这个阶段会针对面临的新的问题进行调整,维持团队的持续发展和高绩效。

有研究者认为,团队发展的五个阶段是依次经历和进行的。对于有时间要求的团队,这些阶段可能很快出现,阶段性发展界限可能不明显。但也有学者认为,不是所有的工作团队发展都严格遵循这样的理论阶段。重要的是,在许多情况下,这个团队发展过程理论架构可以帮助护理管理者理解团队发展每个阶段的特点,使管理者能够针对性地解决遇到的管理难题。

第二节　护理团队的人际关系

护理工作绩效水平的高低,关键取决于团队工作的协同效应,而有效发挥协同效应的基础就是护理单元和部门之间、医院工作人员之间的密切合作。这种医疗服务合作的前提条件就是团队之间和团队内部成员之间良好的人际关系。不同的人际关系给护理工作团队成员带来不同的情感体验。在护理活动中,合作互助的科室团队人际关系会增强工作人员的个人工作激情,而敌意对抗的关系则使人焦虑困惑,给人以消极的情感体验,从而影响工作积极性,对团队绩效带来不利影响。由此可见,医疗护理服务中的人际关系对团队有效运作和创造高绩效具有至关重要的作用。良好护理团队人际关系的建立和发展与护士之间相互获得的需要满足程度相关,而成员的满足程度与相互间心理接近程度成正比关系。相互满意程度越高,心理关系就越密切;反之,心理关系就越疏远。

一、护理人际关系的心理结构

护理工作团队人际关系的形成、发展都离不开认知、情感和行为三个方面。

（一）护理人际关系建立和发展的基础——社会认知

社会认知（social cognition）主要指人们对社会环境中有关个体和群体特征的感知、记忆、思维和想象等。人际认知主要包括个体对他人的动机、情感、对他人个性的认识以及对人与人之间关系的认识等。护理团队中人际关系的建立、发展离不开护士之间的感知、识别和理解。彼此不认识，就谈不上建立人际关系；相互之间存在认识偏见和误解，就会导致人际关系障碍。因此，社会认知是护理团队人际关系建立和发展的基础。

（二）护理人际关系建立和发展的动力——人际情感

护理人际情感（nursing interpersonal emotion）是指护理活动中交往双方在感情上的相互好恶及对交往现状的满意程度。人际关系在心理上总是以彼此满意或不满意、喜欢或厌恶等情绪状态为特征。在护理工作人际交往中，只有好的认知而没有融洽的情感，也很难形成良好的人际关系。人际情感既有直觉印象的一般情感，也有较高境界的理智和道德情感。一般情况下，护理人际情感因素的水平越高，在人际关系中的调节作用就越大，就越容易获得较好的人际关系效果。

（三）护理人际关系建立和发展的途径——人际行为

护理人际行为（nursing interpersonal behavior）是指护理活动人际交往中护士表现出来的言语、表情、举止、风度、姿态等外部动作。护理人际行为是护士个人需要、动机、认知、情感、个性等因素的具体体现。人与人之间只有通过交往接触，才有彼此间的认识，才有喜欢、厌恶等情感，才能在心理上和行为上发生相互联系、相互作用和相互影响。人际交往是建立和发展护理人际关系的前提，关系的发展又反过来促进护士与有关人员之间的相互交往，从而促进护理人际关系的良性发展。

二、护理团队中的人际需求关系

人们在相互交往中彼此都满足个人的一些需求，这些需求构成了人际关系的核心。护理团队中成员之间人际需求关系主要包括三个方面：

（一）情感关系

人的情感需求在心理发展过程中自始至终都存在，并影响人的情感发展过程。护理团队中良好人际情感关系的基本特征主要表现为热心、亲密、喜欢、同情和照顾他人等，这些是人际关系情感方面具有积极意义的特征，有利于护理团队建设和护士之间的协作。护理团队中积极情感关系建立的基本条件是交往双方情感的真诚投入和理解，在满足对方需求的同时得到自身需求的满足。在护理团队人际关系中也存在一些消极、对护理团队协作不利的情感特征，如冷漠、敌意、疏远等，管理者应重视这些不利人际情感关系对护理工作绩效的影响。

（二）控制关系

控制关系的基本行为特征是支配和依赖，在护理实践活动中成员之间的控制关系随处可见。每个人都有支配他人的欲望，同样也存在依赖他人的心理，但由于人的个性特点、能力和环境等因素的影响，导致了不同的护理个体之间存在支配和依赖心理强弱程度的差异。护士在护理活动人际交往过程中如果一方控制欲望较强，而另一方正好依赖性强的时候，这种控制关系的存在就会比较融洽；否则就可能形成冲突或疏远的现象，从而对护理团队的绩效带来不利影响。

（三）包容关系

护理工作团队中由于成员来源、文化背景、个性特点、教育水平等因素，构成了护士之间在态度、观点、行为等方面存在差异的可能性，从而形成在人际关系方面的包容需求。包容关系具有的行为特征是沟通、融合、理解、协调、参与和协同等，通过这些行为特征维持了护理团队成员间的行为一致性和执行力。与这些积极行为特征相反的是对立、疏远、退缩等，这些行为不利于护理团队良好人际关系的建立和发展。

要建立有效的护理人际关系，需要护理团队所有成员为有效的工作关系从多方面进行努力。除上述基本人际关系外，护理管理者在建立和谐护理团队人际关系方面还应加深人际关系双方的相互认识和了解，做到有效沟通、信守诺言、诚实正直等。

三、护理团队规范与凝聚力

（一）团队规范

团队规范（team norms）是指团队成员必须共同遵守的行为标准。护理团队规范一部分来自社会行为规范，另一部分来自护理职业特点对从业护士特有的要求。这些要求与护理团队工作目标密切相关，对于护理团队绩效和部门生产率具有积极和消极的双重意义。实践证明，具有积极工作规范的团队在实现任务目标时比具有消极规范的团队更为成功。

在护理活动中，团队规范对护士行为的影响在很大程度上取决于团队成员的合作意愿。服从护理行为规范可以使护士把精力集中在护理工作任务上，由此对团队绩效起到保证作用。但如果服从规范会遏制护士的改革创新精神，那么规范就可能会阻碍护理团队绩效水平的提高。著名的阿希实验结果表明，群体规范能够给群体成员形成压力，迫使他们的反应与群体成员趋向一致，同时也证明了规范对团队成员双重作用（积极/消极）的存在。阿希实验对护理团队管理者的提示是：第一，管理者应该意识到高度一致性规范对护理团队改革创新具有不利影响，同时可以通过鼓励护士个人改革行为、提倡评判性思维、奖励创新等手段，在护理团队中建立起鼓励创新的护理工作氛围。第二，管理者在护士行为培训中要注意以恰当的方式宣传规范，将一些不可避免的一致性护理团队压力引导到建设性方面来。在凝聚力高的护理团队，护士倾向于服从规范；对于管理者来说，最好的团队状态是既有积极的运行规范，又有强大的团队凝聚力。

背景资料

阿希(Solomon Asch)社会一致性实验

　　阿希将每8个被试者组成一个实验小组,要求他们比较实验者手中的两张卡片。一张卡片上有1条直线;另一张卡片上有3条长度差异非常明显的直线,3条直线中有一条与第一张卡片中的直线长度相等。一般情况下,被试者判断错误的概率小于1%。被试者只要大声说出第一张卡片上的直线与另一张卡片上3条直线中的哪一条直线相等就可以了。阿希想知道在其他成员的压力下是否会导致不知情的被试者改变自己的答案,以求与团队其他成员答案一致。为此,阿希特意做了安排:每组只有一个人是真正实验对象,其余人均是实验者的助手,实验助手的任务就是给出相同的错误答案,而这一点真正的实验对象是不知道的。阿希在安排座位时有意让实验对象坐在最后,并最后回答。实验者关注的是实验对象如何回答,是否会为了保持与群体成员的一致而选择自己坚信是错误的答案。实验结果表明,35%的实验对象追随了群体的选择,给出了错误答案——即使正确答案非常明显。这个实验结果提示团队规范能够对团队成员形成压力,迫使成员的反应趋向一致。

(二)团队凝聚力

　　1.团队凝聚力(cohesiveness)的概念及作用　团队凝聚力指团队成员被吸引加入团队中的个人意愿程度以及继续留在团队中的个人意愿倾向性。护理团队凝聚力对护士产生的是一种向心作用,是护理团队存在与发展的必要条件和实现团队目标的基础。一个护理团队的凝聚力越强,成员对该团队的归属感越强,团队对护士的影响力就越大。如果一个团队的护士感到自己强烈属于这个团队,那么这个护士违反护理团队规范的可能性就越小。实践证明,高凝聚力的团队成员忠于团队目标,积极参与团队活动,并为团队的成功感到骄傲。在凝聚力低的团队中,成员可能出现士气低落,对团队任务漠不关心等现象。

　　2.影响团队凝聚力的因素　影响团队凝聚力的因素主要来自团队特点和环境两大因素。团队特点包括团队相互作用和人际关系、团队的共同目标概念、个人对团队的吸引力。护理团队相互作用(nursing team interaction)反映了护理团队成员之间的联系和支持程度。团队护士之间彼此关系融洽、相互理解和支持、有助于激发护士的工作热情和创造潜力。护士之间联系越紧密,相处一起的时间越长,这个护理团队就越有凝聚力。如果团队护士对共同目标越能达成一致,成员的目的和使命方向一致,就会使护理团队更加团结,其团队凝聚力也会增强。在护士个人对团队的吸引力方面,如果护理团队成员彼此的工作态度和价值观越相似,他们就越容易并乐于相处,由此也会提高护理团队的凝聚力。环境因素对护理团队凝聚力的影响主要有竞争、团队成功以及外界对团队评价三个方面。如果护理团队和某一情况相似团队有适度竞争,由于竞争会提高团队的稳定性和凝聚力,其护理团队凝聚力就会随争取竞争胜利的过程而加强;当护理团队取得成功并得到认可时,团队护士感觉良好,他们对部门和组织的忠诚度也随之增加,由此也可提高护理团队自身的凝聚力。

3.团队凝聚力的结果　团队凝聚力在组织中主要产生两种结果:士气和生产力。关于团队士气,一般观点认为,凝聚力强的团队士气高。理由是成员归属感强,团队氛围好,成员对团队的认可和忠诚度较高,相互之间的交流较多,成员共同决策和行动,由此对团队成员满意度和士气带来积极良好的影响。阐述团队凝聚力与团队绩效的关系则较为复杂。首先,研究结果证实,团队凝聚力对团队成员业绩的影响是肯定的。理由是,在高凝聚力团队中,成员的生产力水平一般更加趋于统一。因为团队会努力达成一致,成员之间的劳动生产率水平差异较小。相反,没有凝聚力的团队无法对成员的行为进行控制,因此成员的劳动生产率表现出较大的差异性。至于团队整体生产力水平,研究发现,凝聚力高的团队生产力可能更高,但劳动生产率的具体水平还依赖于管理层与团队之间的关系。研究表明,当高凝聚力团队的成员感觉到管理层的支持时,工作更有效率;如果管理者对团队表现出消极态度或敌意,那么高凝聚力团队的生产率就较低。因此,护理团队建设应以研究证据为基础,结合护理团队实际情况进行管理。

四、团队人际冲突及管理

(一)冲突对团队的影响

1.团队冲突的积极作用　对于护理团队绩效来说,冲突并不一定都是负面的影响。其具有积极作用的冲突特征包括:①提高护理决策质量,激发创新和改革。护理团队内部的观点冲突意味着要考虑更多的不同观点来进行决策,由此可以提高团队决策质量。研究表明,如果高层管理团队中冲突较少,那么这个团队的决策质量一般来说就比较差。②护士情绪安抚。护理团队内部的冲突暴露有助于抗的人员采取一定方式发泄不满,避免了怒气压抑造成成员的极端反应。③团队间冲突可增强护理团队内部的凝聚力。④冲突可促使联合,以求更好地生存发展。⑤两大团队或集团冲突可展现各自的实力,并最后达到权力平衡,可防止两者之间无休止的负面争斗。

2.团队冲突的消极作用　太多的冲突也可能对护理团队绩效带来破坏性影响,对团队绩效的提高和目标的实现带来阻碍作用。其具有消极作用的冲突表现在:①导致团队资源分散,降低团队凝聚力;②引起团队成员的情绪紧张,甚至导致对立和敌意,降低护士的工作热情,影响工作绩效;③阻碍成员间的有效沟通;④冲突严重时会影响团队的发展和生存,导致团队解散。

(二)护理团队冲突的原因

1.资源缺乏　组织工作中的资源包括人力、财力、信息、物资供应等。护士个人或团队为了顺利实现自己的工作目标,就会希望在完成任务时增加资源的拥有量。在资源有限的情况下,就会带来护士之间或部门科室之间的冲突。只要有个体或团队为了相对不足的资源进行竞争,冲突就不可避免。护理和管理工作中由于资源不足引起冲突的案例很多,如由物资设备配备不足引起的团队间冲突,由科室年终奖金数额不够充足导致团队内部成员因奖金分配冲突等。

2.工作责任和权限不清　当护理团队内部岗位工作职责含糊、工作界限不明确的时候,也容易引起护士之间或部门间的冲突,这种冲突在日常护理工作中较为常见。在护理管理过程中,如果各层次护理岗位职责没有很好的界定,就可能出现工作岗位之间的责任重叠或责任脱节的现象,导致出现工作问题或影响工作任务的有效落实,由此引起冲突。

3.沟通不良　护理团队成员沟通不良也会导致冲突。沟通过程中的一些干扰因素会直接影响护士之间信息交流。语义理解差异、沟通噪声、多渠道传递信息导致误解原意等,都是护理实践活动中常见的沟通不良现象。如果这些因素引起护士或相关工作人员之间出现误解,有时会达到无法化解的地步,工作人员之间的信任度就会降低,隔阂加深,就会发生冲突。另外,在团队中如果有人故意不提供信息,就可能伤害团队成员之间的信任,也可能引起冲突。

4.成员个性特点　个性冲突是由于成员个性特点、价值观和态度等方面存在的差异引起的冲突。在护理团队内部,当成员不能和睦相处或者无法就存在问题进行坦诚沟通时就会产生个性冲突。研究发现,个性冲突是阻碍一线管理团队有效合作的第一大因素。在护理工作团队中,有些护士的个性差异是可以克服的。但是,管理者也需要明白,群体中严重的个性冲突有时是很难消除的。解决的策略一般是将冲突双方彼此分开,让他们远离对方,以减少相互影响。

5.权力与地位悬殊　在护理活动的人际交往中,当成员一方向另一方施加有争议的影响力时,权力和地位的差异就会显现出来。权力相对较大的个人或部门就会显示出影响力较大的优势,而权力较小的成员和部门可能会对自己所处的较低下的地位感到不公而心怀不满。因而,成员或部门之间可能会为了提高自己在团队中的权力和影响力而陷入冲突之中。

6.目标冲突　目标冲突是组织与生俱来的。在护理团队工作中,一般护士的工作任务目标与管理者的期望目标时常存在差距,这时护士可能会因为抵制管理者制订的高标准目标而产生冲突;有时也会由于成员个人之间的目标差距而引起冲突。

(三)团队冲突管理

1.针对性策略　为了适应特定的冲突对象和环境,管理者可以针对冲突原因进行权衡,并采取不同的策略来解决护理团队冲突:面临团队利益或个人利益重于人际关系冲突,可以采取竞争途径解决冲突,这是维护集体利益和个人利益放弃双方关系的冲突解决策略;如果双方权力相当,关系和利益都重要的冲突则可采取合作方式;当双方人际关系重于利益时可采用妥协的方式,这是一种为了维护人际关系而牺牲一些团队和个人利益的冲突解决策略。

2.调停　调停是借助第三方力量来解决冲突的一种方法。调停者可以是护理团队中的资深护士、护士长、护理部主任或对解决问题具有一定权威的有关人员。针对引起冲突的原因，调停者与冲突双方共同商讨涉及双方争议的有关问题，各抒己见并谋求一个双方认可的解决方案。如果双方不能达成双方接受的方案，冲突双方可将矛盾提交给调停者，并愿意接受调解结果。

3.促进沟通　不良沟通是引起护理团队成员冲突的重要因素之一，通过有效沟通增进护士之间的相互理解和信任，是消除成员间误会，降低由于沟通不畅引起冲突的有效途径。沟通可以为冲突双方提供会面和信息交流的机会，帮助冲突双方对问题进行准确客观的认识，从而减少冲突。当冲突双方彼此理解加深后，误会也就随之减少，冲突水平就会降低，由此增强护理团队合作。

4.谈判（negotiation）　谈判是有共同和冲突目标的两个个体或团队对一个可能协定的具体条款进行阐明和谈论过程。谈判主要有输-赢式、赢-赢式、态度构建式和组织内谈判四种基本类型。输-赢式谈判结果是谈判双方一方收益，一方损失；赢-赢式谈判是通过双方协商共同解决问题来获得双方受益的结果；态度构建式谈判是以当事双方期望的态度和关系为目标，在谈判过程中双方都表示出一定态度达到彼此接受；组织内谈判通常用于团体之间的一些争议，一般通过团体代表来进行谈判，谈判前需要在自己团体内就相关问题达成一定的协议以利于解决冲突。护理管理者可以根据对团队利益与双方关系维系两者重要性的权重来选择不同谈判方式。

5.团队文化建设　团队文化是团队中形成并指导成员行为的共享信念和价值系统。护理团队文化是影响护士做什么及如何做的重要因素，这种文化在护士形成态度、指引行为、维持人际关系、增强护士群体凝聚力、创造团队业绩等方面具有直接影响。研究表明，组织中成员广泛共享的组织文化以绩效为导向，强调团队工作，能够调节成员人际关系，促进成员之间相互配合，引导成员将主要精力都投入到实现团队目标的工作中。这是一条在较高层面认识基础上通过提高成员价值系统的一致性水平来解决冲突的途径。

第三节　高效护理工作团队

20多年前，日本丰田公司为了提高工作效率开始将团队概念引入生产过程并取得良好效果。通过媒体对团队工作过程和绩效的报道，工作团队的工作模式开始渗透到世界各地企业组织之中，甚至政府部门都将团队建设作为管理工作的重要内容。日本企业通过团队建设使自己在组织凝聚力、成员对组织的归属感和忠诚度方面成为世界上组织管理的典范。如何借鉴国内外团队工作模式的成功经验，将一群护士打造成合作互助的高效护理工作团队，是现代护理管理者提高管理效率需要思考的问题。

一、高效护理团队及管理者的特征

(一)高效护理团队的基本特性

衡量团队效益主要有两方面指标:团队的生产产出(productive output)和团队成员的个人满意度(satisfaction)。高绩效团队在这两方面都能够达到高水平。了解衡量团队效益的基础指标,学习高绩效团队的基本特征,有助于护理管理者根据所在团队的工作任务和特点,采取有效管理和激励措施,创造团队的高绩效。高绩效护理团队具有下列基本特征:

1.明确的共同目标 明确的目标可以为护理团队成员提供具体的行为指南并确定努力方向。在高效能护理团队中,有明确的岗位职责和工作衡量标准,成员清楚护理团队的期望行为是什么,以及如何有效完成工作任务。团队护士之间能够团结协作,相互支持,愿意为护理团队目标的实现作出承诺。明确的目标可成为护理团队成员努力工作的行为动力,激励护士为团队整体生产水平的提高奋斗,创造护理团队高绩效。

2.成员优势互补 高效能护理团队重视团队成员能力与团队绩效之间的影响关系,在工作设计和任务安排时注重护士在专业和工作能力上的互补和协作,以提高护理团队绩效,实现团队目标。护理团队成员组合一般包括注册护士(RN)、助理护士(LPN)和护理助理(NA)。注重发挥护理群体成员的个人特长和护理工作流程优化,获得集体工作的协同效应,共同实现组织目标就是团队的特色之一。

管理故事

微软公司在美国以特殊的团队精神而著称,以 Windows2000 的研发为例,微软公司有超过 3000 名软件工程师和测试人员参与,写出了 5000 万行代码。这项工程的完成让数以百计的雇员成了百万富翁,可是,他们中许多人在取得了经济独立之后,却继续留在微软公司工作。

那么,是什么使得这帮百万富翁们(甚至包括亿万富翁们)在生活非常富足的情况下还能如此卖命地工作呢? 答案只有一个,那就是:只有在微软公司这个团队中,他们才可能变得如此强大。

比尔·盖茨是这样解释的:这种企业文化营造了一种氛围,在这种氛围中,开拓性思维不断涌现,员工的潜能得以充分发挥。微软公司所形成氛围是,你不但拥有整个公司的全部资源,同时还拥有一个能使自己大显身手、发挥重要作用的平台。每一个人都有自己的主见,而能使这些主见变成现实的则是微软公司这个团队。

3.规模要求 研究结果表明,有效的团队规模既不是很小,也不是很大。作为工作团队,有专家认为一般以不超过 20 人为宜,也有专家建议不超过 12 人,但具体规模的人数不是绝对的,要以任务的性质要求及成员能力为主要依据。过小的规模缺乏观点和技能的多样性,不利于有效发挥成员的协同作用;而团队人数太多也会给团队管理增加难度,如成员间沟通、成员共识、团队凝聚力等。

4.成员协作性 协作是团队精神的源泉,没有成员之间的团结协作,团队就很难具有核心竞争力和长期竞争优势。护理团队成员的大局意识、协作精神和服务精神就是护理团队精神的集中体现。有效护理团队成员具有为实现团队目标而努力的意愿和行为动机,成员能够主动履行个人承担的职责,并对自己的工作绩效负责。同时,护理团队成员在工作中能够相互支持和协作配合,分担管理者和团队发展的责任,共同完成护理团队的工作目标。

5.沟通渠道畅通 团队中开放的沟通交流平台是建设有效护理团队的基础条件。畅通的渠道,可以增强护士间的信息交流,为成员表达自己的观点、倾听他人建议提供了良好的心理环境。通过沟通,可以增强团队成员间的相互理解,减少和消除彼此误会,同时也为管理者提供了多种渠道获取信息的机会。

6.凝聚力强 团队凝聚力强是高效团队的重要因素之一。一个护理团队凝聚力的强弱程度可以通过团队成员之间相互关系以及成员的群体责任感、荣誉感、归属感来衡量。凝聚力强的团队主要体现在:团队内成员之间具有较强的吸引力;成员之间保持民主,具有和谐的工作氛围;成员积极踊跃地参加团体活动;成员归属意识强,关注团队利益,主动承担团队责任。

7.成员个人贡献 高效护理团队以优异工作结果为行为导向,目标明确。具体体现在管理者对团队成员在组织中的个人贡献给予高度重视和充分肯定。这种正面的认可对调动护理团队成员的工作热情和创造性具有积极促进作用,由此形成良性循环,使护理团队绩效水平得到不断提高。

（二）高效护理团队管理者的特征

研究表明,团队业绩与团队领导性格特点密切相关,不同的领导特征适合不同类型的团队,成功的团队领导能力不是与生俱来的,而是在实践中培养出来的。成功团队领导的基本特征有:

1.以远见作为关注的出发点 成功的护理团队领导有能力将团队的目标和实现目标的方式与护理团队成员的工作紧密联系起来,并使其具有意义。在护理团队工作中注重团队成员不同技能的综合组合,并注意为团队中的成员创造发展机会,不断提高护士的专业技术水平。

2.与团队成员交流的方式 有效的沟通是保证护理团队成功实现目标的关键要素,成功的护理团队领导一定是优秀的沟通高手。在帮助团队成员理解团队目标方面,优秀的团队领导会做到:态度和蔼,用词礼貌,耐心说明工作的重要性;理解下属对任务的疑问;在具体实施方面会给下属更大的自主权;出现状况时共同探讨,寻求解决对策。

3.积极的自我反思与进取 成功的团队领导在护理团队工作中能够以身作则,有能力做好实际护理及护理管理工作,并能够对照团队目标的完成情况及工作效率进行阶段性反思,实现自我能力的不断提升和团队工作持续改进。

4.与团队成员建立信任的能力 成功的团队领导能够通过与护理团队内外部人员建立良好的人际关系,为成员营造良好的工作氛围,注重培养团队成员的专业能力、责任感与完成任务和克服困难的信心。

二、护理团队成员的角色与管理

英国剑桥大学贝尔滨(R.M. Belbin)教授九年的团队实验研究结果得出的核心概念就是团队角色。研究定义了具有特定性格特征和能力的成员所能为团队做出的贡献。贝尔滨认为,团队中有用的成员角色数量是有限的,团队成功要依赖于成员的组合模式及它们履行职责的情况。

（一）团队成员的角色构成

护理团队的构成实际是一个能力平衡的问题,护理工作团队需要的不是每一个具有平衡能力的护士,而是组合起来是一个综合能力结构相对平衡的护理团队。护理团队中每个成员都是既能满足特定护士角色需要,又不与其他角色重复的人。这样,团队成员个人的人性弱点才能被成员的合理组合而弥补,护理团队集体优势才能充分释放。高效护理团队需要三种不同技能类型的人:具有技术专长的人,具有决策技能能够发现问题、解决问题的人和具有较强人际关系的人。根据团队角色理论,团队角色具体分为九种:实干者、协调者、推进者、创新者、信息者、监督者、凝聚者、完美者和技术专家。下面将从角色描述、角色特征和角色作用进行介绍,这些基本内容可以作为各医疗机构和管理者在构建和完善高效护理团队时的参考和借鉴。

1.实干者 ①角色描述:现实、传统并比较保守;工作计划性强,崇尚努力,喜欢用系统的方法解决问题;有很好的自控力和纪律性,对组织忠诚度高,为组织整体利益着想,很少考虑个人利益。②典型特征:有责任感,保守,守纪律,有效率。③作用:由于其可靠性及高效率处理工作的能力,在团队中作用巨大;不是凭个人兴趣而是根据团队和组织需要完成工作;好的实干者会因为出色的组织技能和完成重要任务的能力而胜任高职位。

2.协调者 ①角色描述:能够引导不同技能和个性的人向共同的团队目标努力。他们代表成熟、自信和信任;办事公正,不带个人偏见;除权威外更有一种个性的感召力,在人际交往中能很快发现每个人的优势并在实际工作中妥善应用;因其开阔的视野而广受尊敬。②典型特征:冷静、自信、有控制力。③作用:擅长领导一个具有各种技能和个性特征的群体,其管理下属的能力稍逊同级间的协调能力;善于协调各种错综复杂的关系,座右铭是"有控制的协商",喜欢平心静气地解决问题。

3.推进者 ①说干就干,办事效率高,目的明确,自发性强;有高度的热情和成就感,遇到困难时,他们总能找到解决的办法;大都性格外向且干劲十足,喜欢挑战别人,好争辩,一心想取胜;人际的相互理解不足,是一个具有竞争性的角色。意志坚定、过分自信的推进者对于失望或失败都反应强烈。②典型特征:挑战性、好交际、富有激情。③作用:推进者是行动的发起者,在团队中活力四射,尤其在压力下工作精力旺盛。推进者一般都是高效的管理者,他们敢于面对困难,并义无反顾地加快速度;敢于独自作决定而不介意别人的反对。推进者是保证团队快速行动的最有效成员。

4.创新者 ①角色描述:思路开阔,想象力丰富,创造力强,观念新。这类人爱出主意,是团队中"点子型人才",不受条条框框的约束,难守规则;其想法有时会偏激和脱离实际;他们大多性格内向,以奇异的方式工作,与人打交道是他们的弱项。②典型特征:有创造力,个人主义,博学,好高骛远,非正统。③作用:提出新想法,开拓新思路;通常在一个项目刚启动或陷入困境时创新者角色非常重要。

5.信息者 ①角色描述:经常表现出高度热情,是一个反应敏捷、性格外向的人;他们的强项是与人交往,是天生的交流家,喜欢聚会与交友,在交往中获取信息并加深友谊;对外环境十分敏感,最早感受到变化。②典型特征:外向、热情、好奇、善于交际。③作用:调查团队外的意见、信息、事态进展和资源并及时向团队汇报,适合做外联和部门间沟通谈判工作,具备从自身角度出发获取信息的能力。

6.监督者 ①角色描述:严肃、理智、谨慎,天生不会过分热情,也不易情绪化。在外人看来监督者都是冷冰冰、乏味的,甚至是苛刻的;他们与团队保持一定距离,在团队中不太受欢迎;监督者有很强的批判能力,作决定时思前想后,综合考虑各方面的因素谨慎决策,好的监督者几乎不出错。②典型特征:具有冷血气质的人,冷静、不易激动、谨慎、精确判断。③作用:善于分析和评价,善于权衡利弊来选择方案。许多监督者处于组织的战略性位置,他们往往在组织的几个关键性决策方面谨慎决策、从不出错,最终获得成功。

7.凝聚者 ①角色描述:是团队中最积极的成员,善于与人打交道,善解人意,理解关心他人,处事灵活;很容易把自己融入团队中,是团队中最听话的人,对任何人都没有威胁,因而也最受欢迎。②典型特征:合作性强、性格温和、敏感。③作用:在团队中善于调和各种人际关系,在冲突环境中其社交和理解能力成为团队资本,凝聚者信奉"和为贵";有他们在,团队成员能更好协作,团队士气更高。

8.完美者 ①角色描述:做事注重细节,具有持之以恒的毅力,力求完美;一般性格内向,工作动力源于内心的渴望,几乎不需要外界的刺激;他们不大可能去做那些没有把握的事,喜欢事必躬亲,不愿授权;他们无法忍受那些做事随便的人。②典型特征:埋头苦干,守秩序,尽职尽责,易焦虑。③作用:对于那些重要且要求高度准确性的任务,完美者在团队中起着不可估量的作用。他们力求在团队中培养一种紧迫感,善于按照时间表来完成任务;在管理方面崇尚高标准、注重准确性、关注细节、坚持不懈而比别人更胜一筹。

9.技术专家 ①角色描述:专家是拥有奉献精神的人,因拥有专业知识和技能而自豪。他们致力于维护专业标准,专注自己的专业主题,一般对别人的主题缺乏兴趣,最终技术专家可能变成一个狭隘领域的绝对权威。②典型特征:诚心诚意、主动性强、甘于奉献。③作用:技术专家是团队不可或缺的角色。他们为组织的产品和服务提供专业技术支持,作为管理者,由于他们知道得比别人多,因此他们要求别人的服从与支持,通常会根据自己深入的知识和经验作决策。

（二）团队成员组合及角色管理

团队角色管理的依据：角色无好坏之分，团队中的每一个角色都是优缺点并存，在团队中所有成员都有可能进步，但无人能达到完美。护理团队管理者要学会用人之长，容人之短；要尊重角色差异，为团队成员安排与角色特点相契合的工作岗位，发挥个人特长；通过不同角色的合理组合使护理团队结构达到完美状态，适才适用才能形成高效卓越团队，实现团队目标。

1.团队创造力　创造是一个选择和执行的过程，想法不等于创造力。好的想法要有好的方案来支撑，并需要好的执行力来落实，以保障最后得到好的结果。在护理团队中鼓励所有护士都具有创造力是不现实的，第一浪费资源，第二不利于团队决策和执行。发挥团队创造力的最佳办法是选择富有创造力的成员，因为一个智慧的火花可以引发一系列的新思想。此外，还需要具有真正能够判断什么是"好主意"的人，这样可以避免决策失误导致的团队绩效低下的影响，保证护理团队的高效。团队创新者及技术专家在这方面能够很好地发挥作用。

2.团队判断力　有研究发现，团队中判断力最好的不是团队领导，而是团队监督者。因为对来自团队成员建议的评估需要智力高超，同时又是公平办事的人。

3.团队执行力　研究发现，要真正解决团队问题、创造绩效，就必须营造让优秀的创意得以实施的环境。同时，团队还需要解决团队内外各种可能的冲突，调动大家的积极性，在这方面团队推进者和凝聚者是最具潜力的角色。

4.成为优秀的团队成员　优秀的成员一方面能在团队中找到适合自己的角色并能为团队作出贡献。另一方面，优秀团队成员还能够调整自己来适应一种本来不是自己团队角色所擅长应付的情况，同时还能把事情办好。

思维导图

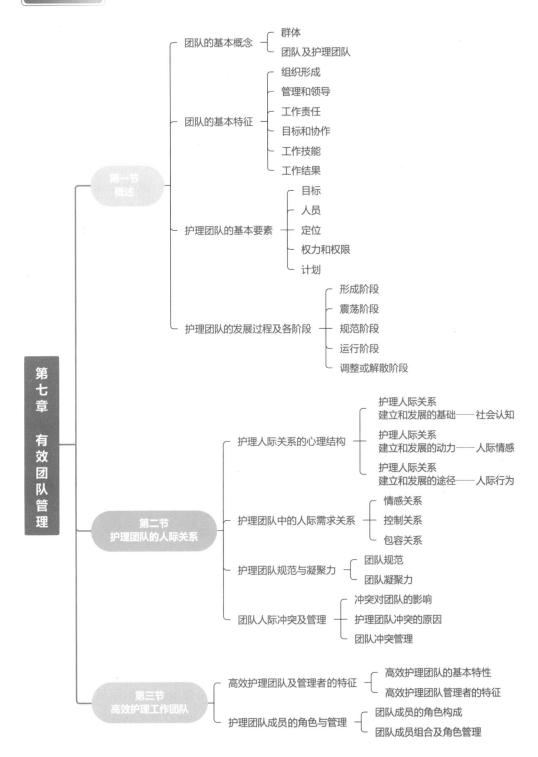

案例与问题

【案例一】

2008 年 5 月 12 日,四川省汶川县发生了 8.0 级特大地震。为了应对接收最严重地震伤员的救援任务,四川大学华西医院采用了多学科交叉职能团队工作模式。在灾害发生的时刻,医院迅速构建了由党政领导、医务部、护理部、急诊科、中央运输、实验医学科、医院感染科、医技科室、物资供应部等多学科合作的救援工作团队,并及时建立了完整的救援流程体系。各班次工作团队由上述各部门专业人员组成,对地震伤员开展了全方位的医疗救援。团队成员既独立完成自己专业领域的任务,又协作完成学科交叉救援任务,使每天源源不断送来的几百名地震伤员得到迅速有效的检伤分流、分诊、抢救、手术、治疗、照护……由于团队工作的优势,在 10 余天的时间中,华西医院收治地震伤员 2618 例,完成急救手术 1239 台,死亡率为 0.7%(截至 2008 年 6 月 2 日统计),成为全国收治地震伤员和危重伤员最多,伤员死亡率最低的医院。团队协同工作收到明显救治效果,有效实现了医疗救援目标,将地震伤员医院内感染发生率和死亡率控制在最低水平。实践证明,在特大灾害伤员群体救援过程中,团队工作模式是救援措施和任务有效落实的组织保证。在地震伤员救援的第二阶段,团队工作模式突破了传统模式,即部门之间、人员与救援任务之间、人员与环境之间的人为障碍,既保证了职能部门充分发挥自身优势的主观能动性,又有效保证了团队成员之间的协调配合,使群体和成员的创造性、救援过程优化以及科学救援措施有机融合在一起,成功应对了有史以来第一次面临的特大型群体伤员医疗救援和转运的管理挑战,向组织和人民递交了一份满意的答卷,获得政府及各部委的多次嘉奖。

请思考:

1.团队工作模式与传统工作模式的区别。

2.团队工作模式的优势及管理特点。

3.护理单元如何构建以工作目标为基础的有效工作团队。

【案例二】

当高级石油公司由弗雷德·阿克曼(Fred Ackman)任主席后,13 位高层管理者中有 9 名在 1 年内离职,这是为什么? 员工们说,这是因为阿克曼做事情针对人而不是针对事,导致了不良冲突的产生。大家认为阿克曼非常独裁,他将任何不一致的意见,甚至是简单的建议都归结为不忠诚;并且,他脾气暴躁,让下属感到气馁。一位以前的职员说:"他无法忍受别人对他的不一致意见,包括私底下也是如此。他令你无法展现你的生命力,并把你看成不能说话的动物……这样的事情总在发生。"相反,通用汽车旗下Saturn 公司退休的总裁理查德·勒福夫(Richard Le Fauve),依靠建设性冲突激发组织活力,希望工会等联合会与管理层之间深入的沟通来使其产生作用,如让工会成员帮助 Saturn 公司选择零售商和广告代理商。一般来说,这种工作是一种管理特权,这里可能存在一定劳动争议问题。然而,勒福夫的安排仍在沿用,他说"很多人在试图避免对立与冲突",但是他提倡的建设性冲突的做法经常能提高组织和部门的创造性。

请思考:

1.以上案例体现了哪种人际冲突?

2.应该如何应对这种情况?

【案例三】

医护一体手术快速康复团队的工作成效

为有效落实医疗卫生改革精神,针对广大群众手术难、手术贵的问题,四川大学华西医院胃肠外科在全国率先探索开展医护一体快速康复外科团队工作模式。工作团队基本成员为胃肠外科专业小组医护人员,并根据康复过程中涉及的相关专业纳入相关成员形成多学科康复外科工作团队,其宗旨就是团队协作优势互补,集各领域专业优势,有效提升专业服务质量和效率。团队工作模式以医护一体专业服务为基础,以微创外科技术为核心,以围术期护理管理为主要内容,进行了一系列技术变革。其主要内容包括术前不常规禁食、不常规肠道准备,术后早期停止胃肠减压、早期拔除引流管、早期进食、限制补液、营养管理、疼痛管理、早期活动等一系列围术期技术变革及工作模式创新。在实践过程中通过循证借鉴欧洲结直肠外科快速流程围术期管理模板,结合中国实际情况制定了行之有效的针对中国患者群的结直肠外科快速流程经典模板。通过两年的临床应用,成功完整实施该模板病例 1800 例,并先后在《中国普外基础与临床杂志》上连续发表了《四川大学华西医院结直肠外科快速流程临床指南》系列。

2013 年,快速康复外科理念及医护一体团队工作模式在华西医院多个病种外科手术的围术期管理中应用。通过快速康复外科项目的团队工作模式研究与临床应用,各科室不同程度降低了患者术后风险,在促进患者早期安全康复、缩短住院时间、节约单病种费用等方面取得成效,得到国家卫生健康委等各级卫生行政部门及广大患者的一致好评,体现了公立医院在社会人群健康促进中的引领、示范作用。

为进一步深化工作模式改革,2016 年,华西医院开始构建并运行达成专家共识的快速康复外科安全评估体系,以华西 637 家网络联盟医院为平台,逐步构建 ERAS 患者出院-社区-家庭健康监控随访系统,从而实现区域协同全面保障快速康复外科模式得以安全推行。团队工作模式改革不但实现了在有限的医疗资源情况下最大限度服务患者的改革目标,有效提升了医院专业服务水平和工作效率,同时在学科建设方面也取得显著成效。实践证明,有效团队建设和基于循证的医护一体临床工作模式改革能够帮助团队成员明确工作目标,成员结构的优势互补使团队工作更加卓有成效。

请思考:

1.医护一体快速康复团队工作模式具有哪些管理特点?

2.快速康复外科团队工作模式的核心要素是什么?

3.比较传统医疗工作模式与快速康复团队工作模式的管理利弊。

4.从团队工作的有效性角度看,本案例提供了哪些启示?

教学 PPT

自测题

一、选择题

1.完整的管理沟通过程首先是信息的发出者产生管理沟通的意图或想法,这个意图或想法称之为(　　)。

　　A.信息　　　　　　B.信息源　　　　　C.编码　　　　　　D.解码

2.以护理工作量为基础,结合病房患者数量、手术人数、病情危重程度以及当按护士的实际工作能力对护士人力数量进行弹性调配,重视护士的能级对应及分层使用,达到个人能力与岗位要求的基础上实现个体与岗位的最佳组合,高效利用护理人力资源,属于以下哪个配置原则的最佳体现?(　　)

　　A.满足需求　　　　B.结构合理　　　　C.公平原则　　　　D.效率原则

3.对护理岗位进行梳理,分析各护理岗位的服务范围和工作项目,并制订岗位说明书,属于下列哪个步骤的内容?(　　)

　　A.工作分析　　　　B.岗位评价　　　　C.职位结构　　　　D.薪酬调查

4.护理管理中的沟通方法包括(　　)。

　　A.发布指令　　　　B.个别谈话　　　　C.护理查房　　　　D.组织会议

5.护理岗位管理的实施流程包括(　　)。

　　A.岗位设置　　　　B.岗位分析　　　　C.岗位评价　　　　D.岗位能力

三、简答题

1.如何进行有效的个别谈话?

2.如何打造高绩效护理团队?

3.请简述护理团队成员角色的分配方法。

第八章　人力资源管理

人力资源管理是护理管理职能的核心任务之一,在护理管理活动中具有举足轻重的地位。护理管理的高效率首先表现在组织人力资源的科学化管理。充分调动人的工作积极性,使护士的个人潜能得到最大限度地发挥,不断降低人力成本,配合其他管理职能,提高护理工作效率、实现组织目标,是护理人力资源管理的核心。

学习目标

识记:

1.能准确复述人力资源管理的目标和特点。

2.能简述 APN 排班模式;护士配置及岗位管理;护士职业生涯规划。

理解:

1.能概括医院护理人力资源管理的管理体系。

2.解释说明护理人力资源分配;护理岗位设置及其原则;护士职业生涯规划的内容及原则。

运用:

1.能正确使用护士岗位说明书。

2.能灵活运用护士职业生涯规划方法。

第一节　概　述

人力资源管理概念包括两个主要内容:一是吸引、开发和保持一个高素质的员工队伍,二是通过高素质的员工实现组织使命和目标。人力资源是组织中最有价值的资本,因此,人力资源管理是组织竞争和发展的关键。医院的护理人力资源管理的目的就是为组织寻找高素质的护理人才,使他们在组织中得到支持和发展,并能够在实现医院目标的同时提高自己的职业价值。

一、护理人力资源管理的内容

(一)护理人力资源管理的目标

护理人力资源管理的目标表现在三个方面:一是护士与护理岗位相匹配,即要做到事得其才,才尽其用。二是护士与护士(包括护理管理者)相匹配,即要使组织中护士结构优势互补,提高护理团队的工作效率。三是护士的贡献与工作报酬(包括物质报酬和精神报酬)相匹配,即使组织发挥有效的激励作用,达到报酬与贡献相适应,并能产生激励作用的工作状态。

(二)护理人力资源的特点

1.主观能动性 护理人力资源的主观能动性主要是指护理人力资源作用的发挥取决于护士个体的实际工作状况。这种实际工作状况主要从护士个体在医疗护理服务机构中的工作态度和行为两方面来理解。一方面,护士的主观能动性表现在个体对组织目标的认同和对护理工作任务的态度上。另一方面,护士在工作中的努力程度和工作方式,主要由护士本人所确定,因此说护理人力资源具有主观能动性。

2.可塑性 在护理活动过程中,护士的工作能力不是一成不变的。护理人力资源的可塑性是指在特定的时间和职业范围内,通过工作经验的积累和不同形式的培训和教育,护士的职业素质和综合素质都会有不同程度的变化,如认识提高了、技能加强了,由此强化了胜任岗位的能力。这种护士工作能力从量变到质变的过程体现了人力资源的可塑性特点。

3.组合性 护理管理者在进行人员岗位安排时如果注意了护士之间个人能力的互补作用,使每一个护士的潜在能力都能够充分发挥,就可以提高组织护理人力资源的使用价值。反之,就可能由于人员安排不当而影响个人能力的发挥或因此而产生人员的耗损,从而直接影响护理工作效率和组织人力资源使用价值。

4.消耗性 人力资源必须消耗一定数量的其他资源,如什么都不做的人也有衣、食、住等基本需求,就必然会消耗一定数量的其他资源,如粮食、水、能源等。因此,有效的护理人力资源管理就应该注重护理人才的有效使用和开发,降低其消耗性。

5.流动性 护士的流动主要有人员跨部门、跨单位、跨地区、跨国度的流动。中国进入世界贸易组织后,人力资源的国际市场化步伐加快,资源共享和成果转让,使护理人力资源流动也越来越频繁。

管理名言

能用他人智慧去完成自己工作的人是伟大的。

——旦恩·皮阿特

（三）护理人力资源管理职能

1.护理人力资源规划 人力资源规划的要素包括确认、分析、预测和规划。护理工作领域内对护士数量和质量的需求，使护士适应医院的护理服务活动，护理人力资源规划将帮助医院明确护理部门哪些岗位需要护士，以及这些岗位需要的护士需要具备哪些资格。

2.护士招聘 人力资源部门应寻求足够数量且具备相关岗位任职资格的申请人，以供组织对护士进行选择；使护士招聘具有更大自主性，保证组织中护士的质量。

3.护士培训 医院通过对护士的工作指导、教育和业务技能训练，使护士在职业态度、知识水平、业务技能和工作能力等方面得到不断提高和发展的过程。护士的培训对帮助护士在工作岗位上保持理想的职业水平、高效率完成组织和部门工作任务、促进个人职业的全面发展和自我实现具有积极的现实意义。

4.护士绩效评价 护士绩效评价是为护士提供提高业绩、改正工作中存在不足的检查机会，其目的是帮助护士把今后的工作做得更好，更加富有成效。

5.护士开发及发展 为组织保留优秀人员是护理人力资源管理必不可少的环节之一。其主要措施包括：分析人力资源现状，有效利用人力资源；充分发挥护士的主观能动性，为护士提供个人发展机会；营造良好的工作氛围；按照护士的个人贡献确定工资和奖金的分配，做到奖惩分明；按照个人需求采取不同激励措施，调动护士的工作主动性和积极性，减少护士的流失。

6.护士的薪酬管理及劳动保护 医院护理人力资源管理还包括在组织内根据护士的岗位、资历、工作能力、工作表现和绩效等方面因素，制定科学、合理、具有吸引力的薪酬标准和制度，并进行有效实施。

（四）护士培训

1.培训目的 通过培训使护士在知识、技能、能力和态度四个方面得到提高，保证护士有能力按照工作岗位要求的标准完成所承担或将要承担的工作和任务。培训目标的建立一般围绕以下几方面进行：通过培训，实现医院和护士个人的发展目标；改善护士行为，提高护理劳动生产力；节约成本，提高效率；维持稳定的护理工作标准；完善护理组织文化。

2.培训形式

（1）脱产培训：脱产培训是一种较正规的人员培训，是根据医院护理工作的实际需要选派不同层次有培养前途的护理骨干，集中时间离开工作岗位，到专门的学校、研究机构或企业培训机构进行学习或接受教育。这种培训在理论知识方面学习的比重较大，培训内容有一定深度，并较系统，因此对提高管理人员和专业技术骨干的素质和专业能力具有积极影响。从长远观点看，对医院有利，但培训成本较高，在培训人员数量上也受到一定限制。

（2）在职培训：护士在职培训是指在日常护理工作环境中一边工作一边接受指导、教育的学习过程。护士的操作技能培训是在职培训的主要内容之一。护理操作培训主要包括以下步骤:解释操作程序;示范操作程序;让初学者提问,并回答他们提出的问题;让学习者自己动手操作;给操作者反馈并提供必要的练习机会。这是一种有经验的护士传授知识和技能的过程。这种在职培训不仅使缺乏工作经验的护士得以受益,还可以使处于指导地位的高年资护士从别人分享他的成功经验中得到满足。此外,护士工作岗位轮转也是在职培训的主要方式。通过岗位轮转,使护士在工作经历方面积累更多的临床护理经验,拓宽专业知识和技能,增强解决临床护理问题的能力,使其胜任多方面的工作,并为今后的职业发展打下良好的专业基础,也为在组织内形成护理人才的合理流动,更加有效地安排护理人力资源创造了条件。

(3)岗前培训:首先,要使新到护士在和谐的气氛中融入工作环境,为其今后有效工作打下良好的基础。其次,要使护士了解医院的组织文化、经营思想和发展目标。最后,帮助护士熟悉胜任工作的必要知识技能和职业道德规范,了解医院和护理系统的有关政策、规章制度和运转程序,熟悉岗位职责和工作环境。岗前教育是为护士开始一项新工作提供帮助,以后的职业培训则是满足护士继续发展的需要。

(4)护理管理者培训:护理管理人员培训的重点内容包括管理理论、管理技能以及与管理岗位相关的知识和技能,如基本的计算机能力、交流能力、监控能力、相应知识和技术能力、创新方法、顾客服务关系、个人发展等。护理管理人才培训的主要目的是向管理人员提供管理岗位所需要的知识和技能,使管理人员的管理能力得以不断提高。护理管理人才的培养是一个长期、有计划的工作过程,不可能在短期内完成。

3.培训方法

(1)讲授法:这是一种以教师讲解为主,学习对象接收为辅的传统知识传授方法。这种方法的优点是有利于受训人员较系统地接受新知识,利于教学人员控制学习进度,通过教学人员的讲解可帮助学员理解有一定难度的内容,可同时对数量较多的人员进行培训。

(2)演示法:这是借助实物和教具通过示范使受训者了解某种工作是如何完成的一种教学方法,如七步洗手法演示、胰岛素注射程序演示、监护仪的使用演示等。

(3)讨论法:这是一种通过受训人员之间的讨论来加深学员对知识的理解、掌握和应用,并能解决疑难问题的培训方法。

(4)其他:视听和多媒体教学法、角色扮演、案例学习等方法,均可选择性地运用于护士的培训教育。计算机网络技术的发展、远程教育手段等新教育技术,为护士的培训提供了更加广阔的前景。

(五)护士排班

1.排班依据

(1)满足需求:满足需要是指各班次的护理人力在质量和数量上要能够完成所有当班护理活动,从整体角度满足患者需要。除了满足服务对象的需要外,从人性化管理和管理的服务观点出发,管理者在排班过程中不应忽略了值班护士的需求。护士长在具体安排时要注意考虑不同年龄段护士的特点和个人需求,在两者不发生冲突的情况下,护士长应做到合理调整和安排,尽量为下属提供方便。

（2）结构合理:科学合理地对各班次护士进行搭配是有效利用人力资源,保证临床护理质量的关键。护士合理搭配的基本要求是:基本做到各班次护士的专业能力和专科护理水平相对均衡,尽量缩小各班次护士在技术力量上的悬殊;保证每个护理班次都有能够处理临床护理疑难问题的资深护士,从而避免因人力安排不当出现的护理薄弱环节,保证各班护理质量。

（3）效率原则:护理管理者排班面临的另一挑战是用尽可能少的人力成本,完成尽可能多的护理任务,同时保证护理质量。在具体排班时,护士长应结合本护理单元每天护理工作量对护士进行合理组织和动态调整,护士调整参照指标包括病房当日实际开放床位数、病危人数、等级护理工作量、手术人数、治疗业务配合需求、当班护士实际工作能力等。

（4）公平原则:受到公平对待是一个人的基本需求,也是成功管理的关键,在护士班次的安排上也不例外。护士长应根据护理工作需要,合理安排各班次和节假日值班护士,做到一视同仁。

（5）按职上岗原则:除上述原则外,护士长还应结合护士的专业技术职称进行工作安排。基本原则是:高职称护士承担专业技术强、难度大、疑难危重患者的护理工作;低年资护士承担常规和一般患者的护理工作。这样可以从职业成长和发展规律的角度保证护理人才培养和临床护理质量。

2.护士排班方法

（1）周排班法:以周为周期的方法称为周排班法。周排班的特点是对护士的值班安排周期短,有一定灵活性,护士长可根据具体需要对护士进行动态调整,做到合理配置护理人力。一些特殊的班次,如夜班、节假日班等可由护士轮流值班。但较为费时费力、较为频繁的轮班是周排班的局限性。

（2）周期性排班法:周期排班又称为"循环排班"。其特点是排班模式相对固定,每位护士对自己未来较长时间的班次可以做到心中有数,从而提前做好个人安排,为满足护理工作的同时兼顾护士个人需要提供了方便。这种排班方法适用于病房主体结构合理稳定,患者数量和危重程度变化不大的护理单元。国外许多医院采用周期性排班,以满足不同护士的需要。

（3）自我排班法:这是一种班次固定,由护士根据个人需要选择具体工作班次的方法。这种排班方法适用于护士整体成熟度较高的护理单元,国外一些医院采用这种排班方法。自我排班能较好满足护士的个人需求,但也给管理者带来一些问题。因为一般情况下,多数护士更愿意上白班,不愿意节假日值班和上夜班。这种情况需要由护士长做好协调工作。

（六）护士绩效评价

1.护士绩效评价的基本原则

（1）评价标准基于工作的原则:护士绩效考评标准应根据工作岗位内容来建立,而不是根据完成这项工作的人来建立。制定标准的依据是具体的岗位职责。

（2）评价标准公开化原则:建立的护士工作评价标准应尽量具有客观性,经有关专业人员审定后应在事前公之于众,使护士明确知道组织对他们的期望行为和业绩的水准,帮助他们找准自己努力的方向。

(3)评价标准化原则:绩效评价的标准化有几层含义。第一,对同一负责人领导下从事同种工作的人员来说,应使用同一评价方法对其工作进行评价。第二,评价的间隔时间应该是基本相同的。第三,定期安排所有人员的评价反馈会议和评价面谈时间。第四,提供正式的评价文字资料,被评价人应在评价结果上签字。

(4)评价激励原则:绩效评价的目的是激励下属更加努力工作,而不是让组织成员丧失工作热情。通过绩效评价结果比较,使护士之间拉开距离,以此作为医院人事或管理部门使用、晋升、奖惩、培训的依据。

(5)评价结果公开化原则:护士不明确组织对自己工作的评价结果,就可能影响对工作的投入程度,最终影响医院和部门的工作效率。

(6)评价面谈原则:评价面谈一般包括三方面内容。讨论被考评人的工作业绩,帮助被考评人确定改进工作的目标,提出实现这些目标所采取措施的建议。

2.绩效评价程序

(1)确定绩效标准:绩效评价的标准一般包括两类基本内容。第一方面应明确被评价者应该做什么,这类指标包括工作职责、工作的质和量,以及一些相关指标。第二方面是明确被评价者做到了什么程度,其相应的指标有具体的工作要求和工作表现标准。

(2)评价绩效:实施绩效评价是组织绩效评价的关键环节,主要活动包括:制订绩效评价实施计划,落实评价人员、确定评价对象和时间;比较选择科学、实用、操作性强的评价工具;将被评价对象,如护士或护理管理人员的实际工作表现与所制定标准进行比较;评价信息的收集、处理、分析、综合总结,将评价结果向相关领导和部门报告等。

(3)绩效评价结果反馈及应用:反馈绩效的目的是让被考评护士了解自己的工作情况,促进管理者与护士一起分析工作中存在的不足以及确定改进措施。

(七)护士薪酬管理

1.薪酬管理原则

(1)按劳付酬原则:按劳付酬的含义是指组织对员工所从事的工作应该以劳动为尺度计算薪酬。这里的"劳"指的是劳动量,即劳动者在劳动过程中体力与脑力的消耗量,而且劳动量必须是有效的。按劳付酬不能单纯用劳动时间或劳动产品作为计量劳动的尺度。

(2)公平原则:护士的公平感受主要体现在以下五个方面。①与外部其他类似医院或岗位比较产生的感受;②护士对本医院分配机制和人员价值取向的感受;③将个人所获报酬与本医院其他类似岗位的报酬相比较产生的感受;④对组织薪酬制度执行过程的严格性、公正性、公开性所产生的感受;⑤对最终获得具体薪酬数额多少的感受。

(3)竞争原则:医院要想获得具有竞争力的护理人才,就必须制定出一套对人才具有吸引力并在行业中具有竞争力的薪酬制度。薪酬水平的高低直接决定其所能吸引到护理人才的能力和技术水平的高低。

2.影响护士薪酬的主要因素

(1)外界环境:外环境因素主要包括经济环境、社会环境、政治环境、科技环境、服务需求环境、市场发展环境等。

(2)护理岗位工作的类型及业绩:在任何医院的任何时期,护士的薪酬水平都要受到其个人业绩的影响。护士得到薪酬的前提条件是他们在医院付出劳动的多少及对组织贡献的大小。

(3)护士个人条件:护士的工作经验对顺利完成工作任务,减少消耗,节约成本具有直接的作用,因此也是薪酬水平的考虑因素。护士的技能和训练水平:高技能与高训练水平护士的薪酬水平一定高于相对水平和技能较低护士的薪酬。如中等专业学校毕业的护士比攻读护理本科和硕士学位的护士学习时间短,她们先工作,先收入,但收入的起薪水平一定低于本科和硕士毕业的护士。这种对高技能高训练水平给予高报酬的做法具有激励作用,促使护士不断学习新知识、新技术,提高工作能力和劳动生产率。

(4)医院经济负担能力:医院护士薪酬水平的高低与本医院发展阶段、发展水平、业务范围、市场占有等经济指标直接相关。

(5)地区与行业间的薪酬政策:国家和地区的薪酬政策常涉及组织薪酬管理的重要运作方面,如工资增长的基本标准、人员提升与降级的薪酬变动标准、组织员工加班工资的发放政策、生病、假期、接受培训等特殊情况时的薪酬等。

(6)护士劳动市场的供求状况:当市场上护士供给不足时,医院就会提高其薪酬水平以吸引合格的护士填补空缺;反之,市场上护理人力过剩时,用人单位就有可能降低薪酬水平。

3.护士薪酬设计　薪酬设计的关键在于体现"对内具有公平性,对外具有竞争性"的特点。薪酬体系和制度的设计一般包括下列步骤。

(1)工作岗位分析:医院应结合医院服务目标,对医院护理服务范围和护理工作项目进行分析,确定岗位职能和所需人员技能等,在此基础上制定护理职位(岗位)说明书,为确定薪酬水平提供依据。

(2)岗位价值评价:护士工作岗位评价是在确定各具体岗位工作内容的基础上对岗位薪酬因素进行比较、分析、衡量。岗位评价可采取排序法、职位归类法、要素计点法、要素比较法。

(3)薪酬调查:医院在确定护士工资水平时,需参照劳动力市场的工资水平。医院可自己通过不同途径进行调查,也可以委托专业咨询组织进行这方面的调查。薪酬调查结果可作为医院调整薪酬水平的依据,以此作为向医务人员解释医院薪酬政策的合理性。

(4)确定薪酬水平:确定薪酬水平时,医院既要考虑影响薪酬水平的外环境因素,更要考虑医院内部的相关因素,如医院盈利和支付能力、人员的素质要求、医院所处发展阶段、人员稀缺度、招聘难度、医院的市场品牌和综合实力等因素。

(5)护士薪酬结构设计:指医院确定医务人员薪酬的原则。不同的医院有不同的分配体系。在医院护士薪酬结构体系中,常见的薪酬形式包括工资、奖金、福利、保险和津贴五种。薪酬形式中,基本工资具有高差异性和高刚性(差异大,变化小)的特点。薪酬形式中奖金的特点则是高差异性和低刚性(差异大,变化大)。

(6)薪酬体系实施与控制:护士薪酬预算可以采用从医院的每一位护士在未来1年的薪酬预算估计数字,计算出各科室或部门所需的薪酬支出,然后汇集所有部门和岗位的预算数字,编制出医院护士整体的薪酬预算。

二、护士心理健康管理

护士作为一个特殊的职业群体,工作在医疗卫生第一线,承受着各种各样的压力。美国卫生界人士普遍认为:"尽管护士有体谅患者、进行周到护理的满腔热情,但这种热情因某种原因被长期禁锢,以致丧失热情,护理变得表面化、机械化,以致出现不能为提高患者的生活质量而给予帮助的现象。"大量研究表明,中国护士普遍存在着更大的职业压力。因而,护理管理者应高度重视护士的心理健康问题。

(一)影响护士心理健康的原因

1.职业风险　当前,随着人们法治观念及自我保护意识的不断提高,患者及家属对就医正当权益有了更深刻的认识,对护理质量安全提出了更高的要求。而且患者病情变化复杂,不确定因素较多,护士必须时刻保持警惕。同时,各种疾病对护士本人及其家属的身体也可能造成危害。这些原因容易使护士心理经常处于高度紧张与不安的状态。

2.工作环境　护士每天接触文化经济背景不同、性格特点各异的患者与家属,既要处理各种治疗等常规护理工作,又要处理各种突发事件,这样的工作环境使护士的心理处于应激状态中。

3.工作强度　医院目前普遍存在护理人力资源配置不足,但工作量却日益增加的情况。护士常处于超负荷的工作状态,频繁的倒班使护士生活无规律、生物钟被打乱,造成机体生理功能失调,出现焦虑、失眠等诸多不适。长期无序的高强度工作会给护士带来持久的压力,严重影响身心健康。

4.人际关系　护士在临床工作中承担着多种角色,当角色转换不当时,会发生心理冲突并以躯体化、焦虑、抑郁、敌对等负性情绪表现出来。

5.社会-心理支持　社会支持状况对一个人身心健康有着显著的影响。随着经济水平和个人观念的转变,护理工作已经逐步受到社会的广泛关注。护士在职称晋升、职位晋升、进修深造等方面的机会较少,这些因素都可能使护士产生自卑、失望等不良情绪。

6.应对方式　情绪的自我调节是一种重要的应对方式,良好的调节有利于个体的身心健康,但大多数护士由于各种原因,并不善于运用心理学知识科学地进行自我心理调适。

7.自身知识及能力　以前护理队伍普遍存在学历偏低、高年资护士知识结构陈旧、低年资护士业务不熟练、医院对护士教育培训不足等现象,从而使护士产生自身专业成长的压力,容易出现自卑、焦虑和抑郁等负性情绪。近年来,护理本科生应运而生,本科生护士在就业方面已表现出长足的优势,逐渐改变了社会偏见,提高了自信心。

（二）护士心理健康的维护与管理

1.贯彻落实《护士条例》　医院应通过落实《护士条例》,维护护士合法权益,增强护士依法执业的法律意识,强化卫生行政部门和医疗卫生机构法定职责的有效落实,完善医疗卫生机构护士执业相关规范、护士配备标准,建立并实施护士培训和定期考核制度,使护士管理更加规范化和法律化。

2.实施人性化管理　实施人性化管理分为两个方面。护理管理者一方面要求护士对患者实施人性化服务,另一方面也应对护士实行人性化管理,在充分理解和尊重护士的基础上,对护士实施人性化关怀,提高护士的职业认同感,减轻护士的心理负担。

3.重视自身心理调节　护士要学会重视自身心理调节,尤其在繁重的工作过后,要尽可能放松情绪、悦纳自我,调节心情、保持平衡,乐于交往、融洽关系等。

4.开展专业心理辅导　为了指导护士有效应对各种压力,护理管理者应邀请专业心理咨询师对护士群体实施团体心理辅导,提供不良情绪宣泄渠道,鼓励其体验良好情绪,并给予情感支持,增加护士的归属感。

5.加强社会支持　医疗卫生机构可充分利用报刊、广播、电视等途径加强宣传,让社会更多地理解和尊重护士,了解护士工作价值。同时,科室可通过组织家庭聚会等形式,增进家庭温馨感,使护士得到更多的家庭支持。

第二节　护理人力资源配置及规划

一、护理人力资源调配依据、原则和方法

（一）护理人力资源调配依据

护理人力弹性调配要以临床护理服务需求为导向。随着近年来医院医疗事业发展,新技术、新方法临床应用,就医需求增加,床位使用率和突发事件持续增高,同时因临床护士婚假、生育假所致暂时性人员不足,均使岗位调配人员数量加大,对护理安全也构成一定风险,应科学分配护理人力,使人员与护理服务活动合理匹配。我国《护士条例》和卫生行政部门对医院各岗位护士人数配置都有明确规定,这是保证患者安全,维护护士权益的重要举措。护理人力资源配置的依据:

1.满足患者护理需要原则　患者的护理需要,是编设护理人员数量结构的主要依据,同时还要根据科室等实际情况进行综合考虑。

2.管理结构原则　这主要体现在护士群体的结构比例,包括不同学历和专业技术职称的比例。

3.优化组合的原则　依据不同年龄个性,特长等对护理人员进行优化,合理组合,充分发挥个人潜能,做到各尽所长,优势互补。

4.经济效能原则　根据各科室患者情况,合理配置使用护理人员,在保证优质、高效的基础上,减少人力成本的投入。

5.动态调整原则 全院护理人员由护理部统一管理,根据科室患者及护理人员情况进行动态调配。

(二)护理人力资源调配原则

根据患者数量、护理工作量、突发公共卫生事件等情况,适时调整护士岗位人员。

1.数量上配置 根据各病室的专科特点和实际需要配置人员数量,加强 ICU、急诊科的人员配置。

2.学历、职称层次上配置 各科配备相应比例的副主任护师、主管护师、护师、护士,结合学历、资历、专业知识、技术水平和工作能力分配岗位,根据医院的特点对 40 岁以上的护士职称的人员(因当时学历的原因使职称受限)根据实际能力使用。

3.年龄层次的配置 老中青三结合,避免科内护士因年龄老化或年轻化影响护理工作。

(三)护理人力资源调配方法

(1)护理部建立护理人力资源储备库,人员名单、紧急状态下护士人力调配规定及执行方案。

(2)护理部设立护理应急队,成员相对固定,定期进行各类突发事件的专业培训及演练,不断提高应急救治水平。发生突发意外时由护理部进行全院护士调动。人员名单见紧急状态下护士人力调配规定及执行方案。

(3)病区床位使用率(各科按 40 张床位)在 120% 以下或在 120% 以上,一级护理以上患者不足 5% 时,护士长向护理部报告,在病区内实施弹性排班协调解决,以保证护理工作的正常运行。

(4)病区内床位使用率在 120% 以上,一级护理以上患者达 10% 以上或病危患者超过 5% 时,报告护理部。根据护理人员配置、护理工作量、工作强度、风险系数评估后确认影响护理质量安全,护理部启动护理人力资源调配方案,调配储备库的护士实施支援。

(5)病区内床位使用率在 90% 以下,一级护理以上患者在 5% 以下时,科室 2 名机动护士参加全院护理人力资源调配。

(6)弹性安排护理人员,上午治疗高峰期间不安排护士休息。根据工作量合理安排上班人数及时间,如工作量相对较多的时间,可增加 1～2 名护士;工作量相对较少的时间,可减少 1～2 名护士,患者增加时可随时增加护士。

(7)夜班、节假日期间,接收批量急诊或危重症时,值班护士通知总值班和护士长,赶赴现场指挥,参加处置和护理。如情况复杂,总值班护士长通知护理部、分管院长现场指挥,并实施应急护理人力资源调配。

(8)护理部急救小组应时刻处于待命状态,保持通信工具通畅,因故离开本地必须提前报告护理部。发生突发公共卫生事件、大型医疗抢救,如批量外伤、疾病暴发流行及其他特大意外事件时,护理部接到通知后立即上报分管院长,同时启动应急急救小组,以确保紧急情况下护理人员迅速调配到位。

(9)病区内根据护理工作量、患者数量、危重患者数实施分层次护士弹性排班。设立护理组长,每位护理人员负责 8 个患者,做好基础和专科护理工作。

(10)在分配人员的基础上,科室人员因产假或病假 1 个月以上或同一人员不间断累计病假 1 个月以上,护理部可调配其他护理人员,奖金系数按科室绩效方案,其他原因调配护理人员奖金系数 1.5(奖金/26 天×调配天数);休息人员被调配的奖金直接计算到个人账户,工作时间被调配的奖金计算到科室。

二、护士排班

1.护士排班原则　要坚持连续性排班的临床实践。

(1)以患者为中心原则:以连续、层级、均衡、责任为原则。

1)连续:护士尽量在一个时间段内完成全日工作量、交接班,保持护理工作的连续性,保证 6:00~8:00、11:00~13:00、16:00~21:00 等高峰工作段、薄弱时间段护士人力。

2)层级:同一班次有不同层级的护士,各班次都有不同层级的护士,以保障不同班次之间护士人力和能力,以团队的综合实力满足患者不同层次的需要。

3)均衡:各班次,特别是日班、夜班的护士人力、技术力量要均衡,提高各班次服务和应急处理能力。

4)责任:连续性排班要与整体护理责任制结合。

(2)弹性排班原则:在护士每日工作时间连续不间断、护理工作 24 小时不间断的前提下,按照临床实际护理工作需要,合理安排并增加高峰时段的护士人力,合理安排人力衔接,保证患者能得到及时、正确的治疗和护理。手术室(部)、消毒供应中心都应该根据手术和临床工作需要弹性安排护士工作时间。

(3)人性化原则:尽量满足个体需要,提高护士接受度。建立排班需求登记本,力求排班公开公正管理。护士可根据自己家庭、学习、工作等个人情况,对排班提出要求,护士长根据科室情况,在保证护理工作质量的前提下尽量满足护理人员的要求。满足每周工作时数(以《中华人民共和国劳动法》为依据),避免超负荷工作,保证护士有足够的休息时间。

(4)合理搭配原则:充分发挥高年资护士的作用,根据患者人数、病情及护士的工作能力合理搭配。一般情况下,资历高、经验丰富的护士分管危重患者;夜班患者多、病情重的情况下,随时呼叫二值人员。二值人员应在 10 分钟内到位。急危重患者多,护理任务繁重的护理单元,夜班护士人数应不少于 2 人。

2.排班方法(参照执行)

(1)连续性排班:连续性排班模式,原则是通过新的模式使护理人力足量均衡,提高工作连续性,减少交接班缝隙;新老合理配置,满足患者和医疗活动的需求;同时,通过减少无效在班时间,调整和前移晚班、夜班交接时间以减少护士夜班次数,实现人力资源利用的最大化。重新定岗、定编、定酬,确保高技术、高风险、直接服务患者的岗位是高级护士;确保高技术、高层次、高风险和高劳动强度的岗位有高回报。

具体方法是:①护士按早中晚(APN)三班工作,其工作时间分配为 A 班 7:00~15:00,P 班 14:30~22:00,N 班 21:30~7:30;每天各班之间有 3 次交接,分别是 8:00、15:30、22:00 左右。晚班、夜班之间要在 22:30 前交接班,减少护士夜班次数,提高生活质量,保证夜班安全。②除护士长外所有护士进入 APN 排班系统,只有责任班,取消办公班和总务班,让助理护士担任文员处理电脑医嘱等。③每班护士除 1 小时用餐外,工作时间连续不间断、整体无缝隙,减少交接班次数和时间。④日夜班护士人力相对均衡,(A 班 3~5 人,P 班 2~3 人,N 班 2 人)。⑤高级责任护士、初级责任护士、助理护士按层级实行小组责任制护理,各层级相对固定(1~2 年聘期),每班有组长或高级责任护士,使高年资护士在临床发挥骨干作用,让患者得到更优更安全的护理。⑥科学排班,严格控制班时数和周时数,护士的周工作时间 35~40 小时,减少或杜绝拖班。⑦护士的日工作时间不超过 12 小时。护士两班之间的休息时间在 12 小时以上。⑧解决夜班人力问题。为保证夜班安全,可以选择双 N 班/大科或专科二线值班或三线值班(护理部总值班)/带班组长制等方法。夜班护士人力足够,危重手术等患者多为双人值班。⑨护士提前半小时交接班,交接班时间计入工作时间,减少拖班加班的情况。⑩建立排班需求登记本,力求公开、公平、公正,体现人性化管理。

(2)传统式排班:按传统的三班制排班。为减少夜班时间,小夜班或 P 班与 N 班交接时间应在 22:00 前完成,可根据科室护士的意见调整。例如,将大小夜交接班的时间定于 21:30 后,22:30 前,尽可能减轻夜班护士生物钟颠倒的不适。

(3)手术室排班:可以根据手术时间过长或工作人员特殊需要弹性排班。护士周工作时数控制在 35~40 小时。施行全日制手术制度,提高手术间使用率。合理分配,资源共享。实行连续性排班,简化例行交班,把时间让给患者。弹性排班,弥补人员配置不足的缺陷。工作紧凑,注重细节。

(4)门诊排班方法:按季节指数法计算出门诊各科就诊人次数不同月份的分布指数、门诊各科就诊人次数在一周 7 天的分布指数、一天内 24 小时门诊各科人次数流量变化规律。根据患者流量规律建立科学合理的医护人员排班制度,调整各类人员的工作时间和工作班次,保证患者的需求。季节指数=同月(或季)平均数/各年份月(或季)平均数。

(5)急诊科排班方法:在三级医院急诊科建立护士长带班制。将年龄大或有特殊情况的护士(3~4 人)固定在门急诊输液室,其余护士建成 4 个护理组,每组 5~6 人,每组设组长 1 人。以护理组为单元,24 小时内两班排班,每天两组上班,两组休息,每 4 天一轮转。在单位时间段(18:00~8:00)5 人上班,由带班护士长或组长安排护理人员,分设到分诊、抢救治疗(含手术、出诊)、输液室和观察室各 1 人,护理组长负责其中一个岗位。根据患者的多少、轻重,实行弹性排班。遇有抢救、手术、出诊人手不足,先通知负责抢救治疗的护士参与,然后是二值护士参与。遇有疑难问题需要解决,应随叫随到。

三、护士值班

(一)值班类型

1.一线值班 医院各护理单元均实行 8 小时排班,24 小时值班制。门诊及医技科室的护理人员可根据实际工作需要合理安排值班。要求当值责任护士做到:

(1)按照排班表安排进行值班。

(2)按照医院统一要求着装上岗,坚守护理岗位,认真履行岗位职责,遵守劳动纪律,不擅自脱岗、离岗。

(3)负责分管患者的全面治疗护理工作。充分掌握本科患者数、病种、病情轻重,准确评估及了解分管患者需求,按照风险和危急程度,分清轻重缓急,全面安排,使护理工作既可保证重点,又能照顾一般;有利于医疗、护理及预防等工作的顺利进行。

(4)按照分级护理要求做好临床护理工作,认真执行床边查对制度,按时、准确完成各项治疗护理措施,密切观察。记录危重患者病情变化,做好抢救准备和抢救配合,如实记录抢救过程。

(5)认真履行临床科室管理制度,做好患者和陪伴人员管理,维持好病房秩序,保证临床科室安全,创造有利于患者治疗和休养的良好环境。

(6)应将本班内患者的重要情况记入护理记录,班班交接。遇有特殊情况逐级上报。

(7)护士调班需经护士长同意,并在排班表上注明,未经护士长同意不得擅自调换班次。

2.二线值班 二线值班可以由大科设置,也可以在本临床科室设置。

(1)二值护士资格:必须由具备夜班护士资格、护师以上专业技术职称、高级责任护士以上的护士担任。二值护士白天正常上班,24 小时二线值班。

(2)二值护士职责

1)二线值班护士必须具备丰富的业务知识和较强的工作责任心,参与正常责任护士排班。晚上轮流上二线班,保证接到呼叫后 10 分钟内到位。

2)二值护士接班前应到科室巡视病室,了解危重患者情况,遇特殊情况或科室工作较忙时到病房指导或参与护理工作,组织或协助抢救;解决护理疑难问题;处理护理纠纷等。发现问题及时解决,并在护理二线值班登记本上做好二值记录。

3)二值护士解决不了的护理问题,应及时向护士长或护理总值班汇报,使问题得到妥善解决。

(3)要求:护士长应每月总结二线值班护士工作情况,讨论并分析存在的问题,制定改进措施并落实。为使二线值班护士能有效发挥其作用,应对其进行培训。

(二)紧急状态下护士人力调配

1.调配原则

(1)科室护理人力资源相对短缺,影响科室正常开展工作时,如科室突然接收大量急诊患者,或科室在短期内大量减员等,护士长应根据科室情况实行弹性排班。护士人力调配依照层级原则实施,首先由区护士长在本临床科室协调解决,以保证护理工作的正常运行。

(2)区内不能协调解决人力资源情况时,由科护士长协调解决。

(3)当本科内调整仍不能解决问题时,科护士长向护理部提出申请,护理部安排护理人力资源库中的机动护士对繁忙科室进行支援。

(4)护理部应设立护理人力资源库,储备一定数量的机动护士。

2.调配方案

(1)紧急状态是指突然发生,造成或者可能造成社会公众健康严重损害的重大传染病疫情、群体性不明原因疾病、重大食物和职业中毒以及其他严重影响公众健康的事件。

(2)在紧急状态下全院护士必须无条件服从护理部调配。

(3)科室二线班护士可作为科室紧急状态下的人力储备,要保证通信工具的畅通,收到通知后立刻赶到指定地点。

(4)医院成立应急护理小组,选派业务技术熟练、应急能力强的护士参加。应急护理小组由医院统一指挥,护理部协调组织和安排。

(5)护理部应制订突发公共卫生事件应急预案,医院统一组织定期对应急护理小组进行模拟演练。

第三节　护士培训与岗位管理

一、护士培训与开发

1.培训　培训是为了提高护士的理论素养、知识水平和业务技能,改变护士的价值观、工作态度和工作行为,使护士能够胜任现有的工作岗位而进行的有计划、有组织的教育和训练活动。培训以现在为导向,侧重于现在的工作,目的是提高当前工作绩效,着眼点在于传授具体的知识和技能,帮助护士获得胜任当前职位所需要的知识和技能。

2.培训与开发的类型　按照培训与开发的对象与重点划分,护理人力资源的培训与开发包括护士岗前培训、护士岗上培训以及护理管理人员开发等。

(1)护士岗前培训:这是使新护士熟悉组织,适应环境和岗位的过程,主要包括两种形式:一是新护士导向培训;二是在职护士走上新岗位(因工作变动等)之前的培训教育活动。新护士导向培训就是帮助新护士学习新的工作准则和有效的工作方法,尽快适应岗位的要求。首先,要使新护士在和谐的气氛中融入工作环境,为其今后的有效工作打下良好的基础;其次,要使护士了解医院的组织文化、服务流程和发展目标,帮助护士熟悉胜任工作的必要知识、技能和职业道德规范,了解医院和护理系统的有关政策、规章制度和运转程序,熟悉岗位职责和工作环境。

(2)护士岗上培训:其又称"上岗后培训"或"在岗培训",主要指医院根据工作需要,对从事具体护理岗位的护士开展的各种知识、技能和态度的教育培训活动,帮助其提高工作效率。

(3)护理管理人员开发:针对护理管理人员和一部分可能成为护理管理人员的护理骨干,通过研讨、交流、案例研究等方法,帮助其掌握管理技能,建立正确的管理心态,学习先进的管理理念和知识,改善管理绩效。

二、护士培训与开发的形式与方法

(一)培训与开发形式

1.脱产培训　这是一种较正规的人员培训,是根据护理工作的实际需要选派不同层次有培养前途的护理骨干,集中时间离开工作岗位,到专门的学校、研究机构或其他培训机构进行学习或接受教育。这种培训在理论知识方面学习的比重较大,培训内容有一定深度,并较系统,因此对提高管理人员和专业技术骨干的素质和专业能力具有积极影响,从长远观点看,对医院有利。但培训成本较高,在培训人员数量上受到一定的限制。

2.在职培训(on-the-job training)　在职培训是指在日常护理工作环境中一边工作一边接受指导、教育的学习过程,是以学习新理论、新知识、新技术和新方法为主的一种终身制培训形式。在职培训可以是正式的,也可以是非正式的。护士的操作技能培训是在职培训的主要内容之一。这种培训方法多为导师制。导师制是指由处于职业生涯的高年资护士指导处于职业起点护士的一种工作支持和帮助的教育培养过程。这种指导关系不仅体现在对低年资护士操作技能方面进行帮助,同时对其价值观的形成、人际关系的建立、合作精神等方面都有责任进行指导。在职培训一般与分层级培训相结合,以满足不同层级护士的培训需求。

3.轮转培训(rotary training)　岗位轮转可以使护士在工作经历方面积累更多的临床护理经验,拓宽专业知识和技能,增强解决临床护理问题的能力,使其胜任多方面的工作,并为今后的职业发展打下良好的专业基础;同时,也为在组织内形成护理人才的合理流动,更加有效地安排护理人力资源创造了条件。国内的轮转培训主要针对新护士,也称为"护士规范化培训",通常为两年时间。而国外某些医院则针对所有护士采用工作岗位轮转制,护士在某一科室工作一定年限后即会被安排至另一科室工作。

(二)培训方法

1.讲授法　讲授法是一种传统的教育培训方法。这种方法的优点是有利于受训人员较系统地接受新知识,有利于教学人员控制学习进度;通过教学人员的讲解可帮助学员理解有一定难度的内容,可同时对数量较多的人员进行培训。其局限性是讲授的内容具有强制性,受训人员不能自主地选择学习内容,反馈效果差,常用于一些理论性知识的培训。

2.演示法　演示法是一种借助实物和教具的现场示范,使受训者了解某种工作是如何完成的。演示法的主要优点:感官性强,能激发学习者的学习兴趣;有利于加深对学习内容的理解,效果明显。该方法的局限性在于适应范围有限,准备工作较费时。

3.讨论法 讨论法是一种通过受训人员之间的讨论来加深学员对知识的理解、掌握和应用,并能解决疑难问题的培训方法。其优点在于参与性强,受训者能够提出问题,表达个人感受和意见;集思广益,受训者之间能取长补短,有利于知识和经验交流;促使受训者积极思维,有利于能力的锻炼和培养。局限性在于该方法讨论题目的选择和受训者自身的水平将直接影响培训效果,不利于学员系统地掌握知识,有时不能很好地控制讨论场面。

4.远程教育法 远程教育是利用视频会议或卫星教室等方式进行的培训方法。随着信息和互联网技术的发展及广泛应用,远程护士培训得到迅速发展。对比传统的课堂教学培训方式,远程培训技术具有更大的灵活性和自主性,以及培训覆盖的广泛性,可以有效地利用培训资源,提高培训效率。

5.其他方法 多媒体教学、影视培训、角色扮演、案例学习、游戏培训、虚拟培训等教学方法是近年来发展快、适应范围较广的培训方法,可以根据培训内容和需要选择性地运用于护士的培训教育。

三、护士岗位管理及其意义

岗位管理是以组织中的岗位为对象,科学地进行岗位设置、岗位分析、岗位描述、岗位监控和岗位评估等一系列活动的管理过程。

(一)护士岗位管理现况

1.国外护士岗位管理概况 为了对护士岗位进行科学管理,多数发达国家和地区均根据当地情况制定了不同的护士岗位管理模式,并逐渐趋于精细化。美国实施六级护士"临床阶梯模式",澳大利亚实行"EN(录用护士)和 RN(执业护士)9级模式"。其他发达国家也都依据本国国情设置了护理岗位管理的相应办法。这些模式各具特点,体现了各国对护理队伍实施岗位管理极为重视。

知识拓展

新加坡医院护士岗位等级设置

新加坡医院每个病区设有3名岗位不同的护士长,分别是病房管理护士长、临床护理护士长、护理教育护士长。注册护士按护理资质评估标准分为5个等级,1级为新护士,2级为初学者,3级为熟练者,4级为能胜任者,5级为专家。每个病区设1～2名文员负责文秘工作,辅助人员3～4名负责病区卫生以及便器的消毒和洗刷。住院患者无家属陪护,患者的所有护理均由护士完成。注册护士与助理护士分工明确,注册护士以危重症患者的护理和治疗护理为主,助理护士则以生活护理为主。

2.国内护士岗位管理现况 台湾地区实行"N0～N4"护士临床专业能力五级进阶

制,香港地区实行"注册护士、登记护士、助理护士、护工"分类管理模式。为贯彻落实公立医院改革关于充分调动医务人员积极性、完善人事和收入分配制度的任务要求,在改革临床护理模式、落实责任制整体护理的基础上,卫生部于2012年4月颁布了《关于实施医院护士岗位管理的指导意见》(卫医政发〔2012〕30号)。该意见以实施护士岗位管理为切入点,从护理岗位设置、护士配置、绩效考核、职称晋升、岗位培训等方面制定和完善制度框架,建立和完善能够调动护士积极性、激励护士服务临床一线、促进护理职业生涯发展的相关制度,努力为患者提供更加安全、优质、满意的护理服务。

（二）护理岗位的设置

按照卫生部《关于实施医院护士岗位管理的指导意见》要求,医院护理岗位设置分为护理管理岗位、临床护理岗位和其他护理岗位三大类。其中,护理管理岗位是从事医院护理管理工作的岗位,临床护理岗位是护士为患者提供直接护理服务的岗位,其他护理岗位是护士为患者提供非直接护理服务的岗位。护理管理岗位和临床护理岗位的护士应当占全院护士总数的95％以上。根据岗位职责,结合工作性质、工作任务、责任轻重和技术难度等要素,明确岗位所需护士的任职条件。护士的经验能力、技术水平、学历、专业技术职称应当与岗位的任职条件相匹配,实现护士从身份管理向岗位管理的转变。

（三）护理岗位设置的原则

1.科学配置原则　人员的科学配置是指组织人员的配置数额与组织任务要求具有科学性。基本方法有三种。①比例配置法:按照医院规模和床位数,根据卫生行政部门要求的床位与人员比例进行护士配置;②分类法:按照患者分类、病种分类等测算护理人力需要;③工时测定法:通过对护理工作量和消耗时间之间相互关系的研究确定护士数量。

2.成本效率原则　在护理人力资源配置过程中,管理者要重视护士的能级对应,做到人尽其才,才尽其用。此外,对护理人力资源的合理排列和组合,根据护理工作任务和工作量的变化及时调整人员配置也是提高工作效率,降低人员成本的途径。

3.结构合理原则　结构合理化要求护士在专业结构、知识结构、智能结构、年龄结构、生理结构等方面形成一个合理的整体护理群体,形成护士能级对应,优势互补的群体工作氛围。

4.个人岗位对应原则　管理者在分析个人特点与岗位要求基础上实现个体与具体岗位的最佳组合,也是有效利用护理人力资源,调动护士工作积极性的配置原则之一。护士的个体素质包括个人的年龄、性格、气质、价值观、工作动机、专业技术水平、工作经验等。

（四）护士分级管理

护士分级管理是指以能级对应为原则,根据护士的工作能力、技术水平、工作年限、职称和学历等要素,对护士进行分层级管理。护士分级管理要求每一层级均有明确的划分标准、能力要求和工作职责。同时,护士培养和培训也应按照层级要求进行阶梯式管理。

1.科学设置岗位　根据实际工作需要,科学设置护理岗位,并明确各岗位的工作职责。在护理人力资源管理岗位的设置上,护士岗位管理改变了以往功能制护理的工作模式,以责任制整体护理为基础,以护士的能力及患者的护理需求为依托,将护士岗位进行层级划分。医院护士分级管理的层次一般有助理护士、责任护士、责任组长和护士长,每个医院可根据自己情况将护士进行分级。

例如,某三级医院将临床护士岗位设置划分为 N1～N4 四个层级,让能力不同的护士负责病情严重程度不同的患者,做到了能级对应,充分体现了护士及其工作价值。其中 N1 层为成长期护士,基本任职资格为工作 3 年及 3 年以下的护士和轮转护士;N2 层为熟练期护士,基本任职资格为工作 3 年以上的护士和低年资护师;N3 层为专业精通型护士,定位在高年资护师和主管护师;N4 级为最高层级护士,相当于护理专家,基本任职资格是具有高级职称的护士和医院聘任的专科护士。

某三级医院构建了 4 层 9 级护士专业技术岗位等级体系:岗位等级设定将学历作为起始标准,大专学历从 1 级开始晋级,硕士研究生学历从 4 级开始晋级;将院内晋级考试与职称晋升结合,例如,通过院内 5 级考核后方可受聘主管护师,受聘主管护师后方可晋级 6 级护士,使得人员能力与岗位要求相匹配,实现护士身份管理转变为岗位管理。

在进行岗位设置与岗位分析的同时,要明确护士的层级晋级办法,为护士职业发展提供清晰路径。

2.将病房进行分类　以病室工作量、患者危重程度、专业要求和工作风险等为依据,将全院病房进行分类。例如,北京某医院将病房分为三类,每一类又分为 A、B 两层,并在此基础上制定了不同类别病房各层次护士配备标准。

3.建立多元化护士分层培训体系　针对不同岗位、不同层次的护士需求确定相对应的培训内容、培训方式,做到技能培养与素质教育相结合、院内培训与院外交流相结合、专科培养与科室轮转相结合、专家讲授与主动学习相结合,形成科学的阶梯化培训新模式。

4.建立护士分层次绩效考核办法　科室绩效考核和个人绩效考核相结合,建立科学的量化考核办法。对科室绩效考核以护理质量、工作量、教学科研及团队执行力为依据,确定各指标权重;明确各岗位、各层次护士绩效考核内容及权重,有效发挥考核的激励作用。

护士分级管理能有效提高护理质量,提高医院患者对护理服务的满意度,拓宽护士职业发展空间,使护理工作真正体现护士的价值,既可提高护士工作满意度,也可有效降低护士离职率。

四、护士岗位说明书

(一)护士岗位说明书的内容

岗位说明书,也称"职务说明书"或"工作说明书",是岗位的详细介绍。其内容一般包括岗位基本资料、岗位职责、岗位关系、协作关系、任职条件和工作特征六大组成部分。通过一份岗位说明书,员工能够知道自己应在何时何地以何种方式完成何事,向谁进行汇报,对谁给予指导,与相关岗位的关系,应当具备何种技能,工作环境如何,明确各岗位的责任和权力。

现以某医院责任护士与主管护师岗位说明书为例,说明护士岗位说明书的内容与格式,如表 8-1 所示。

表 8-1 护士岗位说明书

单位名称		内设机构	
岗位名称		设置数量	
岗位类别		岗位等级	
岗位职责	1.在护师及以上资格的护士指导下完成各项日常护理工作。 2.参与科内各项临床护理工作实践,正确执行医嘱及各护理技术操作规程。 3.严格遵守查对及交接班制度,防止差错、事故发生。 4.准确、及时完成各项护理工作,将护理措施真正落实到患者身上。 5.按责任制护理认真做好患者的心理护理和基础护理工作。 6.正确、及时采集患者各种标本。 7.认真做好危重症患者抢救工作。 8.及时向患者做好有针对性的健康教育,听取患者对医院各项工作的意见和建议。 9.认真做好分级护理工作,确保基础护理落实到位。 10.协助及配合护士长做好各项科内日常工作。 11.积极参加院、科各项在职继续教育活动。		
工作标准	1.较好地完成本职工作,有团队合作意识。 2.掌握本科常见病的临床表现,手术前后的护理常规。 3.掌握患者病情,有一定的协调沟通能力,各项护理措施落实到位。 4.掌握基础护理理论和技能,有较强的服务意识和奉献精神。 5.有一定的病情观察力和应急处理能力。 6.本职责范围内工作无重大护理差错和纠纷。		
岗位基本条件	1.遵守宪法和法律,有良好的职业道德。 2.具有岗位所需要的专业知识与技能。 3.能承担本病区各班次护理工作。 4.具有良好的身体条件,有较强的责任心。 5.各项护理操作考核达标。		
岗位任职条件	护理专业,有护士执业资格。 见习一年以上,基础护理理论和技能考核合格。		
考核办法	聘任内年度考核合格。		

（二）护士岗位说明书的作用

护士岗位说明书的作用有：①便于招聘和选择护士，提供人力资源规划，识别内部劳动力，提供公平就业机会和真实工作概览；②便于发展和评价护士，明确护士晋升、培训和技能发展，有助于新进护士角色定位、职业生涯规划及业绩考核；③明确薪酬政策和岗位工资标准，报酬公平、公开；④明确了岗位的权力、责任和工作关系，以及工作流程；⑤护士教育与培训的依据。

五、护理岗位评价

（一）护理岗位评价的内容与作用

1.护理岗位评价内容　岗位评价也称"工作评价""岗位价值评估"，是根据岗位分析结果，按照一定标准，对工作性质、强度、责任、复杂性及所需任职资格等因素的差异程度进行综合评估，从而得出岗位对于组织相对价值的过程。

2.护理岗位价值评估的作用　护理岗位评价通过系统分析各护理岗位的内涵价值，为各护理岗位人员的选拔、培训、使用和发展提供参考依据，最终实现岗位合理配置，人岗匹配程度高，薪酬分配公平，员工发展有序，岗位规范明晰，员工责权分明，从而提高人力资源的利用效率。

（二）护理岗位评价的过程与方法

1.岗位评价方法

（1）序列法：这是最原始的一种方法，通常是以职务说明与规格作为基础，把组织内所有的职务进行比较，进一步按职务相对价值或重要性排出顺序并确定职务高低。例如：科护士长＞病房护士长＞责任组长＞总务护士＞责任护士＞辅助护士。

（2）分类法：分类法又称"套级法"，即预先制定一套供参照用的等级标准，再将各等级的职务与之对照（即套级），从而确定该职务的相应级别。

（3）因素比较法：首先对各工作岗位价值进行因素分解，选定共同因素并进行明确定义，按所选因素对最具代表性的关键岗位进行评价并直接赋值；然后将其余岗位与相应代表性岗位逐一比较并赋值；最后将各因素值相加，评出各工作岗位的总值。

（4）因素计点法：因素计点法也叫"计分法"，是目前应用最普遍的方法。它将所有岗位按工作性质不同分类并进行因素分解，选择共同因素并明确定义，根据权重将因素划分为若干等级。将待评岗位逐一对照最高等级，评出相应点数（分数），并将各因素所评分数汇总，从而得出各岗位的相对价值。

2.护理岗位评价过程

（1）组建岗位评价团队：组建由分管领导、人力资源管理部门和护理部负责人及相关专家组成的岗位评价小组。

（2）取得参与评价者的合作：对参与评价的人员进行培训，使其充分理解所评价岗位的信息。

（3）明确岗位结构与相对价值：依据医院护理工作描述或岗位说明书，岗位评价小组对每个岗位进行评价。根据岗位评价的量化结果确定医院护理岗位结构,并明确各护理岗位之间的相对价值。

六、实习护生管理

护理临床实习是护理教学的重要组成部分,是培养护士的关键阶段,也是护生从护校走向工作岗位的过渡时期。在临床实习阶段,教学医院和带教教师除了培养护生的操作技能,巩固其专业知识外,还应从以下几个方面加强对实习护生的管理与教育。

1.医德医风教育　实习医院对实习生应加强医院规章制度及护士行为规范教育,介绍医院优秀护士的事迹,强调医德医风对治疗疾病的重要作用,从而激发护生从事护理事业的强烈愿望和热情,树立牢固的专业思想。

2.加强礼仪及角色行为训练　护生要举止文雅、仪表端庄、热情服务、服饰整洁、佩戴胸卡。护生初步掌握"解释性、鼓励性、安慰性、关切性语言",同时培养护生的护士角色意识,以便及时正确地实现角色转换。

3.护理安全教育和管理　实习管理者和带教教师应通过大量临床真实案例和正反两方面的经验教训,加强对护生的安全意识和安全技能教育,让护生深刻感受到护理差错事故给患者或医务人员(包括自身)造成的严重影响及无法挽回的后果,从而使护生树立牢固的安全意识。同时,要检查护生在实习期间的各种行为,发现不良习惯和错误行为及时予以纠正。

第四节　护理绩效管理

一、绩效管理的概念与功能

(一)基本概念

1.绩效　绩效是员工在工作过程中所表现出来的与组织目标有关的并且能够被评价的工作业绩、工作能力和工作态度。其中,工作业绩主要指工作的结果,工作能力和态度主要指工作的行为。

2.绩效评价　绩效评价是组织采取特定的方法和工具评价员工在工作过程中表现出来的工作业绩(工作数量、质量和社会效益等)、工作能力、工作态度,以此判断员工与岗位的要求是否相称。绩效评价是人力资源管理中的重要职能。

3.绩效管理　绩效管理是管理者与被管理者为了达到组织目标共同参与的绩效计划制订、绩效考核评价、绩效结果应用、绩效目标提升的持续循环过程。绩效评价和绩效管理虽然只是两字之差,但其内涵却有不同。绩效评价侧重于管理者对员工的工作评价过程;而绩效管理是一个系统,强调通过员工的积极参与和上下级之间的双向沟通来提升个人、部门和组织的绩效。

(二)影响护理绩效的因素

护理绩效水平的高低,受诸多主观、客观因素影响,主要涉及的因素有外部因素、组织因素和个人因素。

1.外部因素 外部因素主要指与护理工作有关的外环境,包括政策法规、行业标准、社会风气、经济形势、人文环境、劳动市场状况等。

2.组织因素 组织因素包括护理工作条件、工作场所布局、工具设备、工作人际关系及部门工作氛围、护理管理组织结构、护理文化、医院战略及发展目标、护理工作性质、护理团队结构、工作流程、护理管理者的风格及经验等。

3.个人因素

(1)知识水平:在其他条件相同的情况下,有较高知识文化水平的护士通常能取得较好的工作绩效。

(2)工作技能:护士的工作技能主要取决于本人的知识水平、智力、工作经历和受教育程度。一般情况下,具备较高技能的护士会取得较好的工作成绩。

(3)工作态度:指护士在岗时的工作积极性和工作热情,是护士在工作过程中主观能动性发挥的具体体现。工作态度良好、工作积极性高的护士工作成绩较好。

(三)护理绩效管理的功能

1.诊断功能 在绩效目标明确的情况下,管理者能够应用绩效评价结果,及时发现部门绩效现状及存在的问题。管理者通过对每位护士的绩效进行及时分析沟通,确认护士的职业素质与护理岗位任职要求之间的差距,寻找影响绩效的组织、部门和个人原因,有针对性地采取措施达到管理不断完善,以实现持续改善绩效的目的。

2.决策功能 护士的晋升晋级、培训、人事调整、奖惩、留用、解聘等护理人事管理决策都是以绩效考核结果为依据的。科学合理的绩效评价机制,为医院和部门正确识别人才和合理使用护士提供了客观依据。

3.激励功能 绩效评价结果可以帮助管理人员确定护士个人和群体对组织的贡献水平,以此为组织奖惩决定的依据。根据客观的考核结果对成绩优异者给予奖励,对工作低劣者进行惩罚,是保证奖惩公正性的根本措施。

4.导向功能 绩效管理的基本目标是营造良好的护理工作氛围,促进护士与医院共同发展,不断提高护理单元和医院的整体工作效率。因此,建立科学合理的绩效管理机制和具体可测量的绩效评价指标是发挥绩效管理导向功能的关键。

5.规范功能 绩效管理体系、具体的护理行为和结果评价标准,为护士的执业行为起到了规范作用。以客观指标形成的护士绩效评价体系使护理行为有章可循,可进一步促进医院和部门护理人力管理的标准化和有效性。

二、护理绩效管理的原则与流程

(一)护理绩效管理的原则

1.基于岗位的原则 护士绩效考评标准应根据工作岗位内容来建立,用以评价护士绩效的标准必须与护理工作相关。制定标准的依据是具体岗位的职责,如护士、护士长、护理部主任的岗位职责在内容上有不同要求,其评价指标就应当有所区别。制定评价标准时应尽量使用可衡量的描述,以便提高评价标准的可操作性。

2.标准化原则　绩效管理的标准化有四层含义:第一,它是指在同一管理者领导下从事同种护理工作的人,应使用同一评价方法或工具进行评价;第二,评价的间隔时间应该是基本相同的;第三,重视评价反馈并有效落实;第四,提供正式的评价文字资料,被评价人应在评价结果上签字。

3.公开化原则　公开化包括两个方面的内容:一是标准公开化,建立的护士工作评价标准应尽量具有客观性,并在实施前公之于众,使护士明确知道组织对他们的期望行为和绩效要求,帮助他们找准自己努力的方向;二是结果公开化,好的评价体系会随时向护士提供持续性的反馈,以帮助他们把工作做得更好。从提高护士业绩的观点看,不公布评价结果对促进工作持续改进不利,最终影响医院和部门的工作效率。允许护士询问评价结果,也就是允许他们发现任何可能或已经出现的错误。

4.激励原则　绩效评价的目的是通过绩效考评,把护士聘用、职务聘任、培训发展、评先评优相结合,以激励护士不断提高工作绩效。同时,通过绩效考评结果比较,对工作出色的护士进行肯定奖励,实行成就激励,以巩固和维持组织期望绩效水平;对工作表现不符合组织要求的护士要给予适当批评教育或惩罚,帮助其找出差距,建立危机意识,促进工作改进。

5.反馈原则　绩效反馈为管理者和下属双方提供了一个交流思想的极好机会,无论护理管理人员工作多么繁忙都必须进行绩效评价面谈。面谈对护士本身的发展也是极为重要的。评价面谈一般包括三个方面的内容:讨论被考评人的工作业绩,帮助被考评人确定改进工作的目标,提出实现这些目标所采取的措施和建议。

(二)护理绩效管理的流程

绩效管理是一个系统的过程。完整的绩效管理系统由绩效计划、绩效实施、绩效评价、绩效反馈、绩效改进和结果应用六个环节组成。

1.绩效计划　这是整个绩效管理系统的起点,是确定组织对员工的绩效期望并得到员工认可的过程。制订绩效目标是绩效计划中最重要的内容。一方面,绩效目标要切实可行,尽可能量化,以便进行考评和反馈;另一方面,为增加护士对履行目标的承诺度,必须使护士能够有机会参与到确定绩效目标的过程中。因此,在制订护理绩效计划时,应以具体护理岗位职责为依据,和护士共同确定绩效考核目标和考核标准,并对目标进行动态调整。

绩效计划还包括绩效考核指标的制定。绩效考核指标一般包括两类基本内容:一是明确被评价者应该做什么,这类指标包括工作职责、工作的质和量以及相关的指标等;二是明确被评价者做到什么程度,相应指标有具体的工作要求和工作表现标准描述。由于各项评价指标对护理工作的影响存在程度上的差异,因此应给予每项护理岗位职务的各项评价指标不同的权重系数,以反映各个护理工作要素的相对重要程度。

2.绩效实施　按照绩效计划开展工作,管理者对护士的工作行为和过程进行指导、监督和反馈,并根据实际情况不断调整绩效计划的过程。绩效实施有两个重要的工作内容:一是持续的绩效沟通;二是随时记录工作表现。绩效管理的目的是提高护士的工作绩效,因此,绩效管理过程就是护理管理者与护士持续不断地交流过程,通过充分坦诚的沟通,指出护士的优点和缺点,并不断给予指导,帮助护士更好地提高工作绩效。

3.绩效评价　绩效评价是整个绩效管理系统中的关键环节,是指按照绩效计划中确定的绩效目标和考核标准,通过一定的考评方法和工具,考察护士实际工作绩效的过程。该部分是整个绩效管理系统中技术含量最高、操作难度最大的一个部分,包括工作结果评价和工作行为评价两个方面。在进行绩效评价时应注意以下问题:

(1)客观公正:要有明确的考核标准、严肃认真的考核态度、严格的考核制度、科学而严格的程序及方法等。

(2)考评内容基于本职工作。

(3)考评的实施必须由被考核者的"直接上级"进行。

(4)结果公开。

4.绩效反馈　绩效反馈是指在绩效周期结束时让医院和护理部门了解护士整体的绩效水平,让被考核护士了解自己的工作情况,促进管理者与护士一起分析工作中存在的不足以及确定改进的措施。护士绩效反馈的重点是既强调护士工作表现中的积极方面,同时也必须就护士在工作中需要改进的方面进行讨论,并共同制订今后的改进计划,持续提高护理工作绩效。绩效反馈有多种途径,但其中最直接、最有效的是上级与下级之间就下级的绩效评估结果进行面谈。

5.绩效改进　在绩效评价和绩效反馈后,针对存在问题,制订绩效改善计划和方案,提高护士的行为、能力和素质,持续改进护理绩效。绩效改进需要管理者和护士对绩效评价达成一致性看法,共同分析绩效评价结果,量身定制培训和辅导方案,协商下一个绩效周期的目标与标准,落实绩效改进计划。

6.结果应用　绩效管理是否成功,关键在于绩效结果如何应用。如果运用不合理,那么绩效评价对员工绩效改进和能力提升的激励作用就得不到充分体现。在绩效管理中,必须把绩效评价与护理人力资源管理的其他环节有机衔接,将评价结果运用到薪酬分配、职务调整、培训与开发等。

三、护理绩效管理的方法

护理绩效管理方法较多,如何选择主要考虑以下因素:体现组织目标和评价目的;能对护士的工作起到积极正面的引导作用和激励作用;能客观真实地评价护士的工作;简单、有效、易于操作;节约成本。

1.绩效评价表法　采用绩效评价表进行护理绩效评价是使用较多的方法。其具体操作是根据评定表上所列出的指标,对照被评价人的具体工作进行判断并记录。绩效评价所选择的指标一般具有两种类型:一是与工作相关的指标,如工作质量、工作数量;二是与个人特征相关的指标,如积极性、主动性、适应能力、合作精神等。除了设计评价指标外,还应对每一项指标给出不同的等级,评价者通过指明最能描述被评价人及其业绩的各种指标比重来完成评价工作。对各项指标和等级定义得越确切,其评价结果就会越可靠。

2.比较法 通过比较被考评护士的工作绩效来进行绩效评价,从而确定其工作绩效相对水平和考评排序。比较法属于主观评价,考评过程简便,省时省力,便于操作。但由于比较法是基于整体印象而不是具体的比较因素,很难发现被评价者存在的问题,无法对护士提供建议、反馈和辅导。比较法一般需要与量表法、描述法等结合使用。常用的比较法有简单排序法、范例对比法、配对比较法和比例分布法等。

3.描述法 描述法是评价者用描述性文字对护士的工作能力、工作态度、业绩状况、优势和不足、培训需求等方面作出评价的方法。这种方法侧重于描述护士在工作中的突出行为,而不是日常业绩。描述法由于没有统一的标准,在进行护士之间的评价比较时有一定的难度,使用时可视评价目的和用途结合其他方法。常见的描述法有业绩报告法、关键事件法、能力记录法、工作业绩记录法等。

4.目标管理法(Management by Objective,MBO) MBO 是指由下级与上级共同决定具体的绩效目标,并定期检查目标完成进展情况的一种绩效管理方式,属于结果导向型的考评方法之一。MBO 不是用目标来控制,而是用目标来激励团队成员,通常包括四个要素:明确目标、参与决策、规定期限和反馈绩效。MBO 的优点是通过领导者与下属之间双向互动的过程,评价人的作用则从传统评价法的公断人转变为工作顾问和促进者;被评价护士在评价中的作用也从消极的旁观者转变成积极的参与者。缺点在于难以在不同部门、不同员工之间设定统一目标,不利于横向比较。

5.关键绩效指标法(Key Performance Indicator,KPI) KPI 是把对绩效的评估简化为几个关键指标的考核,将关键指标当作评估标准。KPI 蕴含重要的管理原理——二八原理,即 80% 的工作绩效是由 20% 的关键行为完成的。因此,绩效评价的重点就是分析和衡量导致 80% 工作绩效的 20% 的关键行为。这种方法的优点是指标简单、标准简明,易于做出评估。缺点是对关键的指标以外的其他内容缺少评估。

6.360 度反馈 此方法又称"360 度绩效考核法"或"全方位考核法",是由被评价者的上级、同事、下级和/或客户以及被评价者本人从多个角度对被评价者工作业绩进行的全方位衡量并反馈的方法。360 度绩效考核法与传统评价的本质区别是扩大了评价者的范围和类型,从不同层次的人员中收集关于护士的绩效信息,由此保证了评价的准确性、客观性。不过,360 度绩效考核法的不足在于考核成本高,由多人共同考核导致的成本上升可能会超过考核本身所带来的价值。

7.平衡计分卡(Balanced Score Card,BSC) BSC 是一种全面的绩效考核体系,通过财务、客户、内部运营、学习与成长四个方面来设定适当的目标值,赋予不同的权重,从而形成全面完整的绩效考评体系。其中,财务目标是组织的最终目标,客户评价是关键,内部运营是基础,学习与成长是核心。以 BSC 为基础的绩效考核体系由四个程序组成:说明愿景、上下沟通、业务规划、反馈与学习。BSC 迫使管理者将所有的重要绩效指标放在一起综合考虑,能随时观察某一方面的改进是否影响和牺牲了另一方面的绩效,从而提高组织发展的整体协调性。

第五节　护理薪酬管理

在人力资源管理中,绩效管理是核心,薪酬管理则是关键。薪酬管理不仅关系到每个护士的切身利益,且与部门的发展紧密相关,也是医院吸引、激励和留住有能力的护理人才的关键要素。薪酬管理是一个复杂的系统工程,用系统观的思想来指导薪酬管理,用系统论的观点来完善薪酬管理体系,从而有效调动护士的工作积极性,是现代医院护理薪酬管理的必要手段。

一、薪酬管理的概念及原则

(一)基本概念

1.薪酬(compensation)　薪酬又称"薪资"或"待遇",指雇员作为雇佣关系的一方,通过劳动或工作获得的各种直接和间接的货币回报。

2.薪酬管理(compensation management)　薪酬管理是组织在发展战略的指导下,综合考虑内、外部各种因素的影响,确定薪酬体系、薪酬水平、薪酬结构和薪酬形式,并进行薪酬调整、薪酬控制的整个过程。

(二)薪酬分类

1.直接经济薪酬(direct financial compensation)　直接经济薪酬指组织以工资、薪水、佣金、奖金和红利等形式支付给员工的全部薪酬。直接经济薪酬又可以分为固定薪酬和浮动薪酬。

(1)固定薪酬:其又叫"基本薪酬",是指组织向员工支付的、相对稳定的报酬,一般包括基本工资、津贴和福利等。大多数情况下,组织是以员工所承担的工作的重要性、难易度、责任大小或者对组织的价值来确定的。

(2)浮动薪酬:其又叫"可变薪酬"、绩效薪酬,是薪酬体系中与绩效直接挂钩的经济性报酬,随员工努力程度和工作绩效的变化而变化。其主要包括奖金、佣金等短期激励手段和员工长期服务年金、职工股票等。浮动薪酬与"绩效"挂钩,因此对员工具有很强的激励作用。

2.间接经济薪酬(indirect financial compensation)　间接经济薪酬又称"福利",包括直接薪酬以外各种形式的经济补偿,如组织为员工提供的各种福利、保险、休假等内容。

(三)薪酬管理的原则

1.公平原则　公平是薪酬管理系统的基础。公平原则要求医院的薪酬体系所体现的护士薪酬水平应与护理岗位的工作性质、工作数量与质量相匹配。公平包括两层意义:客观公正性和主观公平感。护士的公平感受主要体现在以下几个方面:护士对本医院分配机制和人才价值取向的感受;将个人所获报酬与本医院其他类似岗位的报酬相比较产生的感受;对组织薪酬制度执行过程的严格性、公正性、公开性所产生的感受;对最终获得具体薪酬数额多少的感受。

2.激励原则　薪酬分配要在医院内部各类护理工作岗位、各级护理职务的薪酬水准上适当拉开差距,真正体现护士的薪酬水平与其对医院和部门贡献的大小密切相关,使医院的薪酬系统充分发挥激励作用。一个科学的薪酬系统对员工的激励是最持久也是最根本的,能增强护士的职业责任感,调动工作积极性和热情;能不断激励护士掌握新知识,提高业务技能,创造更好的工作业绩;能让医院和护理事业和业绩变得欣欣向荣。

3.经济原则　经济原则是指医院在进行薪酬设计时必须考虑医院的运作情况,因为员工的加薪就意味着组织人力成本的上升。医院在确定各级人员的薪酬标准时,要从医院的整体情况出发,考虑自身的实际支付能力。

4.竞争原则　医院要想获得具有竞争力的护理人才,就必须制定出一套对护理人才具有吸引力并在行业中具有竞争力的薪酬制度。薪酬水平的高低直接决定其所能吸引到护理人才能力和技术水平的高低。薪酬的竞争性是指医院护士的薪酬标准在社会上和护理人才市场中具有吸引力,使医院招聘到需要的护理人才,同时留住优秀的护理人才。较高的薪酬水平可以吸引和留住优秀的员工,但是人力成本在组织总成本中所占的比例也不宜过大。

5.合法原则　合法是医院薪酬管理的最基本前提,要求医院在制定护士薪酬制度、设计薪酬方案时要符合国家现行人事、劳动与社会保障政策、法律法规。医院的薪酬体系只有在合法的前提下,才能对护理人力资源的薪酬管理起到促进作用。

二、护理薪酬的影响因素

1.地区与行业间的薪酬政策　国家、地区和行业的薪酬政策是医院制定薪酬方案的重要指导方针和政策依据。国家和地区的薪酬政策常涉及医院薪酬管理的重要运作方面,如工资增长的基本标准,人员提升与降级的薪酬变动标准,医护人员加班工资的发放政策,生病、假期、接受培训等特殊情况时的薪酬等。

2.护士劳动力市场的供求状况　护士劳动力市场的供需状况也将对医院护士的薪酬水平产生影响。当护士供给不足时,医院就会提高其薪酬水平以吸引合格的护士填补空缺;反之,用人单位就有可能降低薪酬水平。另外,地区劳动力市场的不同,也会使同样条件的护士在薪酬方面存在差别。

3.护理岗位价值　各种护理岗位由于其价值不同,形成不同的薪酬水平。岗位责任的大小、工作的复杂性、工作的风险程度、工作质量要求的高低、工作量的大小等因素是确定护士薪酬水平的基本要素。护士薪酬水平的前提条件是他们在医院付出劳动量的多少及对组织贡献的大小。这种在实际工作中贡献大小的区别,就是导致护士薪酬水平差别的基本原因。

4.护士个人条件

(1)护士的资历和经验:护士在医院和部门工作时间的长短,是影响薪酬水平的因素之一。护士工作时间长,对医院的累积贡献度也就越大。在制定护士薪酬政策时考虑护士的工作年限是医院对护士累积贡献的补偿,是组织减少护士流失率的有效措施之一。护士的工作经验对顺利完成工作任务,减少消耗,节约成本也具有直接作用,同样也是薪酬水平的考虑因素。

(2)护士的能力与素质:高技能与高素质护士的薪酬水平一定要高于相对水平和技能较低护士的薪酬。这是因为除了要求高薪酬水平的护士工作表现要出色以外,也是组织补偿护士在学习知识和技术时所消耗的时间、体能、智慧、心理压力等直接成本,以及因学习时间长于其他护士导致收入减少所造成的机会成本。例如,中专护士比攻读护理本科和硕士学位的护士学习时间短,先工作,先收入,但收入的起薪水平一定低于本科和硕士毕业的护士。这种对高技能高训练水平给予高报酬的做法具有激励作用,促使护士不断学习新知识、新技术,提高工作能力和劳动生产率。

5.医院经济负担能力 医院护士薪酬水平的高低与本医院发展阶段、发展水平、业务范围、市场占有等经济指标直接相关。如果医院薪酬负担超过其支付能力,必然给组织经营带来不利影响。不同等级、不同医院、不同岗位的护士薪酬水平也会有区别。

6.外界环境 医院与外界环境密切联系,外界各种环境对医院的运转和有效地生存都具有直接的影响作用。因此,医院的薪酬管理制度和体系必须结合外在条件的实际情况。外环境因素主要包括经济环境、社会环境、政治环境、科技环境、服务需求环境、市场发展环境等。

三、护理薪酬管理

(一)护理薪酬管理的内容

1.薪酬体系的决策与管理 其主要任务是确定护理薪酬的设立基础,从而选择薪酬体系类别。薪酬体系的决策应与医院和护理组织的战略规划相联系,通过薪酬管理,使护士的行为与组织战略目标相统一。目前,使用比较多的薪酬体系有基于岗位的薪酬体系、基于技能的薪酬体系、基于绩效的薪酬体系,分别依据护士所从事工作的相对价值、具备的知识技能、工作表现来确定薪酬体系。

2.薪酬水平的决策与管理 其主要任务是确定护理团队整体、护理各岗位和各部门/护理单元的平均薪酬水平,实际反映的是护理薪酬的外部竞争力。护理整体薪酬水平是影响护士离职率的重要因素之一。

3.薪酬结构的决策与管理 薪酬结构指同一组织内部的薪酬等级数量以及不同薪酬等级之间的差距大小。薪酬结构是影响护士满意度最重要的指标,也是内部公平性的直接体现。

4.薪酬形式的决策与管理 其主要任务是确定每位护士总体薪酬的各个组成部分及其比例关系和发放方式。根据基本工资、激励工作、津贴与福利四种组成部分比例的不同,可以分为高弹性、高稳定性和折中模式三种薪酬形式。

5.特殊群体的薪酬决策与管理 对于护理管理人员、专科护士等在工作内容、目标、方式和考核方面有特殊性的护士群体,需根据其工作特点区别对待,针对性地进行薪酬设计,解决为多数人设计的标准薪酬系统对少数人失效的问题。

6.薪酬分配的实施与管理　对护理薪酬分配进行系统管理,具体包括:制定薪酬分配的规章制度和政策;编制薪酬预算;监督薪酬分配过程;及时与护士进行沟通,处理投诉;评估薪酬系统的有效性并加以改善等。

（二）基于岗位的护理薪酬体系设计

岗位薪酬体系是以岗位为基础确定薪酬水平的薪酬系统。基本原理是首先对医院中不同护理岗位本身的价值做出客观评价,以此为基础确定该岗位的薪酬。岗位薪酬体系的特点是"按职定薪,薪酬对应",很少考虑护士个人的因素。基于护理岗位的薪酬体系设计包括以下步骤:工作分析、岗位评价、建立职位结构、薪酬调查、岗位定薪。

1.工作分析　工作岗位分析是确定薪酬的基础。医院结合服务目标,对各种护理岗位的服务范围和工作项目进行分析,确定岗位职能和任职条件,在此基础上制订护理职位(岗位)说明书,为薪酬水平的确定提供依据。

2.岗位评价　医院以护理职位(岗位)说明书为基础,以各护理岗位的工作内容、技能要求、责任大小等为依据,确定每个护理岗位本身的价值及其对医院的贡献度。

3.建立职位结构　医院根据岗位评价的结构,系统地确定各护理岗位之间的相对价值,并以此进行排序,建立护理职位结构。

4.薪酬调查　这是指医院通过搜集薪酬信息来判断其他同等级医院薪酬水平和高低,在此基础上为所有护理岗位确立起薪点。薪酬调查结果也可作为医院调整薪酬水平的依据。

5.岗位定薪　医院根据岗位评价结果和职位结构关系,参考薪酬调查结果,确定不同护理岗位的薪酬水平。

（三）基于技能的护理薪酬体系设计

技能薪酬体系是以护士技能为基础确定薪酬水平的薪酬系统。在该薪酬体系下,护士的薪酬水平与其掌握的与工作相关的技能知识有关,与护士承担的具体工作和岗位无关。基于技能的护理薪酬体系设计包括以下步骤:

（1）建立设计小组,小组成员要包括人力资源专家、薪酬专家、所设计岗位的护士代表和其上级,保证设计的合理性和公正性。

（2）工作任务分析,对各种工作的要素、任务与内涵之间的区别与联系进行剖析。

（3）在工作任务分析的基础上,准确评价各项工作任务的难度和重要性程度,创建新的工作任务清单。

（4）确定技能等级及薪酬水平。

（5）对护士进行技能分析、培训与认证。

第六节　护士职业生涯管理

一、护士职业生涯规划及其作用

职业生涯规划是指组织和员工相结合,对员工个人的职业生涯进行设计、规划、执行、评价、反馈和修正的一系列过程。护士职业生涯规划是为护士设计的专业发展计划，是组织结合自身的发展和需要，对护士个人的专业发展予以指导和鼓励，并采取相应的保证措施，既能不断提升医院整体护理质量，又能满足护士个人职业发展愿望，进而促进组织发展目标与个人发展目标相互协调和相互适应，实现组织与护士共同成长和共同受益。

（一）护士职业生涯规划的相关概念

1.职业和职业生涯　职业是一个人在其人生历程中选择从事工作的行为过程。职业生涯是指一个人在其一生中的职业历程，主要指专业或终身工作的历程。职业生涯是个体获得职业能力、培养职业兴趣、职业选择、就职，到最后退出职业劳动的完整职业发展过程。

2.职业计划和职业发展　职业计划是个人制订所要从事的工作目标、确定实现目标手段的不断发展过程。职业计划的核心是个人职业目标与现实可得到的机会的配合。职业发展是组织为确保在需要时可以得到具备合适资格和经历人员而采取的措施。

3.护理职业路径　护理职业路径是组织为本单位护士设计的自我认知、成长通道的管理方案。护理职业路径在于帮助护士了解自我的同时让组织掌握护士的职业需求，开发护士的工作潜能，还有利于吸引和留住优秀护理人才，提高护理队伍的整体素质。

4.职业期望和职业动机　职业期望是一个人为实现目标而采取行动的内在动力；职业动机是个体希望从事某职业的态度倾向性。

5.护士职业素质　护士职业素质是指驱动护士胜任工作、创造良好工作业绩等各种个性特征的总和。护士职业素质主要由个人品质、工作态度、价值观、自我形象、专业知识和技能等要素构成。

（二）护士职业生涯规划的作用

1.护士层面　科学、合理的职业生涯规划能有效促进护士自我价值的实现。米歇尔罗兹(Michelozzi)认为，职业生涯规划有突破障碍、开发潜能和自我实现三个积极性目的。

2.医院层面　护士职业生涯规划对医院也有极为重要的意义。科学合理的护士职业生涯规划能使医院发展目标与护士个人发展目标相结合，使二者的发展处于同一轨道，建立医院与护士之间的双赢关系，进而结成紧密的利益共同体。因此，加强护士职业生涯规划管理已成为护理人力资源管理的重要组成部分。

二、护士职业生涯规划的内容

护士职业生涯规划包括自我评估、内外环境分析（职业生涯机会评估）、职业发展途径选择、设置个人职业生涯目标、行动计划与措施、评估与调整等几项主要活动。

1.自我评估　护士职业生涯规划的自我评估是对个人在职业发展方面的相关因素

进行全面、深入、客观地认识和分析过程。评估内容包括个人的职业价值观,个人做人做事的基本原则和追求的价值目标,分析自己掌握的专业知识与技能,个人性格特点、兴趣等相关因素。通过评估,了解自己的职业发展优势和局限,在此基础上形成自己的职业发展定位,如专科护士、护理教师、护理管理人员等。

2.内外环境分析　护士在制订职业发展规划时要分析的环境因素有环境的特点、环境的发展变化、个人职业与环境的关系、个人在环境中的地位、环境对个人提出的要求、环境对自己职业发展有利和不利的因素等。通过对上述因素的评估,确认适合自己职业发展的机遇与空间环境,才能准确把握自己的奋斗目标和方向。

3.职业发展途径选择　护士职业发展途径的选择是以个人评估和环境评估的结果为决策依据的。发展方向不同,其发展要求和路径也就不同。如果选择的路径与自己和环境条件不相适合,就难以达到理想的职业高峰。职业发展途径的选择是个人条件和环境条件的有机结合。

4.设置个人职业生涯目标　目标设置的基本要求是:适合个人自身特点,符合组织和社会需求,目标的高低幅度要适当,目标要具体、同一时期不要设定过多的目标。

5.行动计划与措施　护士实现目标的策略还包括有效平衡职业发展目标与个人生活目标、家庭目标等其他目标之间的相互关系,在组织中建立良好的人际关系,岗位轮转,提高个人学历,参与社会公益活动等。

6.评估与调整　在实现职业生涯发展目标过程中,由于内外环境等诸多因素的变化,可能会对目标的达成带来不同程度的阻碍,这就需要个人根据实际情况,针对面临的问题和困难进行分析和总结,及时调整自我认识和对职业目标的重新界定。

三、护士职业生涯规划制订的方法与原则

(一)护士职业生涯规划制订的方法

1.SWOT 分析法　SWOT 分析法又称为“态势分析法”。SWOT 四个英文字母分别代表优势(Strength)、劣势(Weakness)、机会(Opportunity)、威胁(Threat)。SWOT分析法主要是通过分析组织或个人内部的优势与劣势、外部环境的机会与威胁来制定组织或个人未来发展战略。SWOT 分析法是一种功能强大的分析工具,可以充分检查个人技能、能力、职业、喜好和职业机会。护士在利用该方法对自己进行职业发展分析时,应遵循以下五个步骤。

(1)评估自身长处和短处:每位护士都有自己独特的技能、天赋和能力,可采用表格形式列出自己喜欢的事情和长处所在;同时,找出自己不喜欢做的事情和短处。

(2)找出职业机会和威胁:所有行业都面临着不同的外部机会和威胁,护理行业同样如此。护士分别找出这些外界因素,将有助于自己充分把握、利用机会,规避威胁,以便干好自己的工作。这对于护士职业发展来说是非常重要的。

（3）列出未来 3～5 年内自己的职业目标：列出 3～5 年内最想实现的 4～5 个职业目标，包括想从事哪一种护理岗位，想在多少年之内晋升上一级岗位，希望自己拿到的薪水属哪一级别，希望自己几年之内拿到高一级学位等。

（4）列出一份未来 3～5 年的职业行动计划：针对上述第三步列出的每一目标，拟订具体行动计划，并详细说明为了实现每一目标需要做的每一件事及完成时间。

（5）寻求专业帮助：分析自身职业发展及行为习惯中的缺点并不难，但如何选择合适的方法改变它们却是困难的事。因此，寻求自己的指导教师、上级主管、职业咨询专家的帮助，借助专业的咨询力量，可促进护士职业顺利发展。

2.5W 归零思考法　5W 归零思考法是一种简单易行的职业生涯规划方法。该方法通过问自己 5 个问题，解决自己的职业生涯规划与设计。这 5 个问题如下。

（1）"我是谁"（Who am I）：对自己进行一次深刻的反思和比较清醒地认识，将自身的优缺点一一列出来。

（2）"我想干什么"（What will I do）：对自己职业发展心理趋向的一个检查。每个人不同阶段的兴趣和目标并不完全一致，有时甚至是完全对立的，但随着年龄和经历的增长而逐渐固定，并最终锁定自己的终生理想。

（3）"我能干什么"（What can I do）：对自身的能力与潜力做一个全面总结。一个人的职业定位最终归结于能力水平，其职业发展空间的大小则取决于自身的潜力。对自己潜力的了解应该从多个方面去认识，如兴趣、韧力、判断力以及知识结构等。

（4）"环境支持或允许我干什么"（What dose the situation allow me do）：这种环境支持体现在客观方面，如经济发展、人事政策、企业制度、职业空间等；体现在人为主观方面，如同事关系、领导态度、亲戚关系等，应综合考虑两方面因素。有些人在做职业选择时常常会忽视主观方面的因素，没有将一切有利于自己发展的因素调动起来，从而影响了自己的职业切入点。

（5）"自己最终的职业目标是什么"（What is the plan of my career and life）：明晰了前面 4 个问题，就会从各个问题中找到对实现职业目标的有利和不利条件，列出不利条件最少、自己想做且又能够做到的职业目标，那么自己最终的职业目标自然就有了一个明晰的框架。

3.PPDF 法　PPDF 的英文全名是 Personal Performance Development File，即个人职业表现发展档案，也可译成个人职业生涯发展道路，是对员工工作经历连续性的一种参考。它的设计者是员工及其主管领导，二者对该员工所取得的成就以及员工将来想做些什么有一个十分系统的了解，既能指出员工现时的工作目标，也可指出员工的长远目标及可能达到的目标。

（1）PPDF 的主要内容：PPDF 包括个人情况、现在的行为及未来的发展。其中，个人情况包括基本信息、学历情况、曾接受过的培训、工作经历；现在的行为包括现实工作情况、行为管理文档、目标行为计划、目标，并为每一个目标设定具体期限；未来的发展包括职业目标、所需能力与知识、发展行动计划、发展行动日志等。

（2）PPDF法的使用：PPDF是两本完整的手册，当一个人希望达到某个目标时，它为你提供了一个非常灵活的方案。将PPDF的所有项目都填好后，交给直接领导（例如护士长）一本，自己留下一本。护士长可以同护士一起研究，共同探讨护士该如何发展与奋斗。

（二）护士职业生涯规划的原则

1.个人特长和组织需要相结合原则　个人的职业生涯发展离不开组织环境，有效的职业生涯设计就应该使个人优势在组织和社会需要的岗位上得到充分发挥。

2.长期目标和短期目标相结合原则　长期目标是职业生涯发展的方向，是个人对自己所要成就职业的整体设计。短期目标是实现长期目标的保证，长短期目标的结合更有利于个人职业生涯目标的实现。

3.稳定性与动态性相结合原则　人才的成长需要经验的积累和知识的积淀，职业生涯发展需要一定的稳定性。

4.动机与方法相结合原则　除明确发展目标和职业发展动机外，护士还必须结合所处环境和自身条件选择适合自己的发展途径与方法，设计和选择科学合理的发展方案，使动机与方法相结合。这是避免职业发展障碍，保证职业发展计划落实、个人职业素质不断提高的关键。

四、护士职业生涯分期与发展路径

（一）护士职业生涯分期

护士职业生涯一般分为四期：探索期、创立期、维持期、衰退期。

1.探索期　该期的护士大多刚走出校门或参加工作不久，对护理工作抱有满腔热情，希望尽快熟悉工作环境和医院的规章制度，在组织内部逐步"组织化"，为组织所接纳，渴望得到管理者的支持，得到高年资护士的帮助与指导。

2.创立期　该期的护士多具有2～5年的临床工作经验，能独立负责部分护理工作并可以对相关事宜作出决定。其开始考虑如何接受相关专业培训，如何通过提高工作业绩以得到更多发展机会。此阶段护士对护理工作有强烈的自尊感，对工作中的挑战抱有积极态度。

3.维持期　该期的护士大多进入结婚生子的阶段，同时承担家庭负担，扮演多种社会角色。尽管护士同时承担工作和家庭的义务，在平衡工作与家庭生活的过程中，往往以牺牲职业发展为代价。在护理工作中，随着新进护士的加入，他们更注重在原有岗位上保持稳定的工作环境和待遇。

4.衰退期　该期的护士一般已有15年以上的工作经历，具备丰富的经验和技能，可以指导他人完成工作，并成为一名良师益友。但同时她们也会考虑到自己的年龄，希望退出临床一线,更加关注自身生活质量的提高。

(二)护士职业发展路径

1.内地医院护士职业发展路径　在内地,目前医院护士一般有两条职业发展路径,一是专业技术发展路径,二是管理路径。前者是从注册护士、护师、主管护师、副主任护师发展到主任护师,从新护士到临床护理专家;后者是从护士到护士长、科护士长、护理部主任,甚至护理部院长。近年来,随着各三级医院对护理科研的重视,科研型护士的职业路径越来越明朗。这支科研队伍以获得硕士学位的护士为骨干,吸纳部分有科研能力和兴趣的本科护士,在从事临床护理实践的同时,其主要精力用于护理科研。临床实践证明,及早明确护士职业发展路径对提高护士工作积极性和工作能力非常重要,多种职业路径的建立能满足不同护士的职业需求,提高职业吸引力。

例如,北京某医院护士专业发展路径。医院将护理岗位分级、护士专业能力、护理管理能力、护士技术职称四者进行有机整合,构成护士不同的职业发展路径。

2.香港护士晋升体系及职业发展路径　中国香港地区护士根据受教育情况分为两种:登记护士(中专学历)和注册护士(大专及以上学历)。医院临床护士职业发展路径基本可分为两个分支:临床分支和管理分支。其中,临床分支包括登记护士、注册护士、资深护士和顾问护士;管理分支包括登记护士、注册护士、病房经理和部门运作经理。

知识拓展

绩效指标制定的 SMART 原则

1.S(specific):明确、具体的。

2.M(measurable):可量化的。

3.A(attainable):可实现的。

4.R(realistic):实际性的、现实性的。

5.T(time bound):时限性的。目标、指标都要有时限性,月度、季度或年度考核指标都有时间的区别。

思维导图

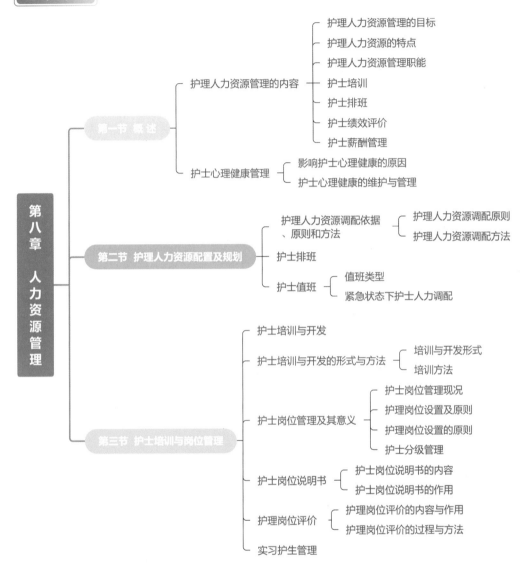

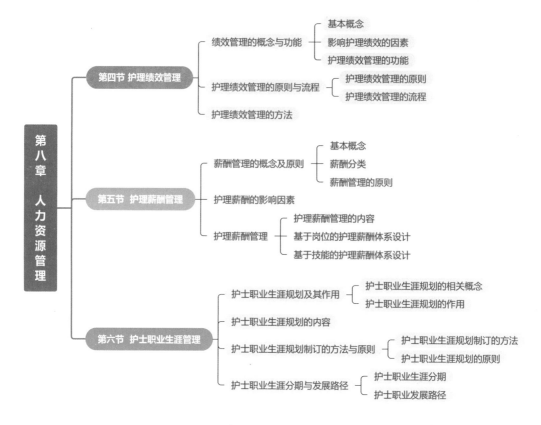

案例与问题

【案例一】

护士小张是一位专业能力很强的主管护师,有一天她走进护士长办公室,很无奈地说:"护士长,我不想干了,这是我的辞职报告。"护士长大为震惊,不解地问:"你怎么也说走就走? 你和小刘不一样,你不是干得挺好吗? 护士、医生和患者都很喜欢你,医院待遇又不错,你不会是对我有什么意见吧?"小张说:"护士长,你不要误会,我辞职完全是因为个人原因。我最近想了很多,我在医院工作 10 多年了,掌握了护理的基本知识和技能,与同事合作关系好,你们对我也不错。但一天到晚、周而复始地忙乎这些操作,我感觉很没意思,不知自己未来的发展方向在哪里,总觉得自己人生中还缺少点什么。所以,我想离开护理岗位,出去自己闯荡一番。"

请思考:

1.如何看待护士的辞职行为? 是否与其职业发展规划有关?

2.你认为该医院护理管理者对护士流失是否有责任? 如何改变这种状况?

【案例二】

作为急诊科的护士长,赵护士长受到科室绝大多数下属的称赞。赵护士长是一个随和的人,她总是尽个人最大努力在各个方面帮助她的护士。护士向她借钱,请她帮忙顶班是常有的事,科室各项工作都在顺利进行。

护士小刘在过去的几个月经历了许多个人大事:丈夫下岗了,儿子又于2个月前确诊为白血病,她自己感到非常沮丧和无奈。在科室绩效评价时,护士长尽力帮助小刘。由于医院的奖金与科室和个人绩效考评结果紧密挂钩,赵护士长将评价项目的所有指标都给小刘评为优秀,虽然小刘在许多方面都比不上其他护士。小刘极为感激,并向自己的亲戚朋友讲述自己非常幸运遇到这样的好护士长。

请思考:

护士长的绩效评价方法是否可取?为什么?

【案例三】

某医院手术室近段时间护理质量下降明显,短短3个月发生4起不良事件。护理部组织原因分析发现,由于近年来该院手术量增长明显,手术室护理人力资源数量快速增长,新进护士完成1个月的岗前培训后迅速进入手术室的护理工作,岗位胜任力不足,4起不良事件均为术中物资清点的关键制度落实不到位所致。

请思考:

该医院手术室在护理人力资源管理中存在什么问题?如何改进?

【案例四】

小朱是某三级甲等医院神经外科病房的护士长,最近在管理上遇到难题,她找到护理部主任述说她的担忧:神经外科留不住高年资护士。在过去半年内,我科先后有7人辞职。这些离开医院的护士都富有临床护理经验并具有竞争性。她们辞职的主要原因是科室护理工作太累,但和门诊等科室都是一样的薪酬标准,在薪酬上不能体现她们的劳动价值。由于离职率高,护理部进行了新进人员补充,现在科室护士低年资护士占比高达60%。我很担心科室的护理工作质量。

请思考:

1.该院在薪酬分配方面存在哪些问题?

2.作为护理部主任,你如何改变神经外科护士结构的现状?

教学PPT

自测题

一、选择题

1.现代人力资源管理中,"以人为本"的理念是指(   )。

   A.一切都服从、服务于员工

   B.把人当成组织中最具活力、能动性和创造性的要素

C.坚持群众路线,尊重群众意见

D.关心员工生活,提高员工物质文化生活水平

2."深入工作现场,能比较全面地了解工作情况"是以下哪种工作分析法的优点?(　　)

    A.写实法   B.观察法   C.问卷法   D.参与法

3.在人力资源规划中,为了保持组织在中、长期内可能产生的职位空缺而制订的人力资源规划称为(　　)。

    A.人力分配规划   B.调配规划   C.晋升规划   D.招聘规划

4.360度考核所面临的最大难题是(　　)。

    A.信度   B.效度   C.可接受度   D.完备性

5.失业保险所属的员工福利类型是(　　)。

    A.企业福利   B.法定福利   C.生活福利   D.有偿假期

6.将人的资质作为确定等级结构主要依据的薪酬模式为(　　)。

    A.计件工资制   B.绩效工资制   C.技能工资制   D.职位工资制

7.绩效反馈最主要的方式是(　　)。

    A.绩效面谈   B.绩效辅导   C.绩效沟通   D.绩效改进

8.企业文化的灵魂和企业的旗帜是(　　)。

    A.企业哲学   B.企业价值观   C.企业精神   D.企业目标

9.人力资源需求预测方法中的专家判断法又称(　　)。

    A.回归分析法   B.经验预测法   C.德尔菲法   D.马尔可夫分析法

10.下面哪一项不属于工作说明书的基本内容?(　　)

    A.工作职责   B.工作环境   C.工作权限   D.工作中晋升

11.企业对新员工上岗前进行的培训称为(　　)。

    A.培训   B.岗前培训   C.脱产培训   D.在职培训

二、简答题

1.护理人力资源管理的内容有哪些?

2.简述护理岗位设置的原则。

3.护士岗位说明书的主要内容有哪些?

4.护士职业生涯规划的内容或步骤有哪些?

5.护士职业发展的基本路径有哪些?你对自己未来的职业路径有何考虑?

第九章 护理质量管理

持续质量改进是护理管理永恒的主题。越来越多的研究显示,护士在加强医疗护理质量改善方面扮演着重要的角色。质量管理是一门科学,也是一门艺术。如何使用科学的管理方法和工具,撬动质量的杠杆,不断提升护理质量,最大限度保证患者安全,是护理管理者以及全体护士面临的巨大挑战。本章将围绕护理质量管理原则、质量管理模型、质量管理工具以及质量评价等问题进行讨论。

学习目标

识记：

1.能准确复述质量的概念及其含义。

2.能简述护理质量管理概念。

3.能正确阐述护理质量管理的原则。

理解：

1.理解并阐述护理质量管理过程。

2.理解并阐述护理质量管理标准的重要性。

3.解释说明 PDCA 循环步骤及特点。

4.理解并阐述护理评价指标及内容。

运用：

运用 PDCA 循环理论制订护理质量改进方案。

第一节 护理质量管理概述

一、基本概念

(一)质量及护理质量

1.质量 质量是一组固有特性满足要求的程度。其中,"要求"指明确的或者隐含的需求和期望。人们对质量的认知经历了"符合性质量"—"适用性质量"—"满意性质量"—"卓越性质量"四个阶段。不同的学者从不同的角度对质量的定义进行了探讨。

2.护理质量 护理质量是护理服务满足服务对象(个体和群体)的健康需求以及改善其预期健康结局的程度。高质量的护理需基于最佳临床证据,通过良好的护患沟通,共同决策,从护理技术和文化两个层面满足服务对象的需求。

知识拓展

伟大的质量管理大师约瑟夫·朱兰博士

约瑟夫·朱兰(Joseph M.Juran)博士 1904 年 12 月 24 日出生于罗马尼亚,2008 年 2 月 28 日逝世,享年 105 岁。他在 20 多岁时,就开始了从事质量管理研究的职业生涯,是举世公认的 20 世纪最伟大的质量管理大师、现代质量管理的领军人物。在他所发表的 20 余本著作中,《朱兰质量手册》被誉为"质量管理领域的圣经",是一个全球范围内的参考标准。他在质量管理领域的主要成就如下:

1.排列图原理,即 80~20 原则。

2.朱兰三部曲,指出了质量管理的三大关键要素:策划、控制和改进。

3.《朱兰质量手册》,被认为是非常有创新性的质量参考著作之一。

(二)护理质量管理的相关概念

1.组织(organization) 组织指由两个及以上的个体为实现共同的目标组合而形成的有机整体,如医院、护理部、护理单元、护理小组等。

2.过程(process) 过程指一组将输入转化成输出的相互关联的或相互作用的活动。过程包括输入、实施活动和输出三个环节。

3.产品(product) 产品指过程的结果,分为有形产品(如材料)和无形产品(如服务)。

4.顾客(customer) 顾客指接受产品的组织或个人。顾客可以来自组织外部,也可以来自组织内部。对医疗护理行业而言,患者及其家属是外部顾客,医护人员属于内部顾客。因此,在护理管理中,不仅要关注外部顾客,还要关注内部顾客。

5.质量特性(quality characteristic) 质量特性指产品、过程或体系中与要求有关的固有特性。质量特性有的能够定量,有的只能定性。在测量时,需要把定性的特性转化为可以定量的质量特性来衡量。

6.护理质量管理(nursing quality management) 护理质量管理指按照护理质量形成的过程和规律,对构成护理质量的各要素进行计划、组织、协调和控制,以保证护理工作达到规定标准和满足服务对象需要的活动过程。护理质量管理是护理管理的核心。通过科学有效的管理,持续改进护理质量,为服务对象提供安全、高效、便捷、整体的护理服务,不断满足其服务需求,是护理管理者面临的主要任务。

7.持续质量改进(continuous quality improvement,CQI)　持续质量改进指在质量管理中,不断分析和反复改善护理质量的特性和流程,持续提高服务对象满意度的一种理念和态度。

二、质量管理的产生与发展

现代质量管理在19世纪70年代初开始萌芽,经历了一个多世纪的发展,已逐步形成为一门新的学科。根据质量管理的工具与方法,质量管理的发展历史大致经历了五个阶段,即传统质量管理、质量检验、统计质量控制、全面质量控制和全社会质量控制阶段。

管理知识

国际患者安全目标
(International Patient Safety Goals,IPSG)

Goal1:Identify patients correctly
目标1:正确识别患者

Goal2:Improve effective communication
目标2:增强有效的沟通

Goal3:Improve the safety of high-alert medications
目标3:提升高危药品的安全性

Goal4:Ensure correct-site,correct-procedure,correct-patient surgery
目标4:确保在正确的部位用正确的流程给正确的患者做外科手术

Goal5:Reduce the risk of health care-associated infections
目标5:降低医疗相关感染的风险

Goal6:Reduce the risk of patient harm resulting from falls
目标6:减少患者因跌倒而造成伤害的风险

三、护理质量管理的发展趋势

回顾质量管理的发展历史,可以看到质量的概念在不断深化,质量管理的方法和手段在不断发展和完善。21世纪是质量的世纪,质量是生命线,持续质量改进是组织管理永恒的目标。随着医疗体制改革的进一步深化,医院管理专业化进展的加速,护理质量管理必将迎来一场新的变革。综合世界各国护理质量管理发展的演变情况及对今后发展的预测,护理质量管理具有以下发展趋势:

1.关注系统问题,注重建立质量持续改进的长效机制　1999年,美国医学研究院(Institute of Medicine,IOM)发布了题为"To Err is Human:Building a Safer Health

System"(《人皆有错:构建更安全的卫生系统》)的研究报告,指出美国每年有9.8万人死于医疗差错(medical error)。这篇里程碑式的文章使患者安全问题成为关注热点,并推动了医疗护理质量改革。2015年9月22日,经过历时一年对误诊的深入研究,IOM再次发表题为"Improving Diagnosis in Health Care"(《改善医疗保健中的诊断》)的研究报告,指出医护人员之间加强合作、改进医疗系统、给患者提供及时医疗记录,是质量改进的有效措施。受医疗质量变革的影响,护理质量管理也呈现从质量保证转向质量改进的发展趋势。两者的差别在于,质量保证常常通过不良事件发生率和后果的回顾性分析,关注于某一具体的事件和环节;而护理质量持续改进则强调广泛地审视整个护理服务和管理系统,寻找导致护理质量下降的共性的、系统性原因,从根本上解决问题,达到预防问题再次发生、持续改善护理质量的目的。

2.关注过程管理,以科学方法提高决策效率　科学的方法是护理质量管理的基石,它包括以下三个方面的内涵:①基于数据和事实进行决策;②采用过程管理的方法,充分理解护理过程中各种偏差(variation)的性质,从系统的角度进行识别和控制;③强调质量管理的效果,注重改善护理过程,持续提升护理质量。

有效的决策必须"以数据(证据)说话"。循证护理指针对在护理实践过程中发现的实践和理论问题,通过权威的资料来源收集各种实证资料,利用科学的统计分析方法寻找最佳的护理行为。护理管理者应以循证的思想作为指导,对护理质量要素、过程及结果进行测量,分析各种数据和信息间的逻辑关系,比较不同质量管理方案的优劣,作出质量管理的决策。基于事实和数据的决策方法可以帮助护理管理者客观把握护理质量状况,减少错误决策的可能性,提高决策的效率,优化资源利用。

在护理质量管理中,将相关的资源和活动作为过程进行管理,可以更高效地得到期望的结果。护理的各项活动都是由一系列相互关联的过程和必需的步骤组成。过程管理方法的优点就是对诸过程之间的相互作用和联系进行系统识别和连续控制。例如,静脉输液管理包括从护士收到静脉输液医嘱到患者完成输液的全过程中各个步骤和环节的控制和管理。只有理解了护理过程中各种偏差,才能明确质量改善的方向。质量管理关注的偏差包括:①完成护理活动过程各种可能的方法之间的差异;②影响护理过程各个步骤和环节的变量。护理质量的偏差包括共同因偏差(common cause variation)和特殊因偏差(special cause variation)两种。存在共同因偏差的过程是稳定的、可预测的和统计可控的;而存在特殊因偏差的过程则相反,具有不稳定、不可预测和统计不可控的特点。这两种偏差的质量管理方法也有所不同。因此,护理质量管理应从系统的角度识别护理过程中的共同因偏差和特殊因偏差,采用针对性的改善方案,才能持续改进护理质量。

3.重视护理质量文化管理,强调全社会参与质量文化　质量文化是组织在长期质量管理过程中逐步形成的相对固化的一系列与质量有关的管理理念的综合。近年来,追求卓越、零缺陷、全面质量管理、质量经营等质量管理理念逐渐被引入护理质量管理中,形成了独具特色的护理质量文化。通过质量文化管理,在护理组织内培育正确的质量观,营造科学管理的文化氛围。发挥质量文化的导向、激励和约束等作用,变被动管理为自我约束,促使全员、全社会参与护理质量管理。例如,护理管理中"无惩罚式的护理不良事件上报",折射出尊重人性、鼓励护士共同参与护理质量管理的理念;通过第三方调查患者满意度,邀请社会各界人士体验就医流程等,也是全社会参与护理管理质量文化的具体体现。

4.利用信息技术,实行护理质量信息化管理　现代信息技术的革新和互联网的迅猛发展,为护理质量管理带来前所未有的变革和冲击,护理质量管理即将迈入信息化管理的新阶段。我国已从单机护理管理系统走向网络化管理。通过收集护理相关数据,构建护理质量信息数据库,研究护理质量标准等问题,对护理质量管理的标准化和科学化将起到良好的推动作用。因此,研究具有标准化语言的护理信息系统,开发护理质量分析及决策软件,是21世纪护理质量管理发展的方向。

第二节　护理质量管理的原则和内容

一、护理质量管理的基本原则

1.以服务对象为中心　"以服务对象为中心"是质量管理的核心思想。组织依赖于服务对象而存在。质量管理只有赢得服务对象和其他相关方的信任才能获得持续成功。因此,质量管理必须考虑服务对象对质量的感知和期望。对护理组织而言,健康人群、患者及家属是外部的服务对象,医护人员是内部的服务对象。护理管理应以服务对象为中心,关注患者及家属、健康人群、医护人员当前和未来的需求,将组织的目标与顾客的需求和期望联系起来,满足并争取超越服务对象的期望。

2.科学管理　如果说改善护理质量是护理管理的目标,那么,科学的管理方法则是护理质量的基础。患者安全是护理质量管理永恒的主题。随着科学管理技术的快速发展,运用现代管理技术和工具,进行科学管理,保证患者安全,成为护理质量管理的重要发展趋势。当今的护理质量管理已在各个层面纳入各种质量管理理论和模型,如目标管理、PDCA(plan-do-check-act)循环、六西格玛管理、全面质量管理、精益管理等管理模型。而根本原因分析法、因果图法、系统图、查检表、帕累托图、管制图等已经成为帮助护理管理者进行统计分析、管理决策的常用工具。

3.全员参与　全员参与是护理质量管理的基本原则之一。质量管理不仅需要最高管理者的正确领导,还有赖于全体员工的积极参与。在护理质量管理中,管理者应尊重、信任每一个团队成员和服务对象、医护人员及其他有关人员精诚合作,追求共赢。通过沟通、授权和培训等方式,增进护士对质量目标的理解并提高实现目标的积极性,提高参与度,促进个体能力提升,增强组织内的相互信任和协作氛围,引导护士关注整体护理系统的整体运转而不是自己工作的局部。质量管理是一项系统工程。现代质量管理已由单组织管理发展成为多组织、多学科协同管理模式。护理质量管理需要服务对象、医务人员及相关人员参与,建立合作共赢的关系,才能持续改进护理质量。

4.持续改进　持续改进是在现有服务水平上不断提高服务质量及管理体系的有效

性和效率的循环活动。护理质量管理是一个动态的、发展变化的过程,涉及每一个人、每一个环节的连续不断的改进。护理质量的管理不应仅限于达到最低质量指标,而是所有成员都应积极参与,坚持不懈地研究新情况、解决新问题,在动态中求发展,在发展中求进步,不断提高护理质量。

二、护理质量管理的内容

护理质量管理是在质量方面指导和控制组织协调的一系列活动的总和,包括制订质量方针、质量目标、质量策划、质量控制、质量保证和质量改进等内容。

1.制订质量方针(quality policy) 护理质量方针是由护理组织的最高管理者(如护理副院长或者护理部主任)正式发布的总的质量宗旨和方向。护理质量方针是组织在一定时期内有关质量的行动纲领,并为组织制订质量目标提供框架和指南,应与组织的总方针、组织的愿景和使命相一致。

2.设定质量目标(quality objective) 护理质量目标指与护理质量有关的目标,是护理质量方针的具体体现。设定护理质量目标需遵循先进性、可行性和可测量性等原则。

3.建立质量管理体系(quality management system) 护理质量管理体系指在护理组织建立、实现护理质量目标过程中相互关联或相互作用的一组要素。组织建立质量管理体系的目的,一方面是为了满足组织内部质量管理的要求,另一方面是为了满足服务对象和市场的需求。护理质量管理体系是一个动态的系统,根据组织发展需求,通过周期性改进而不断发展。

4.质量策划(quality planning) 护理质量策划是连接护理质量方针和具体管理活动之间的桥梁和纽带。质量策划的关键在于制订质量目标并规定必要的运行过程和相关资源以实现质量目标。

5.质量控制(quality control) 护理质量控制是设定标准、测量结果、判断是否达到预期要求、对质量问题采取补救措施或(和)防止再发生的过程。它通过对质量的影响因素5M1E,即人员(man)、设备(machine)、材料(material),方法(method)、测量(measure)和环境(environment)进行有效控制,满足质量要求(requirement)。为此,护理质量管理首先要做好质量控制管理的计划,解决好5W1H的问题。

6.质量保证(quality assurance) 护理质量保证是以质量控制为基础,通过质量体系的建立和有效运行,提供满足质量要求的信任,分为外部质量保证和内部质量保证。内部质量保证是管理者向内部组织提供信任,外部质量是向组织外的学科和其他相关方提供信任。医院组织的第三方满意度调查可以看作是外部质量保证的一种手段。

7.质量改进(quality improvement) 组织提供的服务质量的好坏,决定了服务对象的满意程度。要提高服务对象的满意程度,就必须不断地进行质量改进。护理质量改进旨在增强护理组织满足质量要求的能力。质量改进分为两类:一是针对现存和潜在的缺陷或不合格进行改进,如针对护理不良事件进行的质量改进活动;二是在未发现缺陷或不合格的情况下,坚持创新,不断提高现有绩效水平。护理质量改进的基本过程就是PDCA循环。

第三节　护理质量管理方法

工业质量管理的发展对护理质量管理产生了深远的影响。在过去的二十年间,一系列的质量管理模型和方法被引入护理质量管理领域。比较具有代表性的包括 PDCA 循环、六西格玛和精益管理等。

一、PDCA 循环

(一)起源与内涵

1930 年,美国"统计质量控制之父"沃特·阿曼德·休哈特(W.A.Shewhart)提出了"计划-执行-检查"的构想。美国质量管理学家戴明(W.E.Deming)博士于 1950 年进行深度挖掘,发展成为计划-执行-检查-处理的 PDCA 模式,并广泛应用于持续质量改进中,发展为一套独具特色的科学管理模式。因此,PDCA 循环又称管理循环或者"戴明环",是质量管理中通用的管理模式,目前,被广泛应用在医疗、护理质量管理领域。全面质量管理的过程,就是按照 PDCA 循环不断发现问题、解决问题、周而复始、持续提升质量的过程。

(二)特点

1.周而复始　PDCA 循环不是运行一次就终止了,而是周而复始地运行。一次 PDCA 循环结束,解决了一部分问题,但还会有部分问题没有解决或者发现新的问题,这时就会进入新一轮的 PDCA 循环。

2.阶段式上升　PDCA 不是停留在一个水平的循环,而是通过一个又一个的 PDCA 循环,不断发现问题、解决问题,管理能力及工作效率得到不断提升。

3.大环套小环　一个组织的整体运行体系与其内部各子体系的关系,就是大环套小环的有机逻辑组合体。护理质量管理是医院质量管理循环中的一个子循环,与医疗、医技、行政、后勤等部门质量管理子循环共同组成医院质量管理大循环。而各护理单元又是护理质量管理体系中的子循环。如此大环套小环,通过 PDCA 循环把医院的各项工作有机组织在一起,彼此促进,共同提高。

4.统计技术的运用　PDCA 循环的一个重要特点就是运用了科学的统计技术作为发现问题、解决问题的工具。比较常用的有直方图、控制图、因果图、排列图、关联图、分层法和统计分析表等。

(三)主要内容

PDCA 循环包括四个阶段八个步骤。

1.分析现状、发现问题　管理者在制订计划前一定要分析现状,找出现在工作中存在的问题。分析现状的目的是找出问题根源所在,使得管理者制订的计划更有针对性和可行性。此步骤可以采用排列图、直方图、控制图等管理工具进行分析。

2.找出各种影响因素　从分析现状的结果,找出影响问题的因素。影响问题的因素很多,管理者要充分利用各种分析方法,例如因果图(鱼骨图)、5W1H 等,从不同的角度进行分析。

3.找出主要原因　虽然问题的产生受到很多因素影响,但每个因素的影响程度是不均衡的。只有找出主要因素是什么,才能彻底地解决问题。因此,在把所有的影响因素都找出来后,就要分析出主要因素是什么。此步骤可采用排列图、关联图等进行分析。

4.根据主要因素制定措施　找出主要因素后,就要制定相应的措施以解决问题。管理者可通过 5W1H 分析法来确定改进措施。

5.执行计划　根据制订的计划,进行具体的实施工作。

6.检查执行结果　执行完成后,将完成的结果与制订的目标进行对比,这就是检查。可以采用排列图、直方图、控制图等管理工具进行前后对比分析。

7.将成功经验标准化　检查完执行结果后,就要开始总结经验教训。对于成功的经验,要将其作为标准固化下来;对于失败的教训,要吸取经验,加以改进。

8.发现新问题　在解决旧问题的同时,也会发现一些新的问题,这时就会进入新一轮的 PDCA 循环。

（四）实施要点

1.制订计划七要点　做正确的事比把事做正确更重要。明确目标,就是选择正确的事。在确定目标时,需要掌握以下七个要点:①清楚了解问题的状况;②明确上级的目标和方针;③预测未来可能发生的状况或条件的变化;④考虑可能发生的问题;⑤分清阶段目标和终极目标;⑥目标要能量化;⑦多个目标要列出优先顺序等。目标确定后,可采用头脑风暴法、5W1H 法等方法决定达成目标的方法,制订出可行的最佳方案。

2.实施计划前要对护士进行培训　在实施计划之前,管理者要对护士进行相应的培训。培训内容包括执行计划的方法和执行计划的意愿两个方面。培训的目的是使护士明白怎样去做,为什么要这样做,从而提高护士工作的积极性,减少错误的发生。

3.计划实施要点　在实施过程中,要注意以下几个问题:①指示要简洁明确;②激励团队成员,鼓舞士气;③管理者应多做自身检讨;④适当授权;⑤注意收集数据,便于检讨、总结与改进。

4.督查　为保证计划如期完成,管理者需要采用定期和不定期结合的方式对计划实施的效果进行检查。每一次检查,要记录重要的数据,并对这些数据进行分析、判断,采用适当的方法保证计划如期完成。

5.寻找问题的要因　当实施效果与目标有差异时,护理管理者要寻找问题根源,查找要因,防止类似的问题再次发生。只有这样,工作才有价值,改进才有实效。

（五）在护理质量管理中的应用

PDCA 循环的实质就是通过不断发现问题、解决问题,实现持续质量改进。因此,被广泛应用于医疗护理质量管理实践中,特别是护理专项管理或者护理项目管理,包括跌倒、坠床等患者安全管理、护理质量管理、护理人力资源、护理服务流程改进以及护理新技术的研发和应用等方面。2016 年,PDCA 循环作为一种有效的质量管理工具,被写进了《医疗质量管理办法》〔国家卫生和计划生育委员会令(第 10 号)〕,于 2016 年 11 月 1 日正式实施。

二、六西格玛管理

(一)起源与内涵

20 世纪 90 年代,为适应美国社会"高效""竞争"的管理理念,美国摩托罗拉公司的比尔·史密斯(Bill Smith)在全面质量管理的基础上提出了六西格玛(six sigma,6σ)的概念。继而兴盛于通用电气公司,并得以在美国乃至全球范围推广,成为全世界追求管理卓越性的企业最为重要的战略举措。20 世纪 90 年代中期,这一概念被引入医疗管理界,成为提高医疗机构业绩和竞争力的有效管理模式。

六西格玛管理是建立在管理方法和统计学原理之上,以事实数据为基础,着眼于寻找缺陷发生的根本原因。六西格玛的统计学含义为 6 倍标准差,达到六西格玛意味着每百万次操作中仅允许 3.4 个失误。六西格玛管理追求的是"一开始就把事情做好"的理念,实际上就是要求"零缺陷""不出任何差错"。六西格玛管理通过对现有流程持续的突破性改进,减少过程变异,降低质量成本,不断提高顾客的满意程度,提升组织竞争力。其核心理念是以"最高的质量、最快的速度、最低的价格"向服务对象提供服务和产品。

(二)特点

1.对顾客需求的高度关注　6σ 管理的绩效评估首先从顾客开始,采用对顾客满意度和价值的影响作为改进程度的衡量标准。6σ 质量代表了在对顾客要求的符合性和缺陷率方面的极高要求。同时,由于改进的领域涉及过广,企业人力、物力、财力有限,因此应抓住"顾客质量关键特性"。这种特性的界定和优化成为 6σ 管理中的最丰富源泉和动力。

2.强调领导实际参与　6σ 管理必须强调领导层的实际参与,才能保证 6σ 管理的实际推行效果。因此领导者应首先学习相关基本理论,树立 6σ 管理理念。

3.项目团队训练有素　为了保证 6σ 管理开展行之有效,需组建一个行动团队,进行目标明确且有计划的培训,职责分明,才能为 6σ 管理提供强有力的保证。

4.倡导增收节支　6σ 管理更加直接地追求利润的增加和成本的降低。追求顾客满意、创造财务业绩是 6σ 管理的一大特点和优势。

5.质量持续突破改进　6σ 管理是一种可持续发展的长期经营管理战略。凡是对于质量管理有效的方法和手段,都可以得到应用,继而形成一套富有自身特色的思想、体系和工具,因此可以实现"突破"性的有效改进。

(三)主要内容

1.6σ 管理　组织合理高效的人员组织体系是 6σ 管理的首要基础工作,包括建立完整的组织体系和结构,进行培训,并赋予相应的职责。

(1)6σ 管理的组织结构:包括领导层、指导层和操作层。

(2)6σ团队成员的职责及作用:6σ组织团队成员包括倡导者、黑带大师、黑带和绿带。

1)倡导者(champion):通常是一个行政人员或者一个关键的管理人员,进行战略性的领导工作。在护理质量管理中,一般由高层领导担任,如护理部主任。

2)黑带大师(master black belt):6σ管理的专家,兼有项目管理和技术指导双重职责,一般由专职人员担任,提供管理咨询和技术支持。

3)黑带(black belt):6σ管理推进的核心力量,具体执行和推进6σ管理活动,培训绿带及员工,提供技术支持。

4)绿带(green belt):由一线业务骨干或负责人兼任,在黑带的指导下协助黑带完成工作。

(3)6σ团队的组建:6σ项目通常是通过团队合作完成的,一般由5～10人组成。团队组建过程包括明确团队组成要素(包括团队使命、基础、目标、角色、职责、主要里程碑等),进行团队激励和团队培训。

2.DMAIC流程　6σ管理模式是以 DMAIC 流程为核心,即界定(define)、测量(measurement)、分析(analysis)、改进(improvement)和控制(control)。

(1)界定:6σ成功的关键是找出合适的(突破性)项目,即项目界定,这是6σ管理的基础,也是6σ成功实施的前提。界定阶段的任务包括选择与确定项目、分析项目和描述项目。项目信息的来源分为外部信息和内部信息,前者包括患者意见、市场调查信息、竞争对手比较,后者包括质量分析报告、质量审核报告、组织的战略方针等。

当选择的项目有多个时,可以采用"SMART"原则或"3M"原则。"3M"原则是指有意义(meaningful)、可管理(manageable)、可测量(measurable)。确定项目后进行项目分析,包括患者需求分析、流程分析和劣质成本分析等方面。最后进行项目描述,明确项目名称、关键问题、项目目标、成员职责、完成时间等。由此可制订项目任务书、项目计划工作表、项目进度表等文件。

(2)测量:测量阶段的内容是对输入变量、过程变量、输出变量和患者感知变量进行测量,确定输入变量和输出变量之间的某种关系。测量阶段的基本步骤包括选择评价指标、确定数据收集方案和确定数据测量系统。此阶段可采用的方法有因果图、关系矩阵、因果矩阵、散点图、趋势图、直方图、盒状图、检查表、排列图、测量系统分析、过程能力分析等。

(3)分析:基于测量阶段取得的数据,利用统计学工具对整个系统进行分析,找到影响质量的关键原因,步骤如下:①寻找影响输出结果的原因:一般可从"5M1E"五个方面思考;②确定关键原因,分析影响的程度;③验证分析结果:可以采用数理统计中的假设检验、方差分析等方法。

(4)改进:运用质量管理工具,针对关键原因确立最佳改进方案并予以实施,评估改善效果。改进的步骤如下:①寻找改进措施,提出改进建议。②比较改进方案,优选改进方案:建立评价标准,进行比较排序,确定优选方案。评价标准主要有七项:总成本、目标达到程度、收益与成本比、文化影响及变革阻力、时间、效果的确定性、健康安全与环境。③验证改进方案,确认改进效果:进行预试验,验证效果。④精心设计策划:在预试验的基础上,进一步完善改进方案。

(5)控制:控制的基本任务在于保持改进的成果,包括四个要素:条件保证、文件化改进过程、持续的过程测量、建立过程管理计划。

(四)实施要点

1.真诚关心顾客　6σ比全面质量管理更加关注顾客,其根本宗旨是"以顾客为关注焦点",以顾客满意和过程增长作为追求目标。例如在衡量部门或护士绩效时,必须站在患者的角度思考。先了解患者的需求,再针对患者需求设定护理团队的绩效目标和衡量标准。

2.根据资料和事实驱动管理　统计数据是实施6σ管理的重要工具,以数字来说明一切,所有的工作绩效、执行能力等,都量化为具体的数据,成果一目了然。

3.以流程为重　6σ管理认为质量是靠流程的优化,而不是通过严格地对最终产品的检验来实现的。无论是设计产品或提升顾客满意,6σ都把流程当作是通往成功的工具。

4.预防性管理　重视问题的预防而非事后补救,询问做事的理由而不是因为是惯例就盲目遵循,做到事前控制,主动管理。

5.协力合作无边界　加强组织内部各部门之间、组织和顾客间的合作关系,可以降低成本,改善质量,提升效率。

6.力求完美但同时容忍失败　组织应追求持续改进,止于至善,但也需要接受并管理错误的风险,从错误中学习。

(五)6σ在护理质量管理中的应用

我国工业管理界于 20 世纪 90 年代末引入 6σ 管理,1999 年后将其引入医院管理,引起了护理管理者的高度关注并将其应用于护理质量管理实践。其主要应用于:①护理不良事件管理,防止护理差错事故的发生。6σ管理本身追求"零缺陷",通过对质量关键点和流程中的缺陷进行识别和改进,明确与 6σ 水平的差距,有的放矢地规范护理过程,因此被广泛应用于护理不良事件的管理中,如降低非计划拔管率、患者跌倒坠床的发生率等。②改进护理服务流程,提高服务效率。6σ管理的 DMAIC 流程本身即一种系统地对过程的改进和操作体系,通过不断改进流程,持续优化护理服务过程,使整个护理质量达到 6σ 水平,提高效率。如应用 6σ 管理优化门诊护理流程等。③提高护理管理信息化水平。6σ管理的原理就是让数据说话,运用数据统计和分析方法准确地界定护理质量问题的 σ 水平并找出原因,采取针对性的改善措施。6σ管理就是通过数据测量,从而提高了护理管理信息化和科学化水平的过程。

三、精益管理

(一)起源与内涵

精益管理(lean management)源于精益生产(lean production,LP)。1985 年,美国

麻省理工学院教授詹姆斯·沃麦克(James Womack)等通过"国际汽车计划"对全世界17个国家90多个汽车制造厂的调查和对比分析,出版了著作《精益生产方式——改变世界的机器》,推出了以日本丰田生产方式为原型的"精益生产方式"。精益管理是对丰田生产方式的总结与提升,代表了在众多行业和领域丰富的实践经验和深刻的管理思想。

1990年,詹姆斯·沃麦克和丹尼尔·琼斯(Daniel Jones)把精益管理定义为:以尽可能少的人员、设备、时间和场地投入创造出尽可能多的价值。经过不断发展,现代精益思想的核心是:在为顾客提供满意的产品与服务的同时,把浪费降到最低程度。

(二)精益管理的原则

1.顾客确定价值(customer value)　从服务对象的角度来识别价值,这是精益管理的基本观点。

2.识别价值流(value stream mapping)　价值流是指从原材料转变为成品并赋予其价值的全部活动,要求产品在生产系统的任何环节都是增值过程,而不能存在加工浪费。

3.价值流动(value flow)　在服务对象的拉动下,形成价值流动,使创造价值的各个活动或步骤不间断地流动起来。这就要求各种操作、流程、体系能有效防止各类容易发生的低级错误,降低各类质量和安全事故。企业的流程标准不僵化,内部流程可因市场变化而更改,对市场的反应更为灵敏和快速。

4.拉动(pulling)　按服务对象的需求进行投入和运作,保证用户在他们所需要的时间内得到所需的产品或者服务,即以需求拉动管理。

5.追求完美(perfection)　改进的结果使价值流动速度显著加快,必须不断地找出更隐藏的浪费,做进一步的改进,从而形成持续改进的良性循环。

(三)实施方法

在医疗护理质量管理中,精益管理的主要方法包括:5S法、价值流程图、可视化管理、持续改善和防错技术。

1.5S法　5S管理思想始于日本企业,又被称为"五常法则",是实现精益管理、追求持续改进的基础。建立一个良好的5S系统并使之持续地运行下去,是提高产品质量与效率的重要因素。

(1)整理(seiri):区分必需品与非必需品,工作现场只保留必需品。

(2)整顿(seiton):必需品定位、定方法摆放,整齐有序,明确标识,减少寻找必需品的时间。

(3)清扫(seiso):把目标工作岗位环境整理成没有垃圾、没有灰尘、清洁整齐的状态。

(4)清洁(seikeetsu):将整理、整顿、清扫实施的做法制度化、规范化,维持其效果。

(5)素养(shitsuke):团队成员均按章操作、依规行事,养成良好习惯。

2.价值流程图(value stream mapping,VSM)　VSM把生产流程形象化,贯穿于生产制造的所有流程,形象化地显示生产的全过程,以找到和消除浪费。

3.可视化管理　可视化管理是一种让问题可视化、提供快速应对策略和问题解决方案的方法。其特点是公开明确传达管理者的意图,由现场管理可视化开始,继而延伸至工作内容、工作体制、工作进度和工作效率的可视化。其方法可包括颜色、标识、区域线、红牌、看板、警示灯、标准作业表、错误示范板、错误防止板等。可视化管理在护理质量管理中应用非常广泛,例如应用标识牌进行风险提示;用区域线进行无菌—清洁—污染区域的划分;用颜色和标识进行药品区分和护士着装区分;制作统一的表格化护理记录单等。

4.持续改善　持续改善要求团队成员有问题意识,及时发现问题、解决问题,鼓励团队成员提出解决方案,促进和保障质量改善活动的持续进行。

5.防错技术　防错技术也可称为"系统自律控制",指任何一种能够降低错误发生次数的流程设计和改进方法。防错技术不仅可以用于生产质量控制,而且可用于检查和产品设计

(四)精益管理在护理质量管理中的应用

精益管理体现了精益求精的理念,作为一种科学有效的管理模式,广泛运用于医疗护理安全管理、流程优化、成本控制等管理活动。

1.精益管理有助于流程再造、提升服务效率　精益管理强调以最快、最好、最省的方式做最正确的事情,通过对环境、物品和工作流程等进行优化,有效地提高工作质量和效率。例如,国内部分医院的中央运输队伍,负责为全院临床科室领取标本和治疗用药、陪送患者检查等工作,其实质就是优化工作流程,减少护士的非护理工作时间。

2.精益管理有助于推动团队工作　精益管理理念以推行整体医疗为切入点,强调以患者为中心。护理质量和安全涉及医院各类人员和各个部门,需要全员参与、相互配合、共同努力,才能使护理质量和安全落到实处。

3.精益管理提升护理成本核算水平　精益管理的核心理念是减少浪费、节约成本、确保安全。因此,精细化的物资和人力管理,推行全成本核算,对成本进行科学控制,有助于降低护理成本,提高管理水平和质量。

第四节　护理质量评价

"没有测量,就没有改善。"如果护理管理者不能准确测量护理质量的水平,就没有办法发现问题,质量改善就是无源之水。护理质量评价(nursing quality evaluation)是指通过系统监测护理活动的实施以及实施后的结果等来综合判断护理目标的实现程度以及护理工作的实际效益。准确、有效的质量评价能保证护理活动的顺利开展,是保证护理质量的重要措施。

一、护理质量评价模型

(一)起源与发展

20世纪60年代末,美国医疗质量管理之父多那比第安(Avedis Donabedian)提出,质量可以从结构(structure)、过程(process)和结果(outcome)三个方面进行测量,并以此为理论基础,发展形成"结构-过程-结果"质量标准和评价模型。此后,该模型被广泛应用在护理质量管理中,作为护理质量改善项目和相关研究的理论框架。"结构-过程-结果"质量标准和评价模型的提出和发展,为医疗护理服务质量评价提供了更为广泛的视野,被认为是医疗护理质量评价的基础。

(二)主要内容

多那比第安认为,医疗质量的结构、过程和结果相辅相成,呈线性关系。良好的结构能够增加良好过程的可能性,而良好的过程也会对结果带来影响。基于上述关系,可以对医疗护理系统的结构、过程和结果中每一阶段的任何部分的质量进行评价。

1.结构评价 结构评价侧重于组织及其成员的内在属性,包括护理项目组成所需的组织构架、物力、人力资源配备和经济政策等,代表着一定的工作基础或投入,反映了卫生系统提供服务的能力。"结构"特征的变化对系统服务的质和量、服务的结果都会产生影响。只有系统化的结构维度才能支撑起运作良好的医疗护理体系。结构评价的主要目的是评价该护理项目的适宜性和可行性。

2.过程评价 过程评价侧重于组织内部的活动是否被合适、有效和有效率地实施。过程描述的是如何将结构属性运用到实践中,包括服务提供者如何提供服务和接收者怎样获得服务两大方面,其中服务包括患者接受的直接或间接医疗护理及其他补充性活动。"过程"意味着卫生服务潜在能力的实际发挥程度,是指卫生服务的活动顺序和协调水平,反映着系统内复杂多变的特性。评价的具体内容包括:护理活动运行顺序和进展状况;活动顺利运行时照护者和患者的角色、关系要求;发现照护活动实施过程中存在的问题,并提供相应的解决方案。"过程"特征的变化直接影响着系统服务的质量和长远效果。

在过程质量评价中,需贯彻"以患者为中心"的理念,注重患者体验。过程质量评价着眼于医疗护理行为实施过程的前馈控制,提高过程预控制能力,使医疗护理工作更具有主动性,针对薄弱环节,有的放矢地改进医疗行为。

3.结果评价 结果是结构和过程的衍生所带来的结局表现,是指卫生系统和人群健康状况因卫生服务而出现的变化。结果评价的目的是评价该项目的实施是否成功。结果质量评价以循证医学为基础的临床实践结局的客观化、数据化反映,属于从患者角度考量的反馈控制。多那比第安特别强调患者满意度在结果质量评价中的重要性,而对医疗机构而言,满足患者需求无疑是一项长久的挑战。

二、护理敏感质量指标

护理质量评价是护理质量管理的中心环节,而指标的选择是护理质量评价的关键所在,是质量管理的重要抓手。护理质量敏感性指标(nursing-sensitive quality indicators)是体现护理工作特点,符合质量管理规律,与患者的健康结果密切相关的指标。护理质量敏感性指标的测量反映护理质量的客观真实水平,是护理质量评价的核心和关键内容,也是保证高水平护理的重要手段。从敏感指标入手,有助于管理者以点带面进行重点管理。

(一)护理质量敏感性指标筛选原则

1.可行性　这是指标需要具体化,能够被精确地测量。数据收集在逻辑上可行且费用不高。

2.科学性　这是指标必须具有较高的信度和效度,包括表面效度、结构效度、内容效度和重测信度等。以临床护理证据为基础,通过分析护理干预、护理过程及其产生的护理结果间的关联性来进行测量。

3.可解释性　这是指标的测量能够被理解,且测量结果清晰,对护理质量管理中的重要问题有明确的提示。

4.关联性　这是指标与护理密切相关,其测量的过程或结果被护理直接影响。

5.重要性　这是指标能够代表和反映与疾病负担、护理成本或卫生政策制订等有关的、重要的健康状况。

(二)美国护士协会护理质量指标

美国护士协会(American Nurses Association,ANA)以结构-过程-结果框架为理论基础,筛选护理质量指标,并建立了护理质量指标国家数据库(National Database of Nursing Quality Indicators,NDNQI)。每个季度,护理质量报告卡的数据将以科室为单位进行收集、整理,按医院的不同级别和性质,不同科室分层进行统计分析。截至2014年,NDNQI共甄选出18项护理质量敏感性指标,涵盖结构、过程和结果三个层面。其中,护士结构、患者日均护理时数、注册护士工作环境调查、患者跌倒和跌倒致损伤、医院获得性压疮发生率、约束用品使用率、尿管相关性尿路感染、中心导管相关性血液感染等10项指标得到了美国国家质量论坛(National Quality Forum,NQF)的最新认可和授权。

(三)我国的护理敏感质量指标

我国第一套全国统一的护理质量评价指标体系为1989年由卫生部颁布的《综合医院分级管理标准(试行草案)》。目前,多数医院应用的护理质量评价指标体系均参照该标准。2005年,我国卫生部制定的医院评价指南中包含了"护理质量管理与持续改进"的内容;2010年,卫生部开始印发《2010年优质护理服务示范工程活动方案》,并制定了《优质护理服务实施细则》,在全国应用广泛。以上护理质量评价标准对于护理敏感性指标的建立有一定参考性,但未能动态、特异性反映护理工作在某一方面的质量改变。2014年,国家卫生计生委医院管理研究所护理中心组建了护理质量指标研发小组,广泛回顾国内外护理质量管理文献,参考全国护理质量管理现状调研的资料,结合我国医院质量管理的实践经验,反复论证,形成并出版了包含13个指标的《护理敏感质量指标实用手册(2016版)》。

三、医院质量评审

(一)起源与发展

医院质量评审是对医院质量管理的外部监督和评价,是以外力推动医院质量改进和行业质量监控的有效办法。美国是国际上最早开展医疗质量评审的国家,迄今已有近百年的历史。20世纪50年代初由美国医院协会、医学会、医师学会等团体建立医院评审联合委员会(Joint Commission Accreditation of Hospital,JCAH),组织医院质量评审,1987年更名为美国医疗机构评审联合委员会(Joint on Accreditation of Healthcare Organization,JCAHO)。1974年,澳大利亚建立了卫生服务标准化委员会(ACHS)并开展医院评审。1980年后,医院质量评审体系扩展到欧洲、亚洲(韩国、中国、日本)。

(二)国外医院质量评审

国际上主流的跨国医疗机构评审体系有JCI开发的国际评审标准,此外还有一些虽仅针对本国医疗机构但是又具有较大影响的评审体系,如澳大利亚的EQuIP评审、医疗透明制度标准委员会(KTQ)的医疗管理质量认证、日本的医院功能评价等。其评价指标体系均包括了医院管理的结构、过程、结果评价指标,属于综合性较强的评价方法。

1.美国的JCI认证(Joint Commission International Accreditation)　美国医疗机构评审联合委员会国际部成立于1998年,JCI是国际医疗卫生机构认证联合委员会(Joint Commission on Accreditation of Healthcare Organizations,JCAHO)用于对美国以外的医疗机构进行认证的附属机构。JCI认证以国际公认的标准为评审基础,将基于质量管理与持续质量改进的基本理念贯穿始终,把要求每一接受评审的医疗机构必须达到的标准列为"核心"标准,在考虑到各国的法律、宗教和文化等国情的前提下,强调评审的真实、可靠和客观。至2014年,JCI已经对世界上50个国家超过450家医疗机构进行了评审和认证。中国内地从2003年开始参与JCI评审,截至2015年10月,已有38家医院通过了认证。

2.澳大利亚的EQuIP评审　澳大利亚卫生服务标准委员会(the Australian on Healthcare Standard,ACHS)于1996年出台了新的澳大利亚评审模式EQuIP(Evaluation and Quality Improvement Program),包括对服务连续性、绩效改善、领导与管理、人力资源管理、工作与环境的安全性和信息管理等方面的评价。其核心标准是安全、感染控制、质量改善项目(包括绩效测量评估)和适宜的合格职员,围绕为患者提供不间断服务的基本原则。澳大利亚医院评审通过测评工具和可比性资料使评审占据重要地位,评审中强调了可测量性的服务质量指标、高效的组织体系和程序化建设的重要性,既保证了高质量卫生服务,又建立了患者服务程序和产出信息趋势的资料库。目前,澳大利亚575个私立医疗机构和416个公立医疗机构参与了EQuIP的评估认证。

3.德国的KTQ认证　德国医院透明管理制度与标准委员会(简称KTQ)是公益性

公共管理机构,主要承担制定科学合理的医院管理制度和标准,对各医疗机构的管理制度和标准进行检查和质量认证。凡通过 KTQ 认证的医院,保险公司可对其免除许多医疗费支付的审查、审核程序。评审分为两个阶段:自我评估和现场调查。无论是在自我评估阶段还是现场调查阶段,PDCA 循环都是贯穿始终的评审宗旨。KTQ 评审标准主要从六个维度来反映医院质量管理:以患者为导向、以员工为导向、安全、信息与交流、领导和质量管理。德国从 2002 年开始推行 KTQ 认证管理制度以来,全国 1000 多家综合医院都通过了 KTQ 认证。从 2005 年起,KTQ 认证又向康复医院、专科医院推广。

4.日本的医院功能评价 日本于 1989 年 4 月正式出版了《医院功能评价手册》,1997 年正式开始评审工作。日本医院评审的目的是"从学术的、中立的立场对医疗机构的功能进行评价"。评价的具体方法包括书面审查和访问审查,评价的内容包括 6 个方面:医院的理念与组织基础、对区域需求的反应、患者的满意与安心即患者服务、医院运营管理的合理性、诊疗及其确保质量、适宜的护理。

5.LSE(the London School of Economics and Political Science,LSE)法 2006 年,伦敦政治经济学院、斯坦福大学和麦肯锡公司联合开发了 LSE 调查工具,通过对管理进行打分的形式,定量测量私营企业的管理质量并对不同机构之间的管理实践进行比较。在此基础上,开发者开始将这一工具适当调整并用于医院管理的研究。最初在英国 104 家公立医院、22 家私立医院展开调查,随后又在 7 个国家的 1200 家医院使用该工具进行调查。截至现在,该方法在欧美等国家应用已日趋成熟,在我国尚未应用。LSE 法一改传统的指标体系风格,从管理学四大管理内容出发,全面评价了医院管理的全过程。其优点在于不局限于个案的评价和改进,更侧重测量结果在不同医院之间的可比性。但其自身也存在局限性,例如:需要熟悉医院管理和定性访谈的专家才能实施;定性访谈不能完全排除调查员的主观偏倚;对资源有较高的要求,故其大规模应用不适合中国目前国情。但 LSE 法过程评价指标是该领域一大创新,对我国医院评审标准的改良及过程化有很大参考和借鉴意义。

(三)我国医院质量评审

我国医院评审工作始于 20 世纪 80 年代,1989 年 11 月卫生部发布了《关于实施医院分级管理的通知》和《综合医院分级管理标准(试行草案)》〔卫医字(89)第 25 号〕,我国医院第一周期评审工作正式启动。1994 年国务院颁布《医疗机构管理条例》,我国医院评审成为政府部门依法行政的必需行为,医院评审工作在我国纳入法制管理轨道。20 多年来经历了医院分级管理、医院评审、创建"百佳医院"、医院管理年等重要阶段,经过不断探索,2011 年 9 月 21 日卫生部印发了《医院评审暂行办法》(卫医管发〔2011〕75 号),并配套出台了三级综合医院及部分专科医院评审标准和评审标准实施细则,作为全国各地开展新周期医院评审的指导性文件,由此确立了我国新周期医院评审体系框架。

近年来,国内很多医院开始走国际评审的道路,力争与国际接轨,体现了我国医院在管理和服务模式上的与时俱进和大胆创新。国际标准的引用和借鉴对于我国医院评审的促进有着重要意义,但是国内外医院在卫生行政管理体制上有着根本性的差别,并不能盲目套用,必须考虑我国医院的实际运行和患者的医疗服务期望需求,合理选取、构建适合我国国情的医院评审方法和标准。

(四)追踪法在医院评审评价中的应用

追踪方法学(tracer methodology)又名"追踪检查法",是JCI在医院质量论证和医院评审评价中广泛应用的评审评价方法。追踪学最初主要用于第三方评审机构对医疗机构进行评审。追踪方法学是一种过程管理的方法,通过跟踪患者的就诊过程或医院某一系统的运行轨迹,评价医院管理系统及考核医院整体服务,促进医疗服务质量的持续改进。与传统检查方法相比,追踪法能使检查者更客观地评估医院日常功能运行情况,识别服务流程中影响医疗服务质量的缺陷及危害患者、家属及医务人员的潜在风险。近年来,越来越多的医院管理者借鉴追踪检查的方法进行医院管理与质量持续改进。此方法包括个案追踪和系统追踪。

1.个案追踪 个案追踪又称"患者追踪",调查接受治疗、护理和服务的患者的实际就医经历,并以评审评价标准为准则评价医院对评审标准和要点的遵从程度。个案追踪多选择接受多部门治疗和服务的患者作为追踪对象,对其就诊到出院全程的治疗、护理和服务过程进行连续追踪。病情复杂的患者需要医院作为一个整体来提供医疗服务,这为评价医院的所有部门提供了很好的路径。评价者可通过与患者及其家属以及为被追踪患者提供治疗、护理和服务的医务人员进行面谈,评估环境和医疗记录,评价各专科、部分和服务单位的相互关系以及在所提供诊疗服务的核心功能,评价诊疗护理过程的绩效,以及在整个过程中独立但相关过程的整合与协调,识别流程中的潜在问题。

2.系统追踪 系统追踪将医院作为一个整体系统来评估,侧重整个组织的高风险过程。评审评价者检查围绕共同目标的不同部门间的协同工作情况,评估医院的组织系统功能如何实现和实现程度。系统追踪法为在组织层面讨论有关治疗、护理、服务的安全与质量等重要主题提供了平台。追踪方法包括:单位/科室访谈,评价系统过程的实施,审查对护理服务和治疗的影响因素;以及调查者和相关工作人员的互动交流,并利用科室访谈和个案追踪获得的信息重点讨论整个医院的流程,包括对危险因素的识别与管理、关键因素的整合、与过程相关人员的交流,流程的优势和劣势,以及可能的改进行为等。

系统追踪可以分为以下四类:药物管理、感染控制、医疗质量与患者安全改进、设施管理和安全系统。药物管理系统追踪通过评价药品过程(选择、采购、储存、订购、管理与监控),访问与药品管理流程相关的科室,探讨药品管理过程及其潜在风险。感染控制系统追踪旨在找出感染预防与控制方面的优点和潜在问题,确认所必须解决的风险;评价与评审标准的符合程度;找出需进一步探讨的问题。医院质量与患者安全改进系统追踪聚焦医院活动,通过数据来管理风险从而改进质量与患者安全。设施管理和安全系统追踪旨在明确医院实施管理和安全系统流程中的优劣势,确定存在问题的相应措施,评价医院与评审标准的符合程度,为医院风险管理绩效提供指导。

思维导图

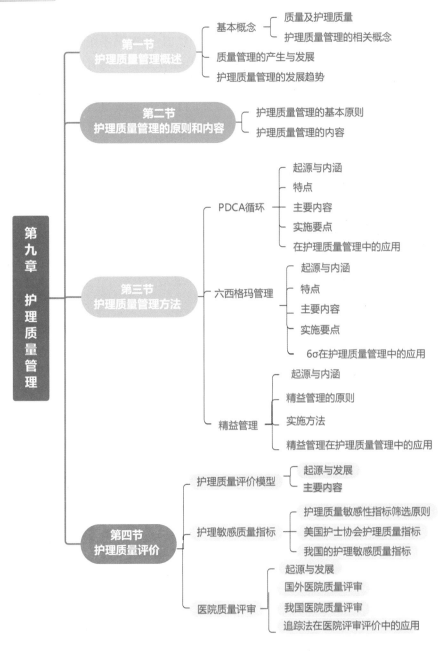

案例与问题

【案例一】

某医院神经外科进修、实习医师和护士更换频繁。每更换一批人员,医嘱剂量错误发生率就会增加。一方面,增加了工作量:药房根据医师下达的超剂量医嘱配送药物到病房,护士需要联系医师更改医嘱,并由总务护士完成退药;另一方面,用药错误的风险增加:新入职护士经验不足,很容易不小心执行错误医嘱,导致不良事件的发生。李护士长对神经外科的错误医嘱进行了为期一个月的调查和追踪,基于数据进行原因分析。结果显示,82.4%的医嘱错误是由两个主要问题导致的:①医嘱系统录入界面的剂量单位包括毫升(mL)和毫克(mg),当医师录入医嘱时,系统默认为毫升(mL),医师很容易将 20 mg 的医嘱误开为 20 mL;②药房的发药系统缺乏对超剂量错误医嘱的管控,无论医嘱剂量正确与否,药物配送系统都会执行并将药物配送至病房。李护士长又组织护理团队针对原因讨论对策,联系信息中心更改医嘱录入界面,将剂量单位统一为毫克(mg);调整药物配送系统,对易错药品进行超剂量系统管控,一旦医嘱剂量错误,系统进行人机界面的提醒,医嘱将不能被成功录入。以上对策执行后,医嘱错误率比之前降低了 95%。

请思考:

1.李护士长对错误医嘱的管理中,体现了哪些护理质量管理的理论和原则?

2.李护士长和她的团队用了哪些质量管理工具来解决医嘱剂量错误的问题?

3.还有哪些质量管理方法可以帮助李护士长和她的团队?

【案例二】

2004 年 6 月 13 日 20:32,某医院普通外科 21 床患者李某呼叫值班护士为其更换腹腔冲洗液,值班护士魏某随即予以处置。20:50 护士魏某巡视病房至 21 床患者李某处,发现李某表情痛苦,强迫体位,护士查体时发现腹腔冲洗管路连接的是 250 mL 脂肪乳液,立即停止冲洗,更换冲洗液体并报告值班医生和护士长,做进一步的处理。事后调查发现有 70 mL 脂肪乳液被输入腹腔致腹膜炎。经科室积极救治 10 天后患者痊愈出院。据调查,该科编制床位 35 张,实际展开床位 48 张,护士 12 人,主要收治胃肠疾病患者,其中中晚期癌症患者占 50%,以高龄患者为主。2004 年 6 月 13 日当日手术 8 台,其中大手术 6 台,当晚值班护士 1 名,实习护士 1 名,治疗护理工作任务繁重。当晚值班护士魏某当日晨下大夜班后,立即回家陪伴病重的祖母,一直未休息,晚上接班不久又得知祖母病故,此时魏护士没有向护士长报告此情况而继续坚持值班。此外,该患者的腹腔引流管、股静脉置管管道标识已模糊不清,病房加床多,输液架少,故将静脉用液体和腹腔冲洗用液体同挂于一输液架上。

请思考:

1.结合本章所学理论,你认为出现这起质量缺陷的原因有哪些?

2.这些问题应该如何处理?

【案例三】

某市三甲医院心内科常见疾病为冠心病、高血压等,口服药物是该类患者的主要治疗手段之一,该科收治患者中 60 岁以上老年人占 50%以上。在最近每月一次的质量检查中,护理部发现该科室基础护理质量评分中的"口服药"项目被扣分较多、患者及其家属对于护士指导口服药服用的满意度较低,且病区护士长还上报了多起口服药物相关的护理不良事件,即患者忘记服用口服药、服错药、药品遗失、未按规定时间服用等。与此同时,护理部也发现该类现象在内分泌、神经内科等老年患者较多、口服药物治疗多的科室也普遍存在。由于规范住院老年患者口服用药是护理质量管理的重要内容之一,为了提高患者满意度、保障优质护理和患者的健康安全,护理部立即召集该科护士长及护理质量控制小组成员开了一次会议,就老年患者出现口服药物相关的不良问题进行分析。质控小组首先使用检查表、统计表和排列图找到患者口服药的主要问题为漏服药和未按时服药,之后以漏服药为例,从患者、护士、运送、药房、药物五个角度,绘制了鱼骨图并分析出主要原因,主要因素有三个:①患者忘记服药;②科室备药不足;③患者未缴费或缴费余额不足。针对漏服药问题,提出了改进措施:①科室申请一定数量备用药;②及时掌握所负责患者的检查情况,并做相应处理,需要空腹检查的项目在检查结束后按医嘱及时补服;③对于无须空腹检查的项目,确认患者及时服药;④每日告知患者账户余额情况,费用不足时及时缴费,尽早解决由于欠费产生未按时服药问题。在对全院护士长及临床护士进行口服药流程线上线下培训后,护理部预期于实施上述改进计划措施后一个月,心内科科室的基础护理服务质量、护理服务满意度上升,全院与口服药相关的不良事件下降。质控小组对计划措施落实情况采用不定期的抽样检查,一旦类似问题再次出现,立即二次分析原因并予以解决。一个月后,心内科的基础护理服务质量、护理服务满意度均达到98%及以上,无一例老年人相关口服药的不良事件发生,全院该类不良事件发生率自实施改进措施前的8%降至0,取得极大的成效。至此该轮质量管理完成并总结经验,形成该院口服药物管理条例并坚持有效实施;其后若有新的质量问题,则进入下一轮的质量管理。

请思考:

1.在案例中体现了哪些护理质量管理的基本原则?

2.在案例中使用了什么质量管理方法?它是如何实施的?

3.在案例中使用了哪些护理质量评价方法?

教学 PPT

自测题

一、选择题

1.质量观演变的历程依次为( )。

A."适用性质量"阶段—"符合性质量"阶段—"满意性质量"阶段—"卓越性质量"阶段

B."符合性质量"阶段—"适用性质量"阶段—"满意性质量"阶段—"卓越性质量"阶段

C."符合性质量"阶段—"适用性质量"阶段—"卓越性质量"阶段—"满意性质量"阶段

D."适用性质量"阶段—"符合性质量"阶段—卓越性质量"阶段—"满意性质量"阶段

2."卓越性质量"的衡量依据有（　　）。

　　A.体现顾客价值,追求顾客满意和忠诚

　　B.降低资源成本,减少差错和缺陷

　　C.降低和抵御风险

　　D.提高生产率和市场占有率

3.质量管理包括哪些活动？（　　）

　　A.策划　　　　　　　B.组织　　　　　　　C.实施　　　　　　　D.控制

4.质量管理的主要形式包括哪些？（　　）

　　A.质量策划　　　　B.质量控制　　　　C.质量保证　　　　D.质量改进

5.护理质量管理的基本原则不包括（　　）。

　　A.以患者为中心　　　　　　　　B.预防为主、全员参与

　　C.基于事实的决策方法　　　　D.以工作为中心

6.下列属于过程质量标准的是（　　）。

　　A.床护比　　　　B.执行医嘱情况　　　C.再入院率　　　D.患者满意度

7.下列属于结果质量标准的是（　　）。

　　A.再入院率　　　　B.出入院流程　　　C.医疗器械　　　D.患者交接记录

8.处理投诉不包括哪个步骤？（　　）

　　A.用心倾听抱怨　　　　　　　　B.避免投诉者发泄情绪

　　C.确认问题　　　　　　　　　　D.真诚道歉

9.护理质量管理基本原则主要包括（　　）。

　　A.以患者为中心原则　　　　　　B.预防为主原则

　　C.全员参与原则　　　　　　　　D.基于事实的决策方法

10.一个完整的护理质量管理过程的特点包括（　　）。

　　A.建立质量管理体系　　　　　　B.制定质量标准

　　C.进行质量教育　　　　　　　　D.实施全面质量管理

11.常用的护理质量管理方法有（　　）。

　　A.PDCA 循环　　　B.追踪法　　　C.六西格玛管理　　　D.品管圈

12.PDCA 循环法的计划阶段不包括（　　）。

　　A.分析现状　　　　B.分析原因　　　C.执行计划　　　D.找主要原因

二、简答题

1.质量的概念及其含义是什么？

2.护理质量管理的原则有哪些？

3.简述护理质量管理的任务。

4.PDCA 循环模式的方法与步骤有哪些？

第十章　护理信息管理

党的二十大报告指出,要加快建设网络强国、数字中国。随着信息化时代的到来,人们的生活方式、服务模式发生着翻天覆地的变化。在医疗工作中借助现代信息技术构建新型健康服务体系,推动医疗信息化持续发展是提高医院服务水平和核心竞争力的重要途径。护理信息是医院信息的重要组成部分,是实现科学管理必不可少的因素。作为护理管理者应认识信息的价值,重视信息的收集,做好信息安全管理,加强信息系统的建设,发挥护理信息管理在提升服务质量、降低医疗成本及提高患者安全性等方面的作用。

学习目标

识记:

1.能正确说出信息、信息管理和信息系统的相关概念。

2.能正确说出医院信息系统的组成。

3.能简述护理信息的特点和种类。

4.能简述护理信息系统的内容及应用。

理解:

1.能理解信息的种类和特征。

2.能理解医院信息安全管理的意义。

3.能解释医院信息系统的作用,"互联网+"在医院信息管理及护理信息管理的主要应用。

运用:

1.能评估医院信息系统的应用现状。

2.能分析护理信息系统的发展趋势。

第一节　概　述

一、护理信息管理的相关概念

(一)信息

1.信息的概念　信息的概念有广义和狭义之分。广义的信息泛指客观世界中反映事物特征及变化的语言、文字、符号、声像、图形和数据等,以适合于通信、存储或处理的形式来表示的知识或消息。信息不是事物本身,但它反映了事物的特征。事物不断地发生变化,因而信息也在不断产生。狭义的信息是指经过加工、整理后,对接受者有某种使用价值的数据、消息、情报的总称。

要准确理解信息的概念,需要明确以下几点:①信息是客观事物变化和特征的最新反映;②信息是与外界相互交换,相互作用的内容;③信息可减少或消除事物的不确定性;④人们获得信息后,经过加工和处理,获得新的信息。

2.医院信息的概念　在医院运作和管理过程中,产生和收集到的各种医疗、科研、教学、后勤等信息的总和。其中,最主要的是医疗业务信息。

3.护理信息的概念　在护理活动中产生的各种情报、消息、数据、指令、报告等,是护理管理中最活跃的因素。

> **信息名言**
>
> 媒介即讯息。
>
> ——马歇尔·麦克卢汉

(二)信息管理

1.信息管理　信息管理是指信息资源的管理,信息管理的概念有微观和宏观之分,微观上是指对信息内容的管理,即信息的收集、组织、检索、加工、储存、控制、传递和利用的过程,宏观上是指对信息机构和信息系统的管理。信息管理的实质就是对信息获取到利用全过程各信息要素与信息活动的组织与管理。

2.医院信息管理　医院信息管理是在医院活动中围绕医疗服务而开展的医院信息的收集、处理、反馈和管理的活动,即通过信息为管理服务,把管理决策建立在信息充分利用的基础上。

3.护理信息管理　护理信息管理是为了有效地开发和利用信息资源,以现代信息技术为手段,对医疗及护理信息资源的利用进行计划、组织、领导、控制的实践活动。

(三)信息系统

1.信息系统　信息系统是指利用计算机、通信、网络、数据库等现代信息技术,对组织中的数据和信息进行输入、处理与输出,并具有反馈与控制功能,为组织活动服务的综合性人工系统。

2.医院信息系统 医院信息系统是指利用电子计算机和通信设备,为医院所属各部门提供患者诊疗信息和行政管理信息的收集、存储、处理、提取和数据交换的能力,并满足所有授权用户的功能需求。

3.护理信息系统 护理信息系统是指由护士和计算机组成,能对护理管理和临床业务技术信息进行收集、存储和处理的系统,是医院信息系统的重要组成部分。

二、信息的特征

信息的特征是指信息区别于其他事物的本质属性,各种信息的具体内容尽管不同,但基本特征有共同之处,信息的一般特征包括:

1.真实性 信息必须是对客观事物存在及其特征的正确反映。不符合事实的信息是失真的信息,不仅没有价值,而且会对管理决策产生危害。因此,在管理中,要充分重视信息的真实性,要检查、核实信息的真实性,避免虚假信息的产生。

2.时效性 信息的价值随着时间的变化而变化。信息价值的时效周期分为升值期、峰值期、减值期和负值期四个阶段,信息在不同的阶段呈现不同的价值。从某种意义上说,信息的时效性表现为滞后性,因为信息作为客观事实的反映,是对事物的运动状态和变化的历史记录,总是先有事实后产生信息。因此,在信息获取、组织、传播和利用时必须树立时效观念,把握时机。

3.依附性 信息本身是无形的,信息的传递交流和信息价值的实现要求信息必须依附于一定的物质形式——信息载体。信息载体有文字、图像、声波、光波等,人类通过视、听、嗅等感官感知、识别、利用信息。没有信息载体,信息就不会被人们感知,信息也就不存在。

4.共享性 信息与其他资源相比,具有在使用过程中不会消耗的属性,这种属性决定了它的可共享性。信息的共享性主要表现在同一内容的信息可以在同一时间由两个或两个以上的用户使用,而不影响信息的完整,大大提高了信息的使用率和人们的工作效率,进而推动了人类社会的发展。

三、信息的种类

信息现象的复杂性、信息存在和信息内涵的广泛性,决定了信息种类的多样性。用不同的标准对信息进行分类,可以把信息划分为以下类型。

1.按照产生信息的来源分类 其可分为自然信息、生物信息和社会信息。

2.按照信息的表现形式分类 其可分为文本信息、声音信息、图像信息和数据信息等。

3.按照信息的传播范围分类 其可分为公开信息、内部信息、机密信息。

第二节　医院信息管理

一、医院信息安全及管理

随着医疗服务信息化程度的增高,也带来了越来越多的网络安全与风险问题。信息安全是指保证信息的完整性、可用性、保密性、可靠性和可控性,其实质就是要保证信息系统及信息网络中的信息资源不因自然或人为的因素而遭到破坏、更改、泄露和非法占用。加强医院信息安全管理,尤其要注意保护患者医疗健康信息的安全,即保护患者隐私不被滥用、修改和窃取,这是当前医院信息化建设中的重中之重。

威胁信息安全的因素主要包括系统实现存在的漏洞、系统安全体系的缺陷、使用人员的安全意识薄弱和管理制度的薄弱等。针对这些因素,医院的信息安全管理应从以下方面加强:

1.内部安全管理　其包括建立各种安全管理制度及应急预案,如机房管理制度、设备管理制度、安全系统管理制度、病毒防范制度、操作安全管理制度、安全事件应急制度等,并采取切实有效的措施保证制度的执行。

2.网络安全管理　这是指通过网管、防火墙、安全检测等管理工具来保证医院信息系统的安全,确保网络系统安全运行,提供有效服务。

3.应用安全管理　这是指通过建立统一的应用安全平台来管理,包括建立统一的用户库、统一维护资源目录及统一授权等方式,实现用户安全需求所确定的安全目标。

4.数据安全管理　其包括注意保护患者数据和隐私信息的安全。保护技术主要有匿名化、身份认证和区块链等。

知识拓展

加快培育数据要素市场

2020 年 04 月 10 日,《中共中央国务院关于构建更加完善的要素市场化配置体制机制的意见》(下文简称《意见》)正式公布。这是中央第一份关于要素市场化配置的文件。《意见》分类提出了土地、劳动力、资本、技术、数据五个要素领域改革的方向。数据作为一种新型生产要素写入文件,文件指出加强数据资源整合和安全保护,探索建立统一规范的数据管理制度,提高数据质量和规范性,丰富数据产品。研究根据数据性质完善产权性质。制定数据隐私保护制度和安全审查制度。推动完善适用于大数据环境下的数据分类分级安全保护制度,加强对政务数据、企业商业秘密和个人数据的保护。

二、医院信息系统

(一)医院信息系统发展史

医院信息系统的发展过程,从其内容、方式和规模上大体可分为四个阶段:单机单任务阶段、部门信息管理阶段、集成医院信息系统阶段和大规模一体化的医院信息系统阶段。现阶段我国医疗卫生信息化的发展热点是实现区域卫生信息化,其目标是通过建立跨医院的信息交换平台,开发实验检查结果共享、远程医疗、双向转诊、分级医疗协同、医保互通、人才培养、信息发布等应用,实现在一定区域内医疗机构间医疗信息的交换和共享。

(二)医院信息系统的作用

1.加强过程控制,提高医疗质量　医院信息系统的应用,可以使医院管理者及时发现医疗护理过程中各环节的问题,及时采取相应的管理措施,将事后管理变成事前和事中管理;同时,在医疗护理过程中,由于医务人员及时准确地掌握了诊疗信息,有助于避免和处理可能引起的疏漏,有效优化工作安排,提高医疗护理质量。

2.降低医疗成本,减少重复诊疗　基于互联网、移动网络、智能平台等前沿技术构建的线上线下一体化诊疗模式,通过网络化和移动化的方式推送,为公众提供社会化和专业化的医疗健康服务,使居民以低廉的就医成本享受到全新的就医体验以及需要的医疗健康服务。通过"预约挂号""预约转诊"等形式,改变了患者的就医方式;"轻问诊""重复配药"等服务,避免了以往耗时耗力的排队、无效就诊等问题,从而降低医疗成本,节约和充分利用卫生资源。

3.实现信息共享,提高利用水平　区域卫生信息平台的建设,不仅可实现院内各系统的联通和数字化,与外部机构特别是与本区域卫生信息平台及相关上下级医疗机构的互联互通也已成为现实。通过建设信息集成平台,实现医疗信息资源的整合与共享,使患者就诊多家医院的诊断结果实现院间互信互认,提高信息的利用价值,提升医疗协同的服务能力,推动医疗业务的服务创新。

4.打破空间限制,提高服务效率　通过互联网医院与实体医院紧密联合在一起形成闭环管理,再与药房、医疗保险和商业保险等形成一条完整的服务链条,对慢性病、常见病患者提供线上就诊服务,不仅大大降低线下就医交叉感染的风险,还有助于解决社会老龄化及慢病管理的难题。借助远程医疗服务等平台,打破地域间和医院间的围墙壁垒,改善医疗资源配置不合理的困局,扩大优质医疗资源的覆盖面,使居民平等享受高质量的基本医疗服务,提高就医可及性。

5.改善信息不对等,缓解医患矛盾　借助"互联网＋医疗健康"服务平台和评价体系,患者可以找到信任的医生及护士,方便医护人员与患者、患者与患者之间的沟通交流,有利于建立起长期而紧密的联系。这种医患关系,有助于减少就医流程的中间环节,改变医患双方的信息不对称,为构建和谐的医患关系、有效缓解医患矛盾奠定基础。

(三)医院信息系统的内容

医院信息系统包括临床信息、患者服务及医院管理信息三大类业务系统。该系统主要应用物联网、云计算和大数据等技术,以患者为中心,以电子病历的信息采集、存储和集中管理为基础,通过连接各应用系统,形成信息共享和业务协作平台。除此以外,医院信息系统设有外部接口,主要目标是实现与其他医疗相关信息系统的集成,实现与外部信息系统的数据交换,包括医疗保险系统接口、远程医疗系统接口、社区卫生服务系统接口、上级卫生行政管理部门接口、医疗联合体单位接口及第三方机构接口等。

1.临床信息系统(CIS) 该系统的主要目标是以患者为中心,支持医护人员的临床活动,收集和处理患者的临床医疗信息,丰富和积累临床知识,并提供临床咨询、辅助诊疗、辅助临床决策,提高医护人员的工作效率,为患者提供更多、更快、更好的服务。CIS主要包括医生工作站系统、护理信息系统、电子病历系统、临床决策支持系统、临床检验信息系统、医学影像信息系统等,下面仅对医生工作站系统、电子病历系统、临床决策支持系统作简要介绍。

(1)医生工作站系统(DWS):这是指协助临床医生获取信息、处理信息的系统。它以电子病历为中心,支持医院建立电子病历库,为医生提供高效的电子病历和电子处方管理平台,并为病历统计分析提供有效的手段。医生工作站系统又可分为门诊医生工作站系统和住院医生工作站系统两种形式。

(2)电子病历系统(EMRS):这是指医疗机构内部支持电子病历信息的采集、存储、访问和在线帮助,并围绕提高医疗质量、保障医疗安全和智能化服务功能的计算机信息系统。电子病历是以电子化方式管理的有关个人终生健康状态和医疗保健行为的信息。它覆盖了整个医疗过程,集成患者所有医疗信息,并可以通过为临床决策提供智能化、知识化的支持,实现对医疗服务全过程的控制,是医院信息化建设的基本和核心。

(3)临床决策支持系统(CDSS):这是综合利用大数据与知识库,有机组合众多模型,模拟医学专家诊断、治疗的思维过程,专门开发的辅助医生开展医疗工作的信息系统,可提供诊断、治疗、检查和费用等方面的决策支持。该系统可通过监测患者的临床信息(如患者的检查、检验结果等)进行逻辑判断,主动发出提醒,并对患者状况进行推理,给出建议,供医护人员参考。目前基于医疗健康大数据,与人工智能深度结合的临床决策支持系统,能够为医生提供全流程、智能化的决策支持,提升医学教育与临床诊疗品质。

2.患者服务系统 该系统基于互联网,结合人工智能技术,为患者提供挂号、排队、缴费、信息查询与医患沟通等业务服务,将诊前咨询、诊中治疗及诊后随访通过信息系统进行整合,形成统一的患者服务平台。

3.医院管理信息系统(HMIS) 该系统的主要目标是支持医院的行政管理与事务处理业务,减轻事务处理人员的劳动强度,辅助医院管理层决策,提高医院的工作效率,从而使医院能够以较少的投入获得更好的社会效益和经济效益。HMIS包括财务管理系统、药品管理系统、物资管理系统、人力资源管理系统及科研教育管理系统等。

三、"互联网＋"医院信息管理

（一）远程医疗

远程医疗（telemedicine）是指以电信技术为手段，为处于不同地理位置的用户之间提供连接，医疗卫生专业人员通过使用信息和通信技术交换有效信息，提供医疗卫生服务。目前的应用场景主要包括以下三类：第一类是基于新型智能终端的远程操控类场景，如机器人远程手术等；第二类是基于高清视频、影像的远程指导类场景，如远程会诊、远程诊断、远程急救指导、远程查房、远程护理及远程教学等；第三类是基于医疗健康传感器和设备数据的远程监控类场景，如患者实时定位、远程输液监控、慢性病远程监控等。远程医疗可实现多学科、多专家的联合会诊，是优化医疗资源配置、实现优质医疗资源下沉及建立分级诊疗制度的重要手段。

知识拓展

互联网医院

2014 年，国内首家互联网医院在广东省成立。2015 年，乌镇互联网医院正式成立。此后，实体医院越来越多开始建设互联网医院，2020 年新型冠状病毒感染疫情催生了新一轮互联网医院的建设高峰。互联网医院作为医疗服务体系中的一种新型形式，在医疗服务供方和患者之间搭建了服务平台。在 5G 及物联网技术的支撑下，互联网医院已实现互联网医疗、互联网会诊、互联网护理、云药房、医疗影像云多种功能。

（二）移动医疗

移动医疗（mobile health，m-Health）是指通过移动技术（如智能手机、平板电脑和个人数字化无线设施）提供医疗服务和信息，促进经济、有效和安全的医疗服务。技术形式主要包括手机应用、手机短信服务、微信、多媒体信息服务及网页浏览等。移动医疗可不受时间和地域的限制，实现医疗资源的即时访问、临床数据的即时传输以及医患之间的即时沟通。其主要应用模式包括面向医疗工作者及面向医疗服务使用者两种。前者体现在医护人员通过手机端可以实时了解患者信息，发起随访，参与患者互动，主要包括移动查房、移动会诊、移动护理及移动监护等；后者体现在患者通过手机端可以体检预约挂号、健康信息查询、查询检查报告及跟踪医疗服务等医疗服务。

（三）医疗物联网

物联网是在互联网基础上延伸和扩展的网络，是指通过信息传感设备，把任何物品连接到互联网上，按照约定的协议进行通信和信息交换，从而实现智能化定位、识别、监控、跟踪和管理的一种网络。医疗物联网技术支持医院内部人员信息、医疗信息、管理信息、设备信息、药品信息的数字化采集处理、存储、传输与共享，帮助医院实现对人和物的智能化管理,提高医院日常工作质量及服务水平。目前在医院的应用主要包括生命体征动态监测系统、智能床位监测系统、镇痛泵管理系统、静脉输液智能监测系统、婴儿防盗系统、设备定位管理系统、冷链管理系统、医疗废物追溯管理系统、智能安防系统以及智慧后勤管控系统等。

(四)医疗云

随着医疗数据的与日俱增,数据分析统计趋向复杂。利用云计算超大规模的计算能力,可实现对各种医院信息的高效处理与安全储存,在海量数据中找到它们的关联规则并对其进行精加工和深度利用。在远程医疗和分级诊疗的应用中,医院借助云端运算系统,方便掌握多方面共享资料,向医生及监护人反馈患者的身体状况数据,使患者能够获得及时、有效的照顾。

知识拓展

"上云用数赋智"行动

为进一步加快产业数字化转型,培育新经济发展,助力构建现代化产业体系,实现经济高质量发展,国家发改委、中央网信办在 2020 年 4 月 7 日印发《关于推进"上云用数赋智"行动 培育新经济发展实施方案》,文件中明确提出:"在卫生健康领域探索推进互联网医疗医保首诊制和预约分诊制。开展互联网医疗的医保结算、支付标准、药品网售、分级诊疗、远程会诊、多点执业、家庭医生、线上生态圈接诊等改革试点实践探索和应用推广。"

第三节　护理信息管理

护理信息管理是医院信息管理的重要组成部分,建立一套完整的护理信息系统,有助于提高护理工作效率,减少医疗差错,让护士有更多的时间投入到对患者的直接护理中。

一、概述

(一)护理信息特点

护理信息来源于临床护理实践,因此,除具有信息的一般特点外,还有其专业本身的特点。

1.生物医学属性　护理信息主要是与人的健康和疾病相关,因此具有生物医学属性的特点。在人体这个复杂的系统中,由于健康和疾病处于动态变化状态下,护理信息又具有动态性和连续性。如脉搏就汇集着大量的信息,既反映人体心脏的功能,血管的弹性,还反映血液的血容量等信息。

2.相关性 护理信息就其使用来讲,大多是若干单个含义的信息相互关联,互为参照来表征一种状态。例如,外科术后患者术后引流管的血性引流液多不能完全说明患者是术后出血,只有同时观察患者的临床表现,并参考血常规检查等信息,才能较为全面、真实地反映患者目前是否为术后出血。这种多个信息相互关联、共同表征一种状态的特点就是相关性。

3.不完备性 不完备性是指使用中所需信息的不完整、不全面。护理信息来自患者,受获取信息的手段和时间限制,了解这一特点,就要求护士不仅要准确地观察和判断患者的病情,同时要充分认识疾病的复杂性,在思考和判断时要留有余地,事先预计到可能出现的多种情况,以避免给患者造成不可挽回的损失。

4.准确性 护理信息中的一部分可以用客观数据来表达,如患者出入院人数、护士出勤率、患者的血压及脉搏的变化、患者的平均住院日等,但另一部分则来自护士的主观判断,如患者的神志和意识情况、心理状态等。它们直读性差,需要护士能准确地观察,敏锐地判断和综合地分析信息。

5.复杂性 护理信息涉及面广,信息量大,种类繁多,有来自临床的护理信息,来自护理管理的信息,来自医生医疗文件的信息;有数据信息、图像信息、声音信息、有形和无形信息等;同时,护理信息的收集和传递需要许多部门和人员的配合,使信息的呈现变得复杂。

(二)护理信息的分类

医院的护理信息种类繁多,主要分为护理业务信息、护理科技信息、护理教育信息和护理管理信息。

1.护理科技信息 其包括国内外护理新进展、新技术、护理科研成果、论文、著作、译文、学术活动情报、护理专业考察报告、护理专利、新仪器、新设备、各种疾病的护理常规、卫生宣教资料等。同时,其还包括院内护理科研计划、成果、论文、著作、译文、学术活动、护士的技术档案资料、护理技术资料、开展新业务新技术情况等。

2.护理业务信息 这主要是来源于护理临床业务活动中的一些信息。这些信息与护理服务对象直接相关,如入院信息、转科信息、出院信息、患者一般信息、医嘱信息、护理文件书写资料信息等。

3.护理教育信息 这主要包括教学计划、实习安排、教学会议记录、进修生管理资料、继续教育计划、培训内容、业务学习资料、历次各级护士考试成绩及标准卷等。

4.护理管理信息 护理管理信息是指在护理行政管理中产生的一些信息。这些信息往往与护士直接相关,如护士基本情况、护士配备情况、排班情况、出勤情况、考核评价情况、奖惩情况、护理管理制度、护理工作计划、护理会议记录、护理质量检验结果等。

(三)护理信息收集和处理的基本方法

1.人工处理 人工处理是信息的收集、加工、传递、存贮都是以人工书写、口头传递等方法进行。

(1)口头传递:抢救患者时的口头医嘱和晨交班等都是以口头方式传递信息,是较常用的护理信息传递方式,它的特点是简单易行。口头传递信息虽然快,但容易发生错误且错误的责任有时难以追查。

(2)文书传递:文书传递是护理信息最常用的传递方式。例如,交班报告、护理记录、规章制度等,这是比较传统的方式。优点是保留时间长,有据可查;缺点是信息的保存和查询有诸多不便,资料重复收集和资料浪费现象普遍。

(3)简单的计算工具:利用计算器作为护理信息中数据的处理,常用作统计工作量、计算质量评价成绩等。其局限在于无法将结果进行科学的分析,因此它已滞后于现代护理管理的发展。

2.计算机处理　利用计算机处理信息,运算速度快,计算精确度高,具有大容量记忆功能和逻辑判断能力,已逐渐成为护理信息管理的主要方式。随着护理信息系统的广泛应用,使护理工作中每一个上传到网络的数据都将被自动记录,当数据积累量足够大的时候,也就是大数据到来时刻,信息系统将从简单的数据交流和信息传递上升到基于海量数据的整合分析。大数据通过海量数据进行整合分析,得出非因果关系的相关性,反馈到护士,护士从中能提取大数据的反馈结果,进而将其运用到临床护理中。

二、护理信息系统

(一)护理业务信息系统

1.临床护理信息系统　这是护理业务信息系统最基本的子系统,具有患者管理、医嘱处理、文书管理、计费管理及智能决策等功能。

(1)患者管理:在信息平台的首页,通过综合概览可直接看到各护理单元的患者总数、新患者数、手术患者数、病重患者数等信息,便于实施患者管理。

(2)医嘱处理:系统最主要的功能是对医嘱的核对和执行。医生开具医嘱后,从医嘱审核、医嘱拆分、执行提醒到扫码执行可形成一个全流程的闭环管理,以保证护士执行医嘱过程的规范性,从而保障患者安全。

(3)文书管理:系统提供护理文件书写功能,通过模板库和元素库,护士可方便快捷地录入所有电子护理记录。护理记录包括体温单、生命体征记录单、出入量记录单、护理评估、护理记录及健康宣教单等项目,记录后可生成护理电子病历。护理电子病历是医院电子病历系统重要组成部分,具有举证作用,故严格权限与安全控制尤其重要。护士只能修改自己的记录,护士长、护理组长可以修改所管辖护士的护理记录,且可在后台调出修改痕迹。

(4)计费管理:医嘱及其执行既是临床诊疗的依据,也是医疗收费的依据。系统根据录入的医嘱、诊疗及手术情况,在患者住院的整个过程中可随时统计患者、病区费用的管理信息,如患者的费用使用情况,科室在某一时间段的出入院情况,各项收入比例,有利于调整费用结构,达到科学管理的目的。

(5)智能决策:将数据库、知识库、人机交互技术等交叉融合到护理信息系统,通过实时获取患者基本信息,实现护理评估、护理诊断、护理措施的联动,能够帮助护士决策,更好地服务患者。当患者出现异常检验结果、风险评估的高危评分、异常生命体征等情况时,系统会在平台首页醒目处自动发出提醒,同时触发生成护理任务。通过智能决策使护士在日常护理工作中能获得及时的知识提示、质控提醒、智能纠错及分析反馈等,为临床护理工作提供帮助与指导,并可有效减少医嘱处理与执行中的错误。

知识拓展

人机交互技术

人机交互技术(Human-Computer Interaction Techniques)是指通过计算机输入、输出设备,以有效的方式实现人与计算机对话的技术。人机交互技术包括机器通过输出或显示设备给人提供大量有关信息及提示请示等,人通过输入设备给机器输入有关信息、回答问题及提示请示等。人机交互技术是计算机用户界面设计中的重要内容之一。

2.移动护理信息系统 该系统是以医院信息系统为支撑平台,采用无线网络、移动计算、条码及自动识别等技术,充分利用 HIS 的数据资源,将临床护理信息系统从固定的护士工作站延伸至患者床旁。该系统具有护理计划综合浏览、患者身份条码识别、患者基本信息查询、患者体征床旁采集、医嘱执行管理、检验标本采集校对及给药管理等功能,常用的移动设备包括移动电脑、护理个人数字助理(PDA)和智能手机等。通过这些设备,借助智能识别数据融合、移动计算等技术,可以实现访问患者的检查、检验报告,采集与上传护理数据、查看与执行医嘱等功能,使护理文书记录、护理风险评估、健康教育和出院随访等业务操作从传统的台式电脑延伸到手持智能移动终端,实现护理条码化、无纸化、智能化管理。随着信息技术的发展,移动护理信息系统不仅在医院内可以有效地辅助护理管理、临床护理工作,在医院外的疾病延续护理、健康行为促进方面也发挥了积极的作用。

3.重症监护信息系统 该系统主要是为医院 ICU/CCU 设计的信息管理系统,具有信息采集、信息整合、信息分析、信息输出等功能。系统预先设置好重症监护常用设备项目,根据患者具体情况调整采集频率及连接各类重症监护设备,对患者生命体征自动定时采集。根据数据变化,可对患者实施的护理措施及时调整,预先录入病情评估和护理风险评估表单,能做到对危重患者全程实时监测,并自动评估患者病情变化及护理风险,生成趋势走向图,有助于护士及时调整护理方案。系统预设护理记录单模板,护士可按照模板录入数据,确保护理记录单的规范性。

4.手术信息管理系统 该系统是利用信息集成共享和广谱设备集成共享作为两大支撑平台,覆盖了从患者入院、术前、术中和术后的手术过程,直至患者出院。通过与床边监护设备的集成、数据自动采集,对手术麻醉的全过程进行动态跟踪,达到麻醉信息电子化,使手术患者管理模式更具科学性,并与全院信息系统的医疗数据信息实时共享。

5.消毒供应中心管理系统 该系统主要由无线物联网、质量追溯系统软件及无线智能信息采集终端等组成,利用条形码、二维码及芯片等,对集中处理的无菌物品进行质量信息追溯化管理,最终实现消毒供应中心工作流程条码化、传输无线化及资源利用的合理化,可杜绝数据记录出错情况的发生,有效提升工作效率。

(二)护理管理信息系统

建设护理管理信息系统的根本目的是利用信息技术手段,及时动态地掌控护理过程中所涉及的所有人、财、物、业务等信息,利用数据对护理信息资源进行整合和优化配置,辅助临床护理决策,降低护理管理成本,最终提升护理质量。目前,在不同医疗机构中应用较多的是护理人力资源管理系统、护理质量管理系统及护理风险评估预警系统。

1.护理人力资源管理系统 该系统主要应用于护理人力资源配置、护士培训与考核、护士岗位管理及护士科研管理等方面。护理部、护士长可通过系统实时了解护士的上岗情况,根据不同护理单元的实际工作量进行电脑设置,实现全院护士网上排班,及时进行人员调配与补充,统筹安排护士的轮值与休假。同时,通过统计护理工作量、工作质量、岗位风险程度、患者满意度及教学科研情况等综合指标进行护士的绩效考核,实现护理人力资源的科学管理。

2.护理质量管理系统 该系统主要包括护理单元质量管理、护理不良事件管理、护理文书书写质量监控、护理近似错误管理、患者满意度调查等部分。系统对每个评估项目设置项目类别阈值,根据设置阈值智能判别统计分析评估的及时率和准确率,对评估内容不符合质量控制标准的记录,系统会智能形成质量控制上报表单,记录评估人、评估时间、评估类别和质量控制类别等数据。管理人员通过该系统的评估质量控制模块可查看到某特定时间段内发生的事件,根据该记录下发整改通知单。此外,管理人员还可查询各类评估数据报表,如各护理单元不良事件的发生率、24小时未进行入院评估患者记录等,根据这些数据制订质量控制计划、质量控制目标等。

3.护理风险评估预警系统 护理风险评估预警系统的应用,可以更准确、及时、有效地预测不良事件,对风险患者实施预防性干预措施和加强患者的安全管理起到重要作用。应用电子病历数据,利用人工智能技术,对慢病管理、医院感染等实施风险预测,为护理人员的早期预判提供客观数据。相继开发的穿戴式护理监测、夜间安全巡查、护理安全核对、新生儿安全信息等系统已应用于临床并取得了较好效果。

三、"互联网十"护理信息管理

(一)远程护理

远程护理(telenursing)是在护理实践中通过电子通信技术的传输、管理和协调,为服务对象提供的保健和护理服务。护士可运用远程康复技术监测,管理患者的健康状况,为其提供个性化护理,改善患者生活质量,最终改善其疾病结局。远程护理的开展项目包括远程生理指标的检测和传输、远程围产保健、远程康复、远程居家护理等。例如,在对脑卒中患者的远程康复护理中,护士可借助互联网平台,利用虚拟现实技术、康复机器人系统等对地处偏远地区的患者提供科学规范的指导。

(二)延续护理

延续护理(transitional care)是指通过设计一系列的护理活动,保证患者在不同的健康照顾场所之间转移时能接受具有协调性和连续性的健康服务,主要服务对象包括高血压、冠心病、糖尿病、恶性肿瘤等慢性疾病患者。通过移动终端如手机或可穿戴设备等监测患者院外的主要疾病参数数据,由专家系统给出诊断结果及处理意见,利用平台定期推送康复知识,提供护患在线沟通及预警处理等服务。目前,国内正在探索医疗大数据时代护理亚专科的建设,将逐步建立"社区、医院、家庭"多元联动的延续护理照护模式,整合电子病历、影像数据及药物评价等信息构建数据系统,实现"医护一致",做到连续不间断护理。

知识拓展

可穿戴医疗设备

可穿戴医疗设备是将传感器、多媒体、无线通信等技术嵌入手表、手环、眼镜等日常服饰中。通过佩戴方式实现实时监测血压、血糖、心率等健康体征,目前主要用于健康管理、疾病监测、慢病康复等领域。随着对大数据的深度分析,利用可穿戴医疗设备可实现客户监测、分析自身健康状况并采取相应的积极措施,对于推动精准医学和个体化医学的发展以及老年照护和慢性疾病管理具有重要意义。

(三)智能病房

智能病房是通过智能系统及物联网的建立,利用系统的认知计算和自然语言性能,使患者能向周围的护理人员要求某类具体信息的提供和行动协助,甚至可以自己发出口令,实现对灯光、温度及音乐的调节,从而营造舒适的病房环境。此外,智能静脉输液监控系统、智能监控交接班平台、智能手术排班系统、婴儿智能防盗系统等也已应用在护理工作的各个关键环节,一方面可有效降低护理风险,提高患者满意度;另一方面也有利于实现护理人员资源调配数据化,做到资源的最优配置。

(四)智慧教育

将互联网信息技术引入高校护理教学和护理人员继续教育中,可创新护理教学模式。通过网络平台教学,将电脑、手机等设备与教学结合起来,利用虚拟现实技术、微信小程序、学习型 App 等途径,提供丰富的在线学习视频和教师在线答疑服务,可实现优质教学资源共享,以增加学习者的参与度,提高学习效果。此外,人工智能教育辅助工具如智能助理、教育机器人和智能导师系统等也被应用于护理教育领域,成为教师教学和学生学习的得力助手。

四、人工智能的护理应用

人工智能(AI)是在计算机科学、控制论、信息论、神经心理学、哲学、语言学等多学科研究的基础上,发展起来的一门综合性很强的交叉学科。其最终目标是制作出以人类思维模式处置数据资料的智能机械设备,让其可在一些工作上取代人类并顺利完成。目前的主要技术包括智能手机、体外监测设备、智能机器人、虚拟现实技术、语言识别、图像识别、自然语言处理和专家系统等。以下内容主要介绍人工智能技术在护理领域的应用,主要体现在院前管理、院中诊护和院后康复等环节。

（一）院前管理

人工智能在院前管理的主要目的是提高居民整体健康水平,减少大病、大规模疾病暴发的概率,目前主要用于健康管理及慢病管理等领域。在糖尿病等慢性病的管理场景中,护士运用人工智能技术,可从患者的门诊和住院电子病历中采集个体化的数据,或通过可穿戴设备和智能家居,对用户健康数据信息和行为习惯进行监测和采集,识别患者的可控危险因素,进而预测个体的疾病易感性,自动匹配健康管理知识库,采取有针对性的干预。

（二）院中诊护

人工智能在院中诊护阶段主要应用在辅助诊断、辅助决策和辅助治疗及护理等环节,通过融合多种人工智能技术,为医护人员提供快速、高效、精准的医学诊断结果和个性化治疗与护理方案。目前,应用 AI 技术辅助护士可完成物品传送和患者转运等活动,有效减轻护理人员的体力负担;引进机器人进行药物配置,可实现提高配药效率、降低药物残留率和错误发生率。

（三）院后康复

人工智能在院后康复阶段的应用主要是康复机器人和虚拟助理。医护人员通过智能设备制订辅助康复方案,利用各种康复机器人辅助脑卒中、脑外伤、脊髓损伤等患者进行康复训练,实现人机协同,提高康复效果和患者自主性。虚拟助理的应用可实现出院患者的依从性管理,包括出院后随访管理、康复监控和远程康复管理。

护理前沿

护理机器人

护理机器人是将传统的康复护理机制与先进的机器人技术相结合的体现,具有在面对患者所处复杂的生活工作环境中能够安全稳定地完成各种护理任务的能力。利用护理机器人辅助医护人员对患者进行康复护理,可将医护人员从繁重的体力劳动中解放出来。目前的应用主要包括智能轮椅、机器人化多功能护理床、仿人护理机器人及饮食护理机器人等。

五、大数据的护理应用

数据是人工智能发展的基础与核心要素之一,健康医疗大数据的发展状况直接影响人工智能技术在医疗领域的深入应用与持续发展。健康医疗大数据是指通过多种来源积累的、与医疗及健康相关的极大量数据,具有海量性、高速性、多态性、隐私性等特点。通过对这些数据的有效利用,进而为居民提供更为个性化、智能化的医疗服务,为医疗机构和管理部门提供更为丰富的信息资源以及科学的决策支持。目前在护理领域的应用主要体现在患者服务、临床诊护、医院管理及科学研究等方面。

(一)患者服务

医疗机构可通过线上诊疗 App、网站查询服务、微信服务号查询、线上病案复印申请小程序等为患者提供多终端、多类型的数据服务。这些功能有助于减少患者往返奔波,减少人员和介质的接触,守护患者就医安全。

(二)临床诊护

健康医疗大数据在临床诊护的研究热点目前主要集中在疾病风险预测、发展精准治疗、癌症患者个性化治疗以及健康保健等方面。医疗机构通过建设心脑血管、肿瘤、老年病及儿科等临床医学数据示范中心,集成基因组学、蛋白质组学等医学大数据资源。依托这些大数据,为医护人员实施规范化临床路径及个体化治疗提供建议,确保精准治疗与护理的顺利开展。随着区域卫生信息平台的建设完善,将加快不同医疗机构的数据共享,方便不同区域的医护人员获取各项数据,确保医疗护理服务的有效延续。

(三)医院管理

构建合理、全面的信息路径和完善的数据库,可为医院的精细化管理提供依据。利用数据中心全量数据的优势及支持实时数据访问的特性,关注医院在医疗护理质量、院内感染防控及人力资源管理等方面的重要指标,便于管理者全面把控医院的运营状态,及时实施决策。在护理管理领域,通过对数据的深入挖掘,发现数据改进效果最明显的周期,找到数据变化的轨迹,为护理质量检查的周期确定提供依据,进而减少检查者的人力和精力消耗,实现管理的科学化和数据化。

(四)科学研究

利用医疗机构电子信息平台,可获得高效数据检索、多病种人群管理及多维度变量展示,研究者可摆脱样本量不足、数据类型单一的限制,提高科研质量,有助于科研成果向临床决策的转化。通过数据挖掘技术,研究者可精确收集患者疾病数据,建立疾病风险预测模型,为处于疾病不同时期的患者提供个性化护理,进而改进临床护理实践,优化健康结局,实现有效控制医疗费用的目标。

思维导图

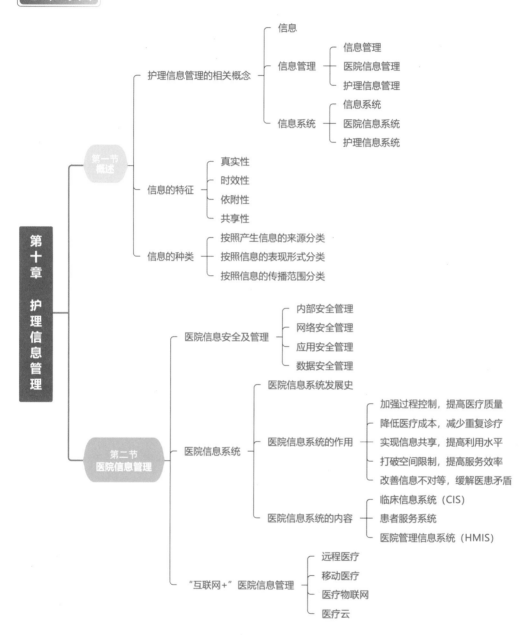

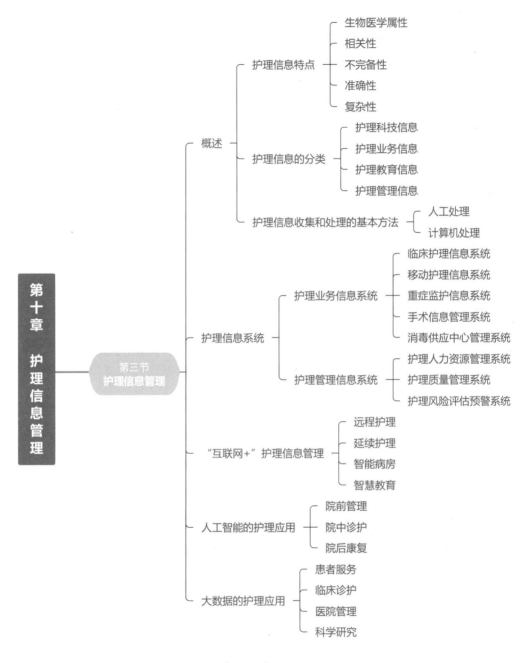

案例与问题

【案例一】

2021年3月的午后,某大学附属医院的远程医疗中心内,集中了院内相关学科的十余名医疗专家,正通过视频形式与几家下级医院进行连线。在逐个听取对方医生对患者主要病情、治疗经过及相关检查情况的汇报后,专家们相继给出了明确的疾病诊断和具体的治疗建议。自 2017 年以来,该医院借助区域内远程医疗中心,定期为医联体内的多家医院提供远程会诊、远程手术指导、远程教学培训等服务。通过这种形式,医院最大化地将优质医疗资源下沉,解决偏远落后地区患者就医难、相关诊疗费用高的问题。

2018 年 4 月,为满足患者多元的健康需求,发挥实体医院的资源优势,该院依据国家对"互联网＋医疗健康"的相关要求,对医院的互联网诊疗系统进行了重点改进。新系统侧重满足患者、医护人员、医联体等不同使用对象的需求,开设云诊室,主要为常见病和慢性病复诊患者提供居家诊疗服务。

改进后的新系统正在发挥着积极作用,在医院与患者之间架起了桥梁,缩短了患者与医护人员之间的距离。

请思考:

1.试分析互联网医院的优势,并阐述其主要功能。

2.试述现阶段实施远程医疗的意义。

【案例二】

随着时代的发展,当前医疗行业面临数字化转型的挑战。许多大型医疗机构已经开始将"互联网＋医疗"应用到临床工作中,不断完善医院信息系统。例如,某医科大学附属医院开辟手机 App 挂号方式,个人通过下载医院官方 App,就可以在手机上完成预约挂号等服务;并且医院内部应用电子病历系统,对电子病历进行标准化建设。

请思考:

1.建设医院信息系统的意义是什么?

2.应用电子病历系统有何优点?

【案例三】

某市级三级甲等综合医院,现有开放床位 1200 张,设临床科室 36 个,护士 620 名,年平均住院数 35000～40000 例。因此,为保障患者安全,有效监控不良事件,降低不良事件发生率,医院改造护理信息系统,加强安全管理。运用新系统后,医院护理安全事件的年平均发生率由 0.67％降低至 0.28％,缩短了护理安全数据收集和整理的时间,强化了护士的安全意识,有效提高了工作效率和管理水平。

请思考:

1.为实现管理目的,改进后的护理信息系统应具备哪些功能?

2.改进后的护理信息系统应监控哪些环节并收集哪些信息?

3.结合案例分析应用信息系统进行护理安全管理的优势。

【案例四】

2019 年,国家卫生健康委发布《关于开展"互联网＋护理服务"试点工作》的通知及试点方案,已在全国多个省份实施。"互联网＋护理服务"即医疗机构利用在本机构注册的护士,依托互联网信息技术,以"线上申请、线下服务"的模式为主,为特殊人群提供护理服务。某三甲医院为满足患者的护理需求,正式上线"互联网＋护理服务"项目。

护士小王为注册护士,为 90 岁的王奶奶进行上门护理,主要为王奶奶提供慢病管理、康复护理、健康教育与安宁疗护等方面的服务。

请思考:

1.在实施"互联网＋护理服务"过程中,如何保护护士的权益?

2.请结合患者的健康需求,分析"互联网＋医疗"的发展趋势。

教学 PPT

自测题

一、选择题

1.关于信息的理解,以下说法正确的是(　　　　)。

　　A.人们获得信息后,不会再进行任何处理

　　B.信息不必通过外界获得

　　C.信息会增加事物的不确定性

　　D.信息是客观事物变化和特征的最新反映

2.危重患者的抢救要争分夺秒,有时会存在病情资料不齐全便开始治疗护理的情况,此种情况属于护理信息特点的(　　　　)。

　　A.生物医学属性　　　　　　B.相关性　　　　　　C.不完备性　　　　　　D.准确性

3.以下属于护理管理信息的是(　　　　)。

　　A.护士个人情况、护士配备情况　　　　　　B.患者的入院信息、转科信息

　　C.发明护理专利　　　　　　D.制订教学计划、继续教育计划

4.护理信息比较常用的传递方式为(　　　　)。

　　A.口头传递　　　　　　B.文书传递

　　C.计算机处理　　　　　　D.简单的计算工具

5.护理业务信息系统最基本的子系统是(　　　　)。

　　A.移动护理信息系统　　　　　　B.临床护理信息系统

　　C.重症监护信息系统　　　　　　D.手术信息管理系统

6.临床信息系统包括(　　　　)。

　　A.医生工作站系统　　　　　　B.电子病历系统

　　C.临床决策支持系统　　　　　　D.患者服务系统

7.移动护理信息系统可以实现(　　　　)。

　　A.患者身份条码识别　　　　　　B.患者基本信息查询

　　C.患者体征床旁采集　　　　　　D.医嘱执行管理

8.护理业务信息系统中患者管理包括(　　)。

A.查看患者总数

B.查看手术患者数

C.查看新入院的患者数

D.查看患者出入量记录单

9.计算机系统处理的优点有(　　)。

A.运算速度快

B.精确度高

C.有逻辑判断能力

D.有大容量记忆功能

10.人工智能在患者院后康复阶段可进行(　　)。

A.出院后随访管理

B.机器人药物配置

C.康复监控

D.远程康复管理

二、简答题

1.请简述医院信息系统的作用。

2.请简述信息的特征。

3.请简述移动护理信息系统的优势。

4.请简述护理信息的分类。

第十一章　护理管理与医疗卫生法律法规

为深入贯彻党中央关于实施健康中国战略的决策部署,推动全面建立中国特色优质高效的医疗卫生服务体系,为人民群众提供全方位全周期健康服务,各级医疗部门应坚持以习近平新时代中国特色社会主义思想为指导,深入贯彻党的二十大精神,把保障人民健康放在优先发展的战略位置,贯彻新时代党的卫生与健康工作方针,总结新型冠状病毒感染疫情防控经验,坚持以人民健康为中心,坚持预防为主,坚持医疗卫生事业公益性,推动医疗卫生发展方式转向更加注重内涵式发展、服务模式转向更加注重系统连续、管理手段转向更加注重科学化治理,促进优质医疗资源扩容和区域均衡布局,建设中国特色优质高效的医疗卫生服务体系,不断增强人民群众获得感、幸福感、安全感。

学习目标

识记:
能正确阐述卫生法、护理法的概念。

理解:
1.能理解护理管理相关的法律、法规和政策。
2.能理解护理管理中的依法执业和执法安全。

运用:
能结合临床实际,运用相关法律法规及条例指导护理执业能力。

第一节　与护理管理相关的法律法规

一、卫生法体系与护理法

(一)卫生法

1.卫生法的概念　卫生法是我国法律体系的重要组成部分,是由国家制定或认可,并由国家强制力保证实施的,用以调整人们在卫生活动中形成的各种社会关系的行为规范的总和。卫生法既包括由国家立法机关正式颁布的规范性文件,也包括非正式机关颁布的在其管辖范围内普遍有效的规范性决定、条例、办法等。

2.卫生法的表现形式　我国卫生法的表现形式有以下几种,其中包括与护理管理有关的条文和直接对护理工作进行规范的护理法规。

(1)宪法:宪法是国家的根本大法。具有最高的法律效力,是国家制定法律的基础和依据。宪法中包括有关卫生方面的规定,是我国卫生法制定的依据,整个卫生法的制定和实施不得与之抵触。

(2)卫生法律:卫生法律是由全国人民代表大会及其常委会制定颁布的有关卫生方面的规范性条文。

(3)卫生行政法规:卫生行政法规是国家最高行政机关即国务院根据宪法和法律所制定的有关卫生方面的规范性条文。

(4)卫生规章:卫生规章是由卫生行政部门制定颁布或卫生行政部门与有关的部、委、局联合制订的规范性条文。在全国范围内有效,效力低于法律法规。

(5)地方性卫生法规、规章:地方性卫生法规是指有权制定法规的地方人大及其常委会在国家授权范围内或依据法律法规的规定,结合当地的实际情况制定的规范性文件。地方人民政府制定的规章,在所管辖范围内有效,不得与国家法律法规相抵触。

(6)国际卫生条约:这是指我国与外国或国际组织签订的,或参加承认的国际卫生条约、公约、宣言等。

3.卫生法体系　卫生法体系是随着法制建设的健全和卫生法制建设的加强逐步形成的。我国的卫生法体系主要由公共卫生与疾病防治法、医政法、药政法、妇幼卫生法、优生与计划生育法等组成,其中,医政法是很重要的一部分。

医政法是指国家制定的用以规定国家医政活动和社会医事活动,调整因医政活动而产生的各种社会关系的法律法规的总称。医政法具有四个特点:①以保护公民的生命健康权为根本宗旨。②跨越卫生法和行政法两大法律体系。③社会管理功能显著。④技术规范多。目前,我国还没有一部医政管理法,而是由有关医政药理的法律法规、规章等法规性文件和有关规范性文件以及相关法律制度共同组成的医政管理法律体系。我国的护理法属于医政法律体系的一部分。

(二)护理法

护理法(Nursing Legislation)是指由国家制定的,用以规范护理活动(如护理教育、护士注册和护理服务)及调整这些活动而产生的各种社会关系的法律规范的总称。

1.护理立法的历史与现状　护理立法源于20世纪初。1903年,美国北卡罗莱、新泽西、纽约和弗吉尼亚四个州颁布了《护士执业法》。1919年,英国率先颁布了本国的护理法——《英国护理法》。1921年,荷兰颁布了《护理法》;随后,芬兰、意大利、波兰等许多国家也相继颁布了护理法律法规。在有关国际组织的推动下,护理立法工作得到了很快发展。1947年,国际护士委员会发表了一系列有关护理立法的专著。1953年,WHO发表了第一份有关护理立法的研究报告。1968年,国际护士委员会成立了护理立法委员会,制定了第一个护理立法的纲领性文件《系统制订护理法规的参考指导大纲》,为各国护理立法中涉及的许多问题提供了权威性的指导。

在旧中国,中华民国政府卫生署于1936年颁布了《护士暂行规则》。中华人民共和国成立后,政府和有关部门十分关注护理教育和护理质量,先后发布了涉及护士管理方面的法规、规章。1982年,卫生部在发布的《医院工作制度》和《医院工作人员职责》中,规定了护理工作制度和各级各类护士的职责。1988年,卫生部制定了包括护士在内的《医务人员医德规范及实施办法》。1993年3月26日,卫生部颁布了《中华人民共和国护士管理办法》,自1994年1月1日起施行。该管理办法确立了护士执业资格考试及注册制度,规定了护士的权利和义务,对维护护士的合法权益,保障医疗和护理安全有着重要意义。

2008年1月23日,国务院颁布了《护士条例》,自2008年5月12日起正式施行。《护士条例》是在分析我国护理现状,总结我国护士管理经验的基础上制定的卫生行政法规,在我国护理立法史上具有重要意义。

2.护理立法的意义

(1)最大限度地保护护理人员的执业权利:通过护理立法,使护理人员的地位、作用和职责范围有了法律依据,护士在行使护理工作的权利、义务、职责时,可最大限度地受到法律的保护、国家的支持、人民的尊重,任何人都不可随意侵犯和剥夺。

(2)促进护理教育和护理服务逐步规范化、专业化、现代化:护理法集中了最先进的法律思想的护理观,为护理人才的培养和护理活动的开展制订了一系列基本标准。这些标准的颁布实施,使繁杂的各种制度、松紧不一的评价方法都统一在这具有权威性的指导纲领之下,使护理教育与护理服务逐步纳入标准化、科学化的轨道,使护理质量得到可靠的保证。

(3)促进护理管理法制化的进程,保障护理安全,提高护理质量:通过立法,可以建立起一套完善的护理管理体系,包括护士准入制度、护士培训制度、护理质量控制制度等,为护理管理的法制化提供有力保障。立法能够明确护理管理的监督机构和监督程序,加强对护理管理工作的监督和评估,确保护理管理工作的有效性和合法性。通过立法,可以推动护理管理向科学化、规范化、法治化方向发展,提高护理管理的效能和水平,为患者提供更加优质、安全的护理服务。立法能够为护理工作提供统一的标准和规范,使护理工作更加科学、规范、有效,从而提高护理质量和患者满意度。

(4)促进护理人员不断接受继续教育:护理法规的护理资格认可条例、护理行为规范等都是不容变更的。它像一面镜子,每个护理人员都要经常地反复地对照,如不达标,则被淘汰。美国的护理法明确规定国家认可的合格护士执业执照,有效期仅为一年,护士必须每年接受一定继续教育课程,每年参加国家资格考试,更换一次新的执照;同时也规定护理人员必须不断更新知识和技能。我国1994年1月1日颁布的《中华人民共和国护士管理办法》中也规定,凡护士取得《中华人民共和国护士执业证书》后每两年必须按规定条款进行注册,还有的规定每年必须取得一定的继续教育学分才给予注册;中断注册5年以上者,必须按各省卫生厅等有关行政部门的规定参加临床实践3个月,并向注册机关提交有关证明方可再次注册。这就从法律、制度上保证了护理人员必须不断接受继续护理学教育的权利与义务,使其在知识和技能上持续不断地获得学习和提高,对于护理质量的保证、护理专业的发展具有深远意义。

(5)有利于维护护理对象的正当权益:首先,护理立法通过明确护理人员的职责和权益,为护理对象提供了更为安全和有效的护理服务。这意味着护理对象在接受护理服务时,可以享受到更加规范、专业和贴心的服务,从而保障了其健康和福祉。其次,护理立法为护理对象提供了法律上的支持。当护理对象在接受护理服务过程中遇到问题时,可以通过法律途径进行维权,确保自己的权益得到保障。这不仅增强了护理对象的信心和安全感,也提高了护理服务的透明度和公正性。

管理名言

国无常治,又无常乱,法令行则国治,法令弛则国乱。

——王符《潜夫论·述赦》

二、我国与护理管理相关的法律法规

(一)《医疗机构管理条例》

此条例由国务院于 1994 年 2 月 26 日颁布,自 1994 年 9 月 1 日起施行。《医疗机构管理条例》是我国医疗机构管理法律体系的主干,是纲领性法规。该管理条例适用于从事疾病诊断、治疗活动的医院、卫生院、疗养院、门诊部、诊所、卫生所(室)以及急救站等医疗机构。它明确规定了我国医疗机构管理的基本内容、医疗机构必须遵守的规范以及违反有关规定后必须承担的法律责任。

目前,国家卫生部已制定和发布与《医疗机构管理条例》相配套的规章和规范性文件有:《医疗机构管理条例实施细则》《医疗机构设置规划指导原则》《医疗机构基本标准》《医疗机构监督管理行政处罚程序》《医疗机构评审办法》《医疗机构评审标准》《医疗机构评审委员会章程》《医疗机构诊疗科目》《中外合资、合作医疗机构管理办法》和《医疗机构评价指南(试行)》等。

(二)《医疗事故处理条例》

此条例由国务院于 2002 年 4 月 4 日颁布,自 2002 年 9 月 1 日起施行。《医疗事故处理条例》是处理医疗事故的卫生法律依据。条例对我国医疗事故的认定标准、有效预防和正确处置作出了明确的法律规定。

按照《医疗事故处理条例》规定:医疗事故的定义是指医疗机构及其医务人员在医疗活动中,违反医疗卫生管理法律、行政法规、部门规章和诊疗护理规范、常规,过失造成患者人身损害的事故。

其主要内容有:第一章总则,包含了立法的宗旨和立法的依据;医疗事故的概念;处

理医疗事故的原则;医疗事故分级的内容。第二章主要规定了医疗机构及其医务人员在医疗活动中应遵守的法律、行政规范、部门规章、规范等;规定了医疗机构对医务人员进行培训和教育;设立医疗服务质量监控部门或防范医疗事故发生的规定;提出了病历资料书写、保管、复印、封存及相关证据保存的具体要求;规定了发生医疗事故或者医疗事故争议的报告制度;规定了尸体存放、处理和尸检的具体时限和要求。第三章医疗事故的技术鉴定,是条例的重要部分,共15条,主要包括医疗事故技术鉴定程序的启动方式;医疗事故技术鉴定机构的设置;建立承担医疗事故技术鉴定工作的专家库及专家库人员的条件;参加医疗事故鉴定工作专家的产生方法;专家鉴定组人员的专业组成原则;医疗事故技术鉴定实行回避制度;医疗事故技术鉴定所需材料的收集与提供;医疗事故技术鉴定的期限;医疗事故技术鉴定书应当写明的主要内容;推定为医疗事故的情形;不属于医疗事故的情形;鉴定费支付办法。第四章医疗事故的行政处理与监督,共11条,具体规定了卫生行政部门处理医疗事故的内容和程序,以及卫生行政部门对医疗机构的监督。第五章医疗事故的赔偿,共7条,主要规定了医疗事故赔偿等民事责任争议解决的三条途径:双方协商解决,向卫生行政部门提出调解申请,直接向人民法院提起民事诉讼;还明确了医疗事故赔偿原则,赔偿的项目和标准及赔偿方式。第六章罚则,共7条,对违反条例规定的行政法律义务的行为规定了系列的行政处罚。第七章附则,明确了医疗机构的概念、非法行医的处理以及军队医疗机构医疗事故处理依据。

（三）《护士条例》

国务院于2008年1月23日颁布《护士条例》,自2008年5月12日起正式施行。《护士条例》是为了维护护士的合法权益,规范护理行为,促进护理事业发展,保障医疗安全和人体健康,在实施1993年卫生部颁布的《中华人民共和国护士管理办法》基础上,结合我国当前护理形势和护理管理经验而制定的一项行政法规。《护士条例》明确规定了护士的执业资格、法定的权利和义务,医疗卫生机构在护士管理中的职责以及相应的法律责任等。

1.护士的执业资格　根据《护士条例》规定,护士是指经执业注册取得护士执业证书的护理专业技术人员,即只有通过卫生部统一的护士执业考试并经执业注册取得护士执业证书的人员才能从事护理工作。

《护士条例》规定,申请护士执业注册应当具备四个条件:

(1)具有完全民事行为能力。

(2)在中等职业学校、高等学校完成国务院教育主管部门和国务院卫生主管部门规定的普通全日制3年以上的护理、助产专业课程学习,包括在教学、综合医院完成8个月以上护理临床实习,并取得相应学历证书。

(3)通过国务院卫生主管部门组织的护士执业资格考试。

(4)符合国务院卫生主管部门规定的健康标准。

2.护士执业注册申请　申请应当自通过护士执业资格考试之日起3年内提出；逾期提出申请的，除应当具备规定条件外，还应当在符合国务院卫生主管部门规定条件的在医疗卫生机构接受3个月临床护理培训并考核合格。收到申请的卫生主管部门应当自收到申请之日起20个工作日内作出决定，对具备本条例规定条件的，准予注册，并发给护士执业证书。护士执业注册有效期为5年，有效期届满需要继续执业的，应当在护士执业注册有效期届满前30日向执业地省、自治区、直辖市人民政府卫生主管部门申请延续注册。

3.护士的法定权利　护士具有依法执业的权利。护士执业权利是指护理人员依法履行职责和义务的权利，即护理人员有权根据患者健康的需要，运用所学的护理专业知识作出准确、合理、科学的护理诊断并制订相应的护理计划，然后按照护理计划来对患者进行整体护理。护理执业权利是医疗护理工作中的一项非常重要的权利，医生、患者和家属等对护理工作可以提出意见和建议，但不得干涉护理人员进行独立的护理工作。《护士条例》第三条规定：护士依法履行职责，受法律保护。任何单位和个人都不得干涉，如有扰乱医疗秩序，阻碍护士依法开展专业活动，侮辱、威胁、殴打护士，或者有其他侵犯护士合法权益行为的，由公安机关依照治安管理处罚法的规定给予处罚；构成犯罪的，依法追究刑事责任。

4.护士的法定义务　《护士条例》在规定了护士的合法权利的同时，也明确规定了以下应当履行的法定义务：

(1)应当遵守法律法规、规章和诊疗技术规范的规定。这是护士执业的根本准则，即合法性原则。这一原则涵盖了护士执业的基本要求，包含了护士执业过程中应当遵守的大量具体规范和应当履行的大量义务。

(2)在执业活动中，发现患者病情危急，应当立即通知医师；在紧急情况下为抢救垂危患者生命，应当先行实施必要的紧急救护措施。

(3)发现医嘱违反法律法规、规章或者诊疗技术规范规定的，应当及时向开具医嘱的医师提出；必要时，应当向该医师所在科室的负责人或者医疗卫生机构负责医疗服务管理的人员报告。

(4)应当尊重、关心、爱护患者，保护患者的隐私。

(5)有义务参与公共卫生和疾病预防控制工作。对发生自然灾害、公共卫生事件等严重威胁公众生命健康的突发事件，护士应当服从县级以上人民政府卫生主管部门或者所在医疗卫生机构的安排，参加医疗救护。

5.医疗卫生机构的职责　护士都是在一定的医疗卫生机构中执业，护士义务的履行需要医疗卫生机构直接进行监督，护士权利的实现有赖于医疗卫生机构提供物质保障。据此，《护士条例》设专章规定了医疗卫生机构三方面的职责：

(1)医疗卫生机构配备护士的数量不得低于卫生部规定的护士配备标准。条例施行前,尚未达到护士配备标准的医疗卫生机构,应当按照卫生部规定的实施步骤,自条例施行之日起 3 年内达到护士配备标准。

（2）切实保障护士合法权益。

（3）加强护士管理。

另外,《护士条例》还对护士的表彰、奖励作了规定:国务院有关部门对在护理工作中做出杰出贡献的护士,应当授予全国卫生系统先进工作者荣誉称号或者颁发白求恩奖章,受到表彰、奖励的护士享受省部级劳动模范、先进工作者待遇;对长期从事护理工作的护士应当颁发荣誉证书。在县级以上地方人民政府及其有关部门对本行政区域内做出突出贡献的护士,按照省、自治区、直辖市人民政府的有关规定给予表彰、奖励。

（四）《医疗废物管理条例》

此条例由国务院于 2003 年 6 月 16 日颁布并施行。医疗废物（medical waste）是指医疗卫生机构在医疗、预防、保健以及其他相关活动中产生的具有直接或者间接感染性、毒性以及其他危害性的废物。《医院废物处理条例》的制定是为了加强医疗废物的安全管理,防止疾病传播,保护环境,保障人体健康。条例中明确规定了医疗废物的存放、转移和集中处置要求;医疗机构对医疗废物的管理要求;卫生行政部门的监督管理职责,以及未执行该条例的法律责任。

与之相关的法规包括《医疗废物分类目录》《医疗废物管理行政处罚办法》《医疗卫生机构医疗废物管理办法》等。

（五）《医院感染管理规范（试行）》

此规范由卫生部于 2000 年 11 月 20 日颁布。《医院感染管理规范（试行）》的制定是为了加强医院感染管理,有效预防和控制医院感染,保障医疗安全,提高医疗质量。《医院感染管理规范（试行）》明确了医院感染管理组织与职责;确定了医院感染知识培训的具体要求;医院感染监测的内容和要求;门诊、急诊、治疗室、产房、ICU、手术室、血液净化室、消毒供应室、口腔科、内镜室、检验科、营养室等重点科室部门的医院感染管理要求;明确了医疗废物的处理方法。

相关文件包括《医院消毒卫生标准》《医院消毒供应室验收标准》《传染性非典型肺炎医院感染控制指导原则（试行）》《抗菌药物临床应用指导原则》《医院感染管理办法》。

（六）其他相关的法律法规

《中华人民共和国传染病防治法》《中华人民共和国固体废物污染环境防治法》《医疗器械管理条例》《中华人民共和国环保法》等。

知识拓展

《基本医疗卫生与健康促进法》

《基本医疗卫生与健康促进法》于 2019 年 12 月 28 日经第十三届全国人大常委会第十五次会议审议通过，于 2020 年 6 月 1 日起实施。这是卫生健康事业发展史上具有里程碑意义的大事，这部法律对于推动我国卫生与健康领域法治建设，在卫生与健康工作中落实全面依法治国方略具有基础性和全局性的作用，对于构建中国特色基本医疗卫生制度、全方位全周期保障人民健康、推进健康中国建设具有重要意义。其主要内容如下：规定了法律的目的和适用范围。规定了公民的医疗卫生权利和义务，包括了健康的基本条件、寻求医疗卫生服务的权利、实行家庭医疗制度的权利等。规定了医疗卫生机构的分类和等级、建设和管理职责。规定了药品的生产、经营和使用规范。规定了卫生监督和管理制度，包括对卫生行业的监督、卫生应急管理等。规定了公共卫生和预防保健制度，包括疾病预防控制、健康教育宣传等。规定了计划生育卫生制度，包括生殖健康知识普及、妇幼健康保健、计划生育技术服务等。规定了医药卫生人力资源的管理和发展，包括医护人员的培训、管理和职业道德规范。规定了医疗卫生机构的医疗质量管理制度。规定了医疗纠纷调解机制。规定了医疗卫生服务收费制度。规定了医疗卫生事故和医疗纠纷的处理。规定了私立医疗卫生机构的管理。规定了对医疗卫生机构构成违法行为的处罚。

第二节　护理管理中常见的法律问题

一、依法执业问题

（一）侵权行为

侵权行为是指医护人员对患者的权利进行侵害导致患者利益受损的行为。护理工作中常有潜在的侵权行为发生。侵权行为主要涉及侵犯患者的自由权、生命健康权、隐私权等。

1.自由权　自由权是指公民在法律规定的范围内，按照自己的意志和利益进行思维和行动，而不受外来约束、控制和妨碍的权利。患者的自由权受宪法保护，护士执业时，应注意保障患者的自由权。

2.生命健康权　生命健康权是公民享有的最基本的权利。生命权是指公民生命不被非法剥夺的权利，健康权是指公民的身体健康不受非法侵害的权利。公民的健康，既包括各器官系统生理机能的健康，也包括精神上的健康。保护公民的生命健康权，是我国法律的主要任务。护士执业时，错误使用医疗器械，不按操作规程办事，造成患者身体受损，或使用恶性语言和不良行为，造成患者心理损害，都属侵犯了公民的生命健康权。

3.隐私权　隐私权指公民隐私不受非法侵害的权利。侵犯隐私权即非法侵入他人私生活,伤害他人的感情,不考虑所带来的社会影响的行为。在护理实践中侵犯患者隐私权主要表现为四个方面:

(1)未经患者知情同意,随意使用患者的姓名获取利润,如利用患者的照片或姓名等资料做广告。

(2)不正当的侵入,如未经患者同意让护士观察治疗护理过程或对治疗护理过程拍摄照片、录音。

(3)扩散患者的资料,如把患者的资料随意给予与该患者治疗和护理无关的医务人员,或者将患者告知的秘密未经同意与他人随意谈论,造成扩散等。

(4)发布攻击性的虚假信息。

侵权行为是违反法律的行为,可通过调解、赔偿等民事方式解决,情节严重者要承担刑事责任。

(二)失职行为与犯罪

失职行为是指行为人应当预见自己的行为可能发生危害后果,但因疏忽大意而造成客观上的过失行为。如果这种过失给患者带来一定程度的损失和痛苦,但并不严重、未构成法律上的损害,则属于失职,不构成犯罪。这是临床护理过程中最常见的过失。

(三)护理记录不规范

护理记录是病历的组成部分,对患者的治疗和护理过程具有重要的参考价值。护理记录既是医生观察诊疗效果、调整治疗方案的重要依据,也是衡量护理质量高低的标准之一,具有重要的法律意义。由于护理人员对记录重视程度不足,专业知识培训不足及工作压力过大,容易导致护理记录内容不完整,如关键信息如患者的生命体征、病情变化等未能详细记录;记录格式不统一,如护理记录缺乏统一的格式和标准,使得记录内容难以阅读和理解;记录时间不准确,如部分护理记录存在时间错误或记录不及时的情况,影响了记录的准确性;签名不规范,如部分护理人员在签名时,字迹模糊、签名位置不当,甚至存在代签现象。从而可能导致医生无法准确了解患者的病情变化,从而影响患者的治疗效果和安全。

在出现医疗纠纷时,不规范的护理记录可能无法为医疗机构提供有力的证据支持,可能对医院的声誉和形象造成负面影响。

(四)执行医嘱的问题

医嘱是护士对患者实施治疗、护理的法律依据。一般情况下,护理人员应严格认真地执行医嘱,随意篡改或无故不执行医嘱都属于违规行为。但如发现医嘱有明显的错误,护理人员有权拒绝执行,并向医生提出疑问和申辩;反之,若明知该医嘱有错误,可能给患者造成损害,但护士不提出疑问,或由于疏忽大意而忽视了医嘱中的错误,由此造成的严重后果,由护士与医生共同承担法律责任。

（五）麻醉药品与物品管理

麻醉药品主要指的是哌替啶、吗啡类药物。临床上通常只用于晚期癌症或术后镇痛等。这类药物应由专人锁于专柜内负责保管，护士只能凭医嘱领取及应用这些药物。使用麻醉药品与物品时，应建立详细的使用登记制度，记录使用时间、使用量、使用人等信息，定期对麻醉药品与物品的使用进行核查，确保使用的合法性和规范性。

（六）护理专业学生的法律身份问题

《护士条例》第二十一条明确规定："在教学、综合医院进行护理临床实习的人员应当在护士指导下开展有关工作。"因此，护理专业学生在临床护理活动中不具备独立操作的资格，必须在执业护士的严密监督和指导下实施护理，特别是侵入性护理操作。在执业护士的指导下护生因操作不当给患者造成损害，护生不负法律责任。

但如果未经带教护士批准，擅自独立操作造成了患者的损害，那么护生同样也要承担法律责任，患者有权要求其作出经济赔偿。所以，护理专业学生进入临床实习前，应该明确自己法定的职责范围。护士长在排班时，不可只考虑人员的一时短缺而将护生当作执业护士使用。

护理管理中常见的依法执业问题涉及多个方面，包括患者权益保护、护理记录与医疗文书、护理安全管理、护理服务质量以及法律培训与意识提升等。护理管理者应加强对这些问题的关注，采取有效措施确保护士依法执业，提高护理服务质量，保障患者权益。同时，护士也应自觉遵守相关法律法规，规范执业行为，为患者提供优质的护理服务。

二、执业安全问题

（一）无证上岗

根据《护士条例》的规定，未取得护士执业证书的人员、未依照规定办理执业地点变更手续的护士、护士执业注册有效期届满未延续执业注册的护士，医疗卫生机构不得允许其在本机构从事诊疗技术规范规定的护理活动。

违反上述规定的医疗机构，由县级以上地方人民政府卫生主管部门依据职责分工责令限期改正，给予警告；情节严重的，还应当对负有责任的主管人员和其他直接责任人员依法给予处分。因此，护理人员在毕业后到取得护士执业证书期间，只能在注册护士的指导下做一些辅助性的护理工作，而不能独立上岗，否则被视为无证上岗、非法执业。为了患者的安全，同时也为了保护尚未取得护士执业证书的护士，护理管理者不能以任何理由安排他们独立上岗。

（二）职业伤害

在为患者治疗和护理过程中，护理人员几乎都是与患者零距离的接触者。由于工作的特殊性，护理人员面临着多种职业伤害，如生物性伤害、化学性伤害、物理性伤害、心理社会性伤害等，其中艾滋病、乙肝、丙肝感染是生物性职业伤害的主要种类。美国劳动职业安全局（OSHA）在1991年制定了专门法规，要求对暴露于经血传播性微生物的医务人员进行职业保护；我国卫生部也制定了《医务人员艾滋病病毒职业暴露防护工作指导原则（试行）》等职业防护的文件，以保护医务人员的执业安全。《护士条例》专门针对护士的职业危害问题作出了明确规定：护士执业，有获得与其所从事的护理工作相适应的卫生防护、医疗保健服务的权利。

从事直接接触有毒有害物质、有感染传染病危险工作的护士，有依照有关法律、行政法规的规定接受职业健康监护的权利；患职业病的，有依照有关法律、行政法规的规定获得赔偿的权利。医疗卫生机构应当为护士提供卫生防护用品，并采取有效的卫生防护措施和医疗保健措施。因此，护理管理者要意识到护士面对的职业伤害，加强教育，增强护士的防护意识，增加护士的防护知识，并为护士提供必要的防护用具、药品和设备，对发生意外伤害的情况采取及时有效的处理措施。

（三）职业保险

1.职业保险的含义　职业保险是指从业者通过定期向保险公司交纳保险费，使其一旦在职业保险范围内突然发生责任事故时，由保险公司承担对受损害者的赔偿。目前，世界上大多数国家的护士几乎都参加这种职业责任保险。

2.职业保险的好处

（1）保险公司可在政策范围内为其提供法定代理人，以避免其受法庭审判的影响或减轻法庭的判决。

（2）保险公司可在败诉后为其支付巨额赔偿金，使其不致因此而造成经济上的损失。

（3）因受损害者能及时得到合适的经济补偿，可以减轻自己在道义上的负罪感，较快达到心理平衡。因此，参加职业保险被认为是对护理人员自身利益的一种保护，它虽然并不能摆脱护理人员在护理纠纷或事故中的法律责任，但可在一定程度上抵消其为该责任所要付出的代价。同时，在职业范围内，护理人员对患者负有道义上的责任，绝不能因护理的错误而造成患者的经济损失，参加职业保险也可以为患者提供这样一种保护。

随着医疗卫生行业的快速发展和法律法规的不断完善，明确要加强医疗护理员的规范管理。要规范聘用，明晰责任，医疗机构应当使用培训合格的医疗护理员从事相应工作，合法、规范用工；要明确职责，保障质量，严禁医疗护理员从事医疗护理专业技术性工作，切实保障医疗质量和安全；要加强管理，维护权益，聘用医疗护理员的医疗机构要建立相应管理制度，明确医疗护理员的工作职责和职业守则，制定服务规范等。因此构建系统完备、科学规范、运行高效的公共卫生法律法规体系，健全权责明确、程序规范的执法机制，普及医疗卫生安全相关法律法规，提高全民知法、懂法、守法、护法、用法意识，为医疗卫生行业提供明确行为准则和制度保障。

思维导图

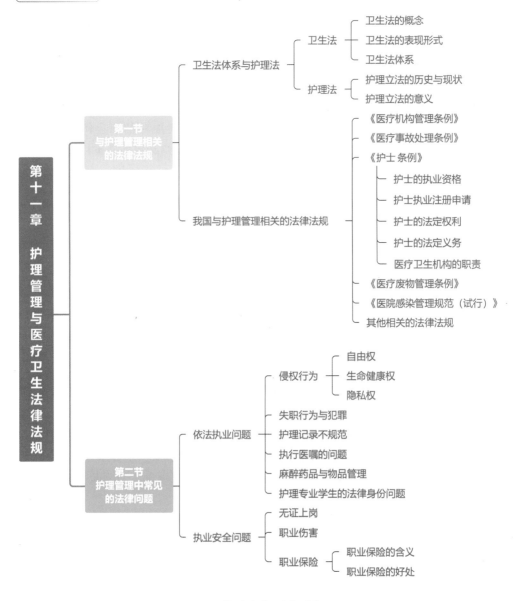

案例与问题

【案例一】

在某社区医院的张医生,职务为副主任医师,负责该社区医院门诊的工作。据目击者陈述,张医生在诊断和治疗患者的过程中,经常滥用处方权,不合理地开具大量处方药品,并将这些药品出售给患者或转售给一些非法药店。他进行这样的行为已有数年之久,涉及范围广泛,患者数量不计其数。

此外,在调查中,发现张医生在开具处方时从未向患者解释药品的正确用法和不良反应,也没有进行有效的诊断和检查。由于他的滥用处方权和非法销售行为,一些患者药物滥用,导致了严重的健康问题,甚至威胁到患者的生命。

调查人员随即解除了张医生的职务,并向有关部门报案。

请思考:

1.该案例中张医生的行为违反了哪些医疗卫生法律法规?

2.应该怎样加强管理?

【案例二】

在某市的一家大型综合医院,一名患者在接受心脏搭桥手术后,出现了严重的并发症,导致患者死亡。患者家属认为医院在手术过程中存在过失,遂向医院提出索赔要求。医院方面则认为手术过程并无过错,拒绝承担责任。双方无法达成一致,最终患者家属将医院告上法庭。

请思考:

1.该案例违反了哪些医疗卫生法律法规?

2.试对该案例进行法律分析。

3.你从该案例中得到了什么启发?

【案例三】

原告张某,男,35岁,因上排四颗牙齿间隙较大一直有修复之心,近日被某医院(被告)广告所吸引,来院咨询。被告接诊医生对患者极力鼓吹所谓的手术效果,并怂恿患者上下排一起做,在其一再劝说下,患者同意当天就接受手术,但手术范围仅为上排四颗。令人气愤的是被告医生术中未经患者同意,擅自扩大手术范围,将患者上下两排一共15颗牙齿全部做了打磨,并且全部打磨过度,造成患者当时5颗牙齿漏髓,其中3颗术中做了根管治疗(有一颗根管手术还超填)。麻醉过后,患者痛苦不堪,之后几个月,15颗牙齿相继出现牙髓反应和漏髓;期间患者饱受折磨,数次在省、市口腔医院就诊;目前15颗牙齿全都做了根管治疗,成为死髓牙,今后不得不依靠牙冠维持正常牙齿功能。原告诉至法院,要求被告赔偿医疗费、继续治疗费以及精神损害抚慰金等。

请思考:

1.该医院是否存在医疗过错,是否构成医疗事故?

2.分析该操作违背了患者哪些权利?

3.你从该案例中得到了什么启发?

【案例四】

某患者因低热在亲属陪同下去附近医院就诊,接诊医师通过检查后,认为其发热需要静脉输液,即开处方给予输液处理。2小时后,发现患者气喘、抽搐,患者家属大声呼叫医生、护士,但该医生已不在位(不到下班时间),另一位医生叫护士拿强心药和急救药品开展救治,患者情况有所好转。

请思考:

为避免发生此类情况应该采取哪些防范措施?

教学 PPT

自测题

一、选择题

1.下列属于执业安全问题的( )。

A.侵权行为　　　　B.失职行为　　　　C.错记血压　　　　D.遭受人身伤害

2.护士查对不严格给患者发错药属于( )。

A.侵权行为　　　　B.失职行为　　　　C.犯罪　　　　D.渎职

3.护士在工作时对患者恶语相加,侵犯了患者的什么权利?( )

A.隐私权　　　　B.自由权　　　　C.人身财产权　　　　D.生命健康权

4.护士甲某,进行护士执业注册未满 5 年,现因工作调动,欲往外地某医院继续从事护理工作。现在应办理的申请是( )。

A.护士执业注册申请　　　　　　B.逾期护士执业注册申请

C.护士延续注册申请　　　　　　D.护士变更注册申请

5.护士办理执业注册变更后其执业许可期限为( )。

A.1 年　　　　B.3 年　　　　C.5 年　　　　D.10 年

6.某护理专科毕业生进入某综合医院工作,欲申请护士执业注册,不符合申请条件的是( )。

A.高中毕业后获得护理专业函授大专学历

B.申请人年龄为 19 周岁

C.在三级综合教学医院有 8 个月护理临床实习经历

D.申请人身高 155 cm

7.下列人员中,允许在医疗机构从事诊疗技术规范规定的护理活动的是( )。

A.护理学术科毕业未取得护士执业证书的护士

B.护士执业注册有效期满未延续注册的护士

C.工作调动,执业证书未变更执业地点的护士

D.工作十年,因故吊销执业证书的护士

8.在申请护士执业注册应当具备的条件中错误的是( )。

A.具有完全民事行为能力

B.在中等职业学校、高等学校完成教育部和卫生部规定的普通全日制学习,并取得

相应学历证书

C.通过国务院卫生主管部门组织的护士执业资格考试

D.获得经省级以上卫生行政部门确认免考资格的普通中等卫生(护士)学校护理专业毕业文凭者,可以免于护士执业考试

9.申请护士执业注册,应具备"具有完全民事行为能力"条件,申请者年龄至少应在( )。

A.16周岁以上　　 B.17周岁以上　　 C.18周岁以上　　 D.19周岁以上

10.申请注册的护理毕业生,必须完成临床实习的最少时限是不少于( )。

A.6个月　　　　 B.7个月　　　　 C.8个月　　　　 D.9个月

二、简答题

1.简述医政法的特点。

2.侵权行为主要涉及侵犯哪些权利?

3.试举例说明在护理管理中面临的执业安全问题主要有哪些?

4.职业保险的好处有哪些?

5.护士要做到依法执业应注意哪些问题?

参考文献

[1]蔡世刚,魏曦.管理学[M].南京:东南大学出版社,2016.

[2]陈锦秀,全小明.护理管理学[M].3版.北京:中国中医药出版社,2016.

[3]付维宁.绩效与薪酬管理[M].北京:清华大学出版社,2016.

[4]高建军.管理学原理[M].北京:中国轻工业出版社,2017.

[5]《管理学》编写组.管理学[M].北京:高等教育出版社,2019.

[6]郭艳艳,曹中秋,龚关.组织行为学[M].郑州:郑州大学出版社,2019.

[7]韩平.组织行为学[M].西安:西安交通大学出版社,2017.

[8]韩玉芬.高效管理的九面镜子[M].北京:商务印书馆,2014.

[9]胡西厚.卫生信息管理学[M].2版.北京:人民卫生出版社,2013.

[10]黄国伟,姜凡晓.突发公共卫生事件应对与处置[M].北京:北京大学医学出版社,2016.

[11]黄淇敏.医院组织行为学[M].上海:上海科学技术出版社,2009.

[12]黄炜.企业战略管理精要[M].上海:上海财经大学出版社,2019.

[13]姜小鹰,李继平.护理管理理论与实践[M].2版.北京:人民卫生出版社,2018.

[14]李继平,刘义兰.护理管理黄金法则[M].北京:人民卫生出版社,2015.

[15]李萌.管理的常识[M].南昌:百花洲文艺出版社,2018.

[16]林修果.行政管理学[M].北京:长征出版社,2000.

[17]刘爱民,彭璟.管理学原理[M].北京:北京理工大学出版社,2012.

[18]刘华平,李红.护理管理案例精粹[M].北京:人民卫生出版社,2018.

[19]刘华平,李峥.护理专业发展:现状与趋势[M].北京:人民卫生出版社,2016.

[20]刘鲁蓉.管理心理学[M].北京:中国中医药出版社,2017.

[21]史秀云,刘俊贤.管理学[M].北京:清华大学出版社,2016.

[22]苏兰若.护理管理学[M].1版.上海:上海科学技术出版,2010.

[23]孙成志.管理学[M].6版.大连:东北财经大学出版社,2017.

[24]唐学华.中层领导管理精要[M].合肥:中国科学技术大学出版社,2015.

[25]吴欣娟,王艳梅.护理管理学[M].4版.北京:人民卫生出版社,2017.

[26]吴欣娟,王艳梅.护理管理学[M].5版.北京:人民卫生出版社,2022.

[27]王荣科,吴元其,马仁杰.现代管理学教程[M].合肥:安徽大学出版社,2009.

[28]王伟,吴菁.突发公共卫生事件医院管理实践[M].北京:人民卫生出版社,2020.

[29]王忠.组织行为学[M].北京:中国人民大学出版社,2020.

[30]魏江等.管理沟通:成功管理的基石[M].4版.北京:机械工业出版社,2019.

[31]文大强.管理学原理与务实[M].北京:北京理工大学出版社,2018.

[32]吴欣娟,孙红.实用新型冠状病毒肺炎护理手册[M].北京:人民卫生出版社,2020.

[33]肖剑.员工管理实用必备全书[M].北京:中国友谊出版公司,2018.

[34]徐世勇.组织管理十大经典理论:解读与应用[M].北京:中国人民大学出版社,2020.

[35]许彦彬,陈海玉.管理学[M].北京:清华大学出版社,2019.

[36]颜明健.管理学原理[M].2版.厦门:厦门大学出版社,2017.

[37]彦涛.聪明人是怎样带团队的[M].上海:立信会计出版社,2016.

[38]杨红娟.管理学概论[M].北京:冶金工业出版社,2009.

[39]张广清,周春兰.突发公共卫生事件护理工作指引[M].广州:广东科技出版社,2020.

[40]张正河,杨为民.管理学原理[M].2版.北京:中国农业大学出版社,2018.

[41]朱海林,何世春,高剑,领导科学概论[M].武汉:武汉大学出版社,2019.

[42]朱仁崎,李泽.组织行为学原理与实践[M].长沙:湖南大学出版社,2018.

[43]朱新民,唐靖云,江信鸿.管理学基础[M].重庆:重庆大学出版社,2018.

[44]石兰萍.信息时代护理面临的挑战与机遇[J].中国护理管理,2010,10(05):5-8.

[45]王芸.普外科护士压力现状及影响因素研究[J].中国医药指南,2023,21(19):138-141.

[46]闫亚敏,张薇,龚梅.护理冲突管理与护士离职率的相关性研究进展[J].护理管理杂志,2012,12(2):112-114.

[47]赵丽敏,潘红英,邵圣文.护士人际冲突管理现状及影响因素的研究进展[J].护理管理杂志,2014,14(11):786-788.

案例分析题和自测题参考答案请扫描下方二维码。